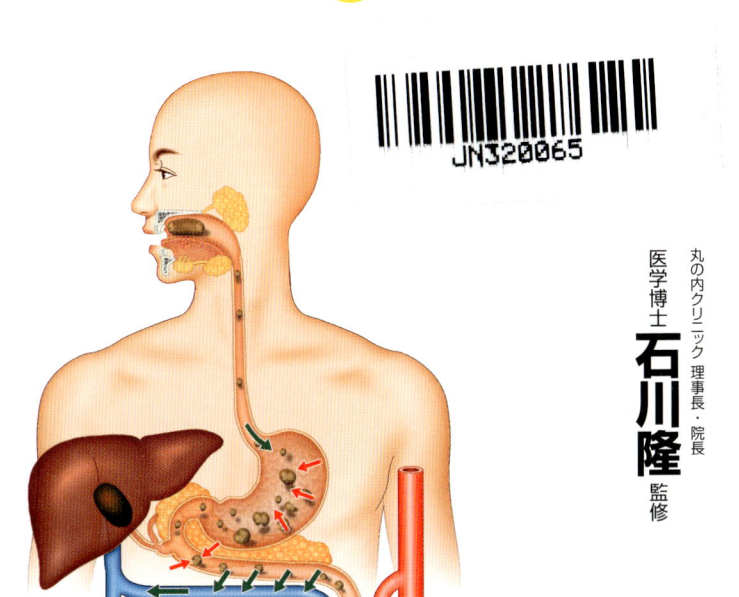

カラー図解
生理学の 基本 がわかる事典

丸の内クリニック 理事長・院長
医学博士 石川隆 監修

西東社

はじめに

　私たちはお腹が空いたり、暑いと汗が出たり、運動したら心臓がどきどきしたり、夜になると眠くなります。しかし、自分の身体でどのようなことがおこっているのかについては、ほとんど意識しないで過ごしているでしょう。なにか身体に気になることがおこらない限り、毎日自然に動いている自分の身体のことが気にかかることはありません。これは、身体の生理的機能が正常にはたらいているからです。私たちが毎日生きていく上で必要な身体の活動は、分子、組織、器官、個体の各レベルで協調的におこなわれています。このようなさまざまな生命現象がどうしておこるのか、そのメカニズムを考えるのが生理学です。

　毎日テレビやインターネットなどのメディアを通して健康に関する情報が流れていますが、中には偏っていたり、不必要に不安をあおったりするような情報も多くふくまれています。生理学に相当する分野は、高校までの授業では生物学などの一部になっていますが、人体の生理については十分な時間がとられていません。生理学はほとんどの場合、医療系の大学・専門学校の１～２年次に学び、それ以外の専攻では学ぶ機会が少ないと考えられます。

　体の正常な生理機能がはたらかなくなった状態は、病的状態となります。その診断および治療において正常な状態での生理学の基礎的理解が不可欠で、これらは医学に応用されます。人体の各器官がどのようにはたらき、また身体の内側や外側からの変化にどのように対応するのかを理解することは、正常な活動が障害を受けた場合の対応を考える上で重要です。

　体の基本的な機能としくみを理解することは、より健康な体づくり、病気の理解、治療、予防につながります。本書がこれらの理解に少しでもお役に立てることを祈っています。

石川隆

目次 CONTENTS

本書の使い方 ……………………………………………… 8

PART 1 生理学とは   P9〜15

生理学はどんな分野?
- 生理学とは ……………………………… 10
- 生理学の分類 …………………………… 12
- 生理学とノーベル賞 …………………… 14

MEDICAL COLUMN iPS細胞で将来は難病が治る? ……………… 16

PART 2 細胞生理学   P17〜41

人体の構成
細胞は人体の最小単位
- 人体の構造 ……………………………… 18
- 細胞の構造 ……………………………… 20
- 細胞膜のはたらき ……………………… 22
- 細胞膜の電気現象 ……………………… 26

遺伝子は生命の設計図
- 遺伝情報とは …………………………… 28
- タンパク質がつくられるまで ………… 30

人体に必要な物質
- 栄養素とは ……………………………… 34
- 三大栄養素のはたらき ………………… 36
- ビタミンと無機質のはたらき ………… 40

MEDICAL COLUMN 健康食品でアレルギーになる? ……………… 42

3

PART 3 消化のしくみ …… P43〜81

消化器官のはたらき
- 消化と吸収とは ……… 44
- 口腔・食道での消化 ……… 46
- 胃での消化 ……… 50
- 十二指腸での消化 ……… 54
- 膵臓のはたらき ……… 56
- 小腸での消化と吸収 ……… 60
- 大腸のはたらき ……… 64
- 肝臓のはたらき ……… 68

代謝のしくみ
- 炭水化物の代謝 ……… 72
- タンパク質の代謝 ……… 74
- 脂質の代謝 ……… 76
- アルコールの代謝 ……… 78
- 肥満とやせ ……… 80

MEDICAL COLUMN ウエスト85㎝でメタボリックシンドローム? ……… 82

PART 4 排泄のしくみ …… P83〜93

腎臓のはたらき
尿排泄のしくみ
- 腎臓のはたらきと構造 ……… 84
- 排尿のプロセス ……… 86
- ネフロンのはたらき ……… 88
- 糸球体でのろ過 ……… 90
- 尿細管での再吸収 ……… 92

MEDICAL COLUMN 腎臓にまつわるさまざまな病気とは? ……… 94

PART 5 呼吸のしくみ …… P95〜105

呼吸の意味
- 呼吸とは ……… 96

呼吸運動	呼吸運動のしくみ	98
	呼吸運動の調節	100
ガス交換	肺胞でのガス交換	102
ガスの運搬	酸素や二酸化炭素の運搬	104
MEDICAL COLUMN	たばこを止めると太る?	106

PART 6 血液と循環のしくみ　P107〜131

血液の組成	血液の成分	108
血液の機能	赤血球のはたらき	110
	血液内の鉄のはたらき	112
	白血球のはたらき	114
	血小板のはたらき	116
	ABO式血液型	118
血液の循環	循環のしくみ	120
心臓の機能	心臓の構造とはたらき	122
	心臓のポンプ作用	124
	心臓の電気的興奮	126
血管の機能	血管のはたらき	128
	冠状動脈のはたらき	130
MEDICAL COLUMN	危険因子が重なると動脈硬化が進む?	132

PART 7 ホルモン分泌のしくみ　P133〜167

内分泌系の機能	ホルモンのはたらき	134
	ホルモンの種類	136
	ホルモン作用のしくみ	138
	ホルモン分泌の調節	140
各ホルモンの作用	甲状腺ホルモン	142
	副腎皮質ホルモン	146

5

	副腎髄質ホルモン	150
	血糖を調節するホルモン	154
生殖内分泌系の機能	性ホルモンのはたらき	156
女性の生殖機能	排卵と受精	158
	月経と妊娠	160
女性ホルモンの作用	エストロゲンとプロゲステロン	162
男性の生殖機能	精子と射精	164
男性ホルモンの作用	アンドロゲン	166
MEDICAL COLUMN	うつ状態と間違われることもある甲状腺疾患	168

PART 8 神経のしくみ P169〜195

神経系の構成	神経系の分類	170
神経の構造	ニューロンとシナプス	172
神経の機能	自律神経系のはたらき	174
	交感神経系のはたらき	176
	副交感神経系のはたらき	178
感覚のしくみ	感覚の種類	180
	視覚のしくみ	182
	聴覚のしくみ	184
	平衡感覚のしくみ	186
	嗅覚のしくみ	188
	味覚のしくみ	190
	痛覚のしくみ	192
	かゆみのしくみ	194
MEDICAL COLUMN	「眠れない」は体が悲鳴をあげている証拠かも？	196

PART 9 筋肉と骨格のしくみ P197〜211

筋肉の種類	筋肉の特徴	198

筋肉の構成	骨格筋の構造	200
筋肉の機能	筋収縮のしくみ	204
	神経から筋肉への伝達	206
骨の構成	全身の骨格	208
骨格の機能	骨のはたらき	210
MEDICAL COLUMN	若いときのダイエットが骨粗鬆症の原因になる?	212

PART 10 脳のしくみ

P213〜229

脳の構造	脳の種類	214
脳のはたらき	大脳のはたらき	216
	間脳のはたらき	218
	脳幹と小脳のはたらき	220
	右脳と左脳	222
	記憶のしくみ	224
脊髄の機能	脊髄のはたらき	226
脳の神経	脳神経のはたらき	228

さくいん ……………………………………… 230

LABORATORY

ノーベル賞はいつからはじまった?	14
人の遺伝子の99.9%はみんな共通?	30
必須アミノ酸と非必須アミノ酸はプールをつくる	33
三大栄養素とビタミン・ミネラルの関係	35
ピロリ菌には要注意	55
適量のアルコール量とは?	78
BMIってなに?	81
血液検査でクレアチニンが高いといわれたら?	91
睡眠時無呼吸症候群(SAS)とは?	100
酸化と抗酸化	105
鉄が不足すると赤血球が小さくなり貧血になる	113
ホルモンと日内変動	140
ストレスを最初に唱えたのはセリエ博士	153
糖尿病とHbA1c	154
低用量ピル(OC)って?	162
脱毛症と男性ホルモンの関係	167
自律神経失調症ってなに?	175
痛みを抑えるメカニズム	192
成人でもみられるアトピー性皮膚炎	195
スポーツ選手によくみられる遺伝子がある?	202
大腿骨骨頭骨折ってなに?	210
むずむず脚症候群とは?	228

本書の使い方

1 赤シートで隠して学習
生理学を学ぶ上で重要な用語は赤字にしています。赤シートをかぶせると重要語句が隠れるので、効率よく学習できます。

2 わかりやすい図版
本文だけで理解しづらい部分は、図版でわかりやすく補足しています。臓器の構造などは精密に、しくみなどはわかりやすく描いています。

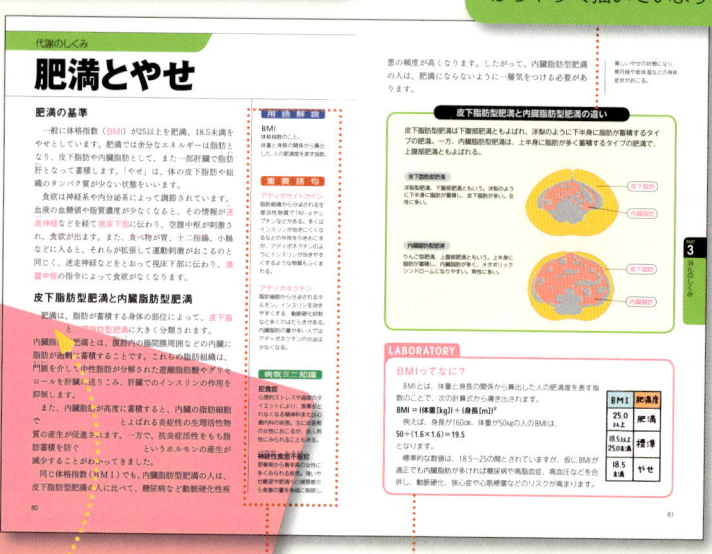

3 専門用語などを解説
専門用語や馴染みのない語句などは「用語解説」、とても重要な語句は「重要語句」、病気の情報は「病気ミニ知識」でわかりやすく解説しています。

4 生理学に関するプチコラム
生理学に関する雑学的な情報や、本文に関連するちょっとした知識を「LABORATORY」というプチコラムとして掲載しています。

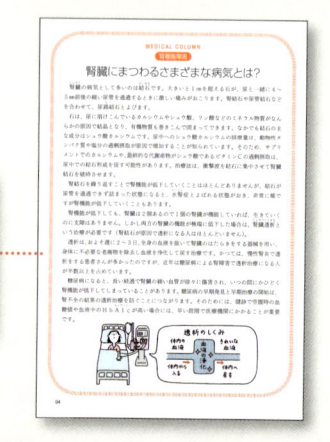

5 病気に関するコラム
各章末では（PART10は除く）、その章と関連の深い病気に関するコラムを「MEDICAL COLUMN」として掲載しています。

PART 1

生理学とは

生理学とは

生理学はどんな分野?

生理学は体のしくみを解明する

　生理学とは「生きることの理（ことわり）」、すなわち生体のメカニズム、機能についての学問分野です。

　体の基本的な機能としくみを解明することにより、それらの機能やしくみになんらかの異常が生じた状態である"病気"についての理解を深め、また治療や予防ができれば、より健康な体づくりをめざすことができます。

　私たちが毎日生きていく上で必要な身体の活動は、**分子、組織、器官、個体**の各レベルで協調的におこなわれています。人体の各器官がどのようにはたらき、身体の内側や外側からの変化にどのように対応するかを理解することは、正常な活動が障害を受けた場合の対応を考える上で重要です。

病的状態を解決するための基礎となる

　体の正常な生理機能がはたらかなくなった状態は、**病的状態**となりますが、その診断や治療には、正常な状態での生理学の基礎的理解が不可欠です。

　生理学は当初、心臓や循環器系など肉眼でみられる**器官系**を研究することから出発し、その後、興奮、収縮、分泌、物質輸送など、器官・組織を構成する細胞やそれを構成する細胞膜などの要素の研究が生理学の大きな部分を占めるようになりました。近年は分子レベルの理解を基礎として、分子から細胞へ、細胞から組織・器官へ、組織・器官から個体へと研究されています。

　さらに、**分子生物学**や**分子遺伝学**など**タンパク質**や**核酸（かくさん）**の分子研究が進み、他の学問領域と連携して生理学の研究は進んでいますし、これらの分野は医学研究の基盤となる領域です。

用語解説

組織
→P20

器官
→P20

器官系
→P20

タンパク質
→P34

重要語句

核酸
DNAとRNAの2種類がある。塩基、糖、リン酸からつくられている物質。

生理学の研究

生理学は体内での基本的な機能としくみを解明する分野。人という個体から心臓や肝臓などの組織・器官、さらに細胞から分子レベルというように、マクロからミクロへ探ることで、さまざまなしくみが解明されている。

個体
個体レベルでの研究

生理学とは？
「心臓がドキドキする」
「食べ物が消化される」
「痛みを感じる」など

↓

体内での基本的なしくみを解明すること

分子
分子レベルでの研究

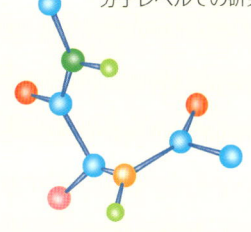

生理学の研究はここから出発した

組織・器官
組織・器官レベルでの研究

細胞
細胞レベルでの研究

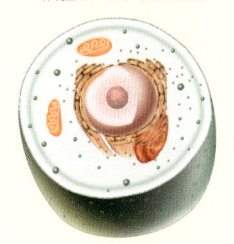

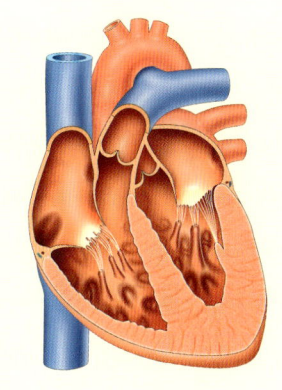

PART 1 生理学とは

生理学はどんな分野?
生理学の分類

生理学は器官系の研究にはじまる

生理学ははじめ、心臓や循環器系など肉眼でみられる**器官系**を研究することから出発しました。その後、**器官・組織**を構成する細胞や、それを構成する細胞膜などの研究が生理学の大きな部分を占めるようになりました。これを**細胞(一般)生理学**といいます。一方、器官系として扱うものを**器官(システム)生理学**といいます。

人の身体のしくみの研究は、直接人では研究できない場合、動物モデルを使って研究されてきました。これを**実験生理学**といいます。動物での実験結果は、人での身体の活動を推察する上で重要な役割を果たし、生理学の研究に大きく貢献してきました。

しかし、人の身体のしくみには、動物ではみられない人に特有のものも多くあります。しがたって、まだまだ未解決の領域も多数あります。

用語解説
循環器系
➡P18

重要語句
細胞生理学
➡本文

器官生理学
➡本文

狭い意味での生理学の分類

生理学は、器官(システム)生理学、細胞(一般)生理学、実験生理学の3つに大きく分類できる。

1 器官生理学（システム生理学）
心臓や肝臓など肉眼でみえる器官についての研究。もともと生理学研究はこの分野からはじまった。

2 細胞生理学（一般生理学）
個体をつくる細胞や細胞膜などのしくみを解明する。現在ではこの分野が広く研究されている。

3 実験生理学
人では実験できないものを、動物を使って解明する。人体のしくみを解明する生理学研究に大きく貢献している。

器官生理学から細胞生物学、分子生物学へ

　生理学は、消化器系、循環器系、腎・泌尿器系、内分泌、筋・骨格系、脳神経系などといったそれぞれの臓器の機能の研究から進み、よりミクロなレベルで生体を構成する細胞の構造や機能を研究する学問である**細胞生物学**へと進んできました。さらに、細胞の中のタンパク質、糖、脂肪代謝を支える一つひとつの分子の研究から**分子生物学**へ、そしてさらに遺伝情報を伝える本体であるDNAや、RNAの研究である**分子遺伝学**へと発展を遂げています。

　生理学は、化学の手法を用いて生物の組成を研究し、生命現象を解明する学問である**生化学**の研究の発展とも密接な関連があります。

重要語句

分子生物学
核酸、タンパク質および糖などといった生体高分子の構造および機能に基づき、生命現象を分子レベルでとらえ解明しようとする生物学分野の1つ。

分子遺伝学
DNAやRNAなどの分子レベルで遺伝現象を解析する研究分野遺伝子の複製・修復・変異・組み換え・発現・調節などを研究する。遺伝子工学という、特定の遺伝子を他の細胞に移しかえて発現させる技術やiPS細胞の発見につながった。

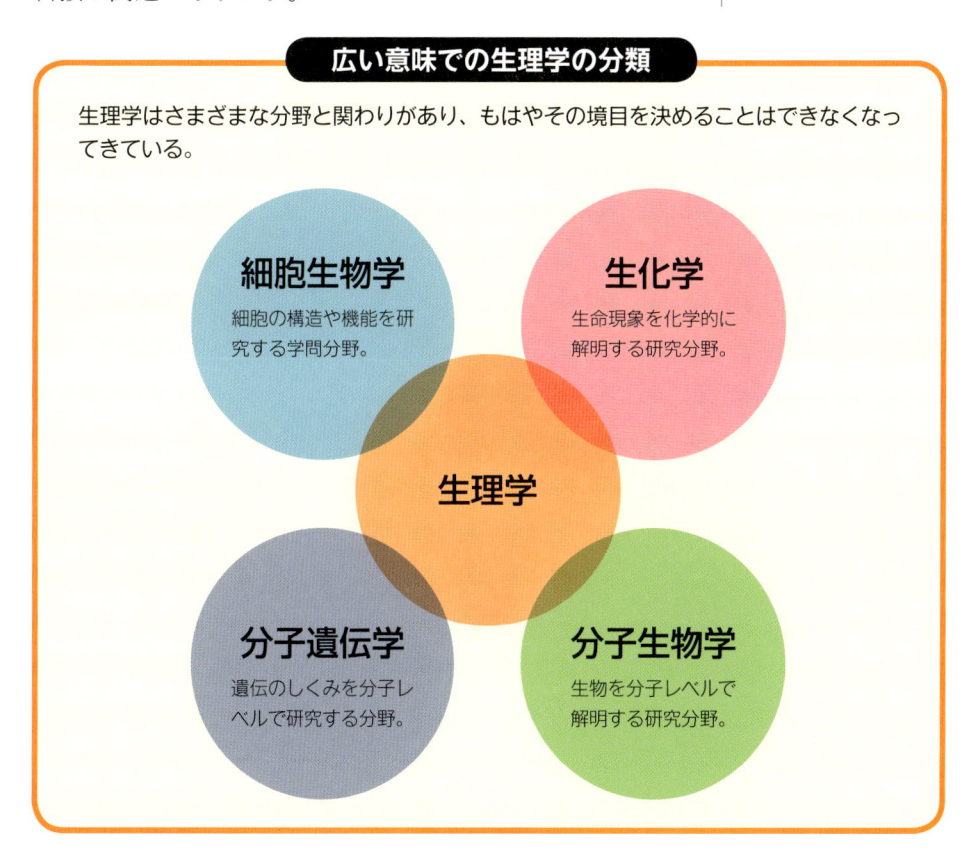

広い意味での生理学の分類

生理学はさまざまな分野と関わりがあり、もはやその境目を決めることはできなくなってきている。

細胞生物学：細胞の構造や機能を研究する学問分野。

生化学：生命現象を化学的に解明する研究分野。

生理学

分子遺伝学：遺伝のしくみを分子レベルで研究する分野。

分子生物学：生物を分子レベルで解明する研究分野。

生理学はどんな分野?

生理学とノーベル賞

生理学・医学賞が示唆するもの

　生理学及び医学の分野で最も重要な発見をおこなった人に与えられる**ノーベル生理学・医学賞**という部門があります。これはノーベル賞が発足した当時、生理学が生物学をはじめとする基礎学問であったことを示しています。これらの研究はその後の科学に非常に大きな変化をもたらした発見であり、その発見や報告から数十年経ってから受賞する場合も少なくありません。

　最近の受賞研究の内容は、狭い意味での生理学よりは、その後の研究分野の進展にともない、生化学、分子生物学、分子遺伝学をはじめとする広い意味での生理学分野の研究です。また、これらの発見や成果が医学における治療や診断技術に大きな貢献をしています。

ノーベル賞受賞者の研究内容

　近年、ノーベル賞受賞者の研究内容は、医学としての

用語解説

ノーベル生理学・医学賞
英語でPhysiology or Medicineという。ノーベル賞は6部門あるが、その中の1つ。生理学と医学の分野で最も重要な研究をおこなった人におくられる賞。

LABORATORY

ノーベル賞はいつからはじまった?

　ノーベル賞は、ダイナマイトの発明者で知られるアルフレッド・ノーベル（スウェーデン）の遺言によって1901年から始まりました。物理学賞、化学賞、生理学・医学賞の3つの自然科学部門と、平和賞、文学賞、経済学賞の3つの人文系分野の計6つの分野で顕著な業績を残した人物に贈られます。原則として年に1人が対象となっていますが、複数の研究者による共同研究や、共同ではなくても複数人が同等の貢献をしていると考えられる場合は、1度に3人まで同時受賞することができます。

　日本人の受賞は、1949年の湯川秀樹博士が初めてで、その後2010年までに18人の受賞者がいます。分野別の内訳は化学賞7人、物理学賞7人、医学・生理学賞1人、文学賞2人、平和賞1人で、経済学賞はこれまで受賞者がいません。

ウイルス学や細菌学の研究以外の基礎研究の分野では、分子遺伝学についての研究が多いことがわかります。また半数近く（24名中11名）が米国の研究者で、次いで英国が多く（8名）、フランスが2名、オーストラリアが2名、ドイツが1名です（2001年～2010年）。

日本人では1987年に利根川進博士が受賞していますが、その後この分野での受賞者は2010年現在、残念ながら出ていません。

最近の研究ではiPS細胞（➡P16）の発見が、大きなブレイクスルーで、ノーベル賞級の研究です。このように新しい技術や考え方が、それまでの理解を大きく変え、さらなる発展・応用により医学の大幅な進歩につながります。難病の治療や診断も進化していきます。

iPS細胞の研究をはじめ、生理学・医学の領域で日本人研究者の貢献が今後益々期待されています。

重要語句

iPS細胞
人工多能性幹細胞（induced pluripotent stem cells）という。あらゆる細胞に分化する能力をもつ万能細胞で、さまざまな難病治療に効果があると注目されている細胞。
➡P16

ノーベル生理学・医学賞受賞者と研究内容

受賞年	受賞者（国）	受賞研究	分野
2001	L. H. ハートウェル（米） R. T. ハント（英） P. M. ナース（英）	細胞周期における主要な制御因子の発見	細胞生物学
2002	シドニー ブレンナー（英） ロバート H. ホルヴィッツ（米） ジョン E. サルストン（英）	器官発生とプログラム細胞死の遺伝制御	分子遺伝学
2003	ポール C. ラウターバー（米） ピーター マンスフィールド（英）	核磁気共鳴画像法	医学
2004	リチャード アクセル（米） リンダ B. バック（米）	におい受容体および嗅覚系組織の発見	分子生物学
2005	バリー J. マーシャル（豪） J. ロビン ウォーレン（豪）	ヘリコバクターピロリ菌の発見	細菌学
2006	アンドルー Z. ファイアー（米） クレイグ C. メロー（米）	RNA干渉（遺伝子サイレンシング）の発見	分子遺伝学
2007	マリオ R. カペッキ（米） マーティン J. エヴァンス（英） オリヴァー スミシーズ（米）	胚性遺伝子を用いたマウスへの遺伝子導入	分子遺伝学
2008	ハラルド・ツア・ハウゼン（独） リュック モンタニエ（仏） フランソワーズ バレシヌシ（仏）	ヒトパピローマウイルス（HPV）の発見 ヒト免疫不全ウイルス（HIV）の発見	ウイルス学 ウイルス学
2009	エリザベス H. ブラックバーン（米） キャロル W. グライダー（米） ジャック W. ゾスタク（英）	テロメアとテロメラーゼの研究	分子遺伝学
2010	ロバート G. エドワーズ（英）	体外受精技術の開発	医学

MEDICAL COLUMN

iPS細胞と幹細胞治療

iPS細胞で将来は難病が治る？

　人の皮膚の細胞に4つの遺伝子を導入すると、皮膚細胞の形態が変わり、あらゆる細胞に分化する能力を獲得した万能細胞が形成されます。これがiPS細胞（induced pluripotent stem cell：人工多能性幹細胞）です。iPS細胞の研究は日進月歩で、難病の治療に大きな可能性があるといわれています。安全で確実に効果のある治療につなげるためには、まだ多くの研究課題が残されていますが、医学にとって大きな前進があったことは確かでしょう。

　iPS細胞の研究は、ES細胞（embryonic stem cell：胚性幹細胞）の研究がステップとなっています。ES細胞には大きな問題点がありました。というのも、ES細胞は受精卵からつくられる多能性幹細胞株であり、その作成にあたって、もともとひとりの人間になるはずである受精卵を失ってしまいます。これは倫理的に大きな問題があります。また、拒絶反応というもうひとつの問題もあります。ES細胞は他人の受精卵を使うので、それを細胞移植医療に応用したとしても、患者本人と遺伝子型が一致することはなく、拒絶反応がおこってしまいます。韓国で人のＥＳ細胞作成についての論文がねつ造された事件もあり、人のES細胞の研究は下火になっていました。

　一方、iPS細胞は皮膚の細胞を用いるため、倫理的な問題はクリアできています。また、その皮膚は患者本人のものなので、拒絶反応がありません。

　iPS細胞の作成は、京大の山中伸弥教授グループが世界で初めて可能にし、このグループの研究成果は、誰でも同じ手法をおこなえば再現できます。これは科学の世界では非常に重要なことです。このためiPS細胞の研究は世界中で信頼を集め、各国の研究機関が研究を進めています。

　しかしiPS細胞にも問題点があります。iPS細胞由来の組織や臓器の細胞を生体に移植すると、がん化を引きおこす可能性があると考えられています。研究が進み、この問題をクリアしてiPS細胞を治療に使えるようになるにはまだまだ時間がかかりそうです。

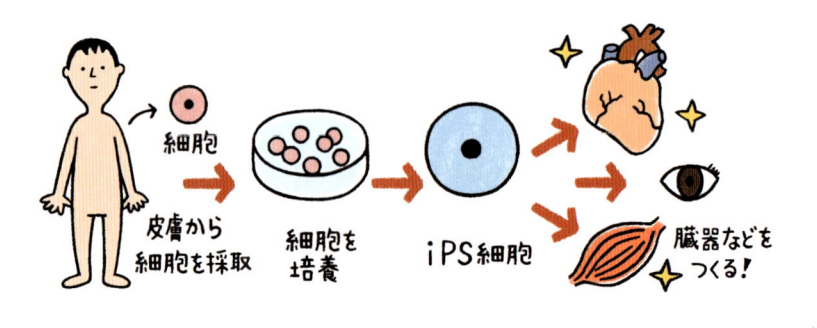

PART 2

細胞生理学

人体の構成

人体の構造

消化器、腎・泌尿器、呼吸器、循環器は生命維持の必須臓器

人が生きていくことができるのは、体内で消化器、腎・泌尿器、呼吸器、循環器などの臓器がそれぞれ正常にはたらいているからです。

例えば、消化器官は口から入った食べ物を消化し、吸収される状態にして、栄養素として体内にとりこみます。これらのはたらきをするのが胃・腸・膵臓などの器官で、これらを合わせて消化器系といいます（➡PART 3）。

体内では不要なもの、つまり老廃物がつくられます。これらは尿や便として体外へ出さなければいけません。便は消化管から排泄されますが、尿として排出するのが腎臓や膀胱などで腎・泌尿器系といいます（➡PART 4）。

人は常に呼吸をしていますが、呼吸によって体内に酸素をとりこみ、二酸化炭素を体外へ出しています。このはたらきをするのが、鼻や気管、肺などで呼吸器系（➡PART 5）といいます。また、消化や呼吸でとりいれた栄養素や酸素を全身の細胞に送りこむはたらきをするのが心臓や血管で、循環器系といいます（➡PART 6）。

内分泌、神経は必須機能を調節する

消化・腎泌尿・呼吸・循環のはたらきを調節するのが、内分泌系や脳神経系です。内分泌系（➡PART 7）とはホルモンのように血液を介して特定の臓器に作用し、それぞれの臓器の機能をコントロールします。末梢神経系（➡PART 8）や脳などの中枢神経系（➡PART10）は外からの刺激や体内での変化を伝え、調節するはたらきをします。筋・骨格系（➡PART 9）は身体を支える器官で、運動に重要なはたらきをします。

用語解説

泌尿
尿をつくり排出すること。

中枢神経系
すべての神経の統合・支配など中心的役割を担う。末梢神経の刺激を受けとり、音声・運動・反射などの指令を出す。

末梢神経系
全身に分散している神経系のこと。末端器官と脳などの中枢神経との伝達をおこなう。

ホルモン
体内の内分泌腺から血液中に分泌され、特定の器官に作用して、そのはたらきを調節する物質。

内分泌
体内の分泌腺が、ホルモンなどの分泌物を血液などに直接出すこと。

重要語句

内分泌系
ホルモンを分泌する器官の総称。

生命維持の必須機能

人の体は、消化器系、腎・泌尿器系、呼吸器系、循環器系によって生命が維持されている。これらの詳細については各章で説明する。

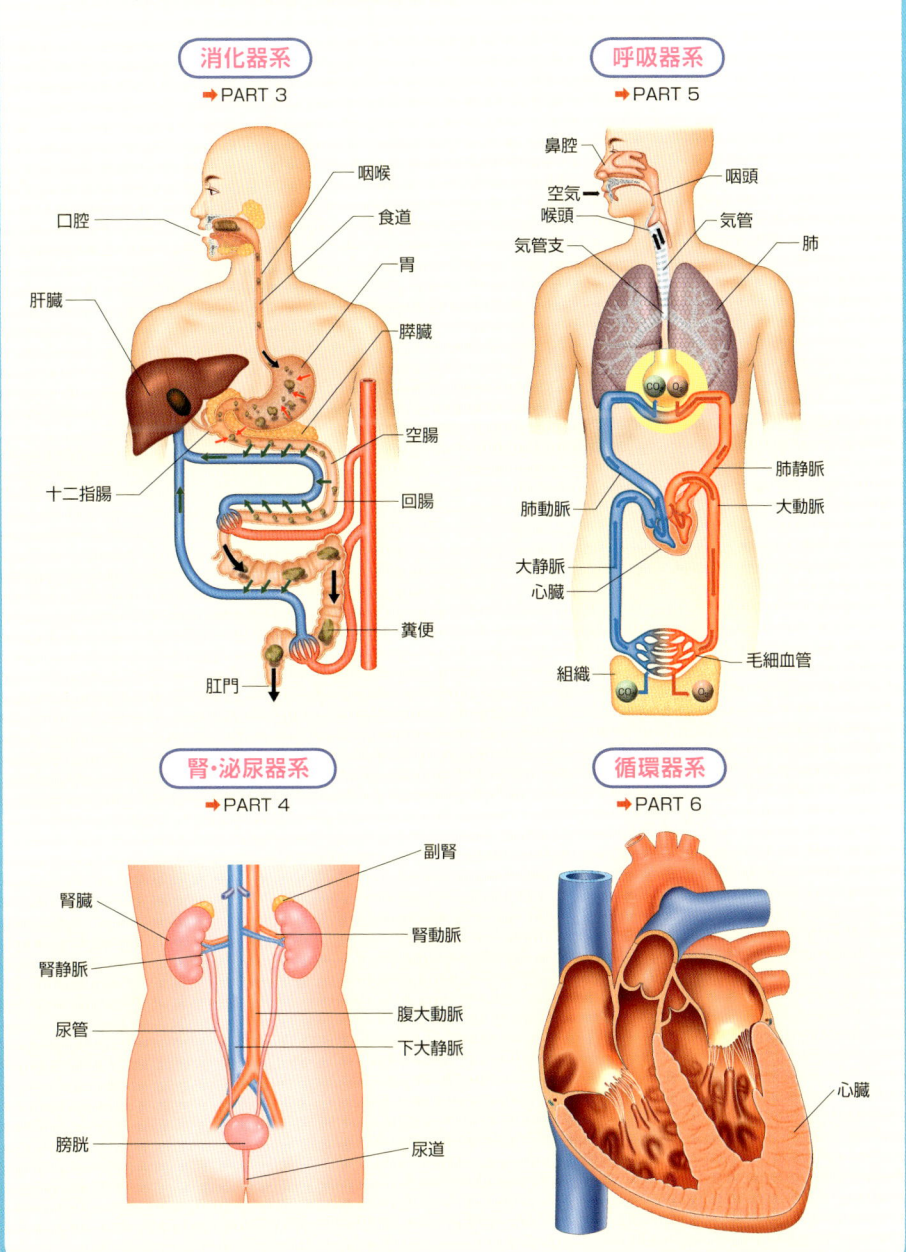

消化器系
➡ PART 3

口腔、咽喉、食道、胃、肝臓、膵臓、十二指腸、空腸、回腸、糞便、肛門

呼吸器系
➡ PART 5

鼻腔、空気、喉頭、気管支、咽頭、気管、肺、肺静脈、大動脈、肺動脈、大静脈、心臓、組織、毛細血管

腎・泌尿器系
➡ PART 4

腎臓、腎静脈、尿管、膀胱、副腎、腎動脈、腹大動脈、下大静脈、尿道

循環器系
➡ PART 6

心臓

PART 2 細胞生理学

細胞の構造

細胞は人体の最小単位

細胞、組織、器官、器官系

　人の体は心臓や筋肉などからできています。これらをつくる元となるのが細胞です。細胞は人をつくる最小の単位で、人は約60兆個の細胞からできているといわれています。1個の大きさは10〜30μm（マイクロメートル）です。細胞は、同じ機能をもったもの同士が集まって組織をつくり、それらがまとまって脳や心臓などの器官をつくります。さらに、同じような目的をもつ器官が集まって、消化器系、循環器系などのように器官系をつくっています。

細胞の構造

　細胞は細胞膜という膜に包まれていて、その中にはさまざまなはたらきをする器官があります。これらを細胞内小器官（さいぼうないしょうきかん）といいます。細胞内小器官には、核（かく）、ミトコンドリア、ゴルジ体、小胞体（しょうほうたい）などがあります。細胞内小器官以外の部分は、細胞質という液体で満たされています。

細胞小器官のはたらき

　それでは細胞小器官にはどんなはたらきがあるのでしょうか。ここでは簡単に説明しましょう。
　細胞の中心に存在する核には、遺伝（いでん）情報を伝えるDNAがあり、ここでタンパク質合成などの指令を出します。ミトコンドリアは、生命維持に不可欠なエネルギーをつくります。ATPのほとんどがここでつくられているといわれています。
　小胞体はタンパク質を合成しゴルジ体へ運搬するはたらきがあります。ゴルジ体はタンパク質や脂肪などを振りわけ、送り出す役割をしています。細胞質はタンパク質がつくられる場となっています。

用語解説

ミトコンドリア
細胞小器官の1つで、ほとんどの細胞の細胞質中に多数ある。細胞の呼吸に重要な役割をする。

ゴルジ体
細胞小器官の1つで、細胞内の分泌物を合成したり排出物を一時的にたくわえたりする。

重要語句

DNA
遺伝子の本体。デオキシリボ核酸（deoxyribonucleic acid）の略称。

ATP（アデノシン三リン酸）
アデノシン三リン酸（adenosine triphosphate）の略称。体内のエネルギーとなりさまざまな化学反応に関わる。

細胞の構造

人の体は、細胞という最小の単位からつくられている。細胞には遺伝情報をふくむDNAがあり、またその他の細胞内小器官がさまざまな役割を担う。これらが連携してはたらくことで、生体内の機能は維持される。

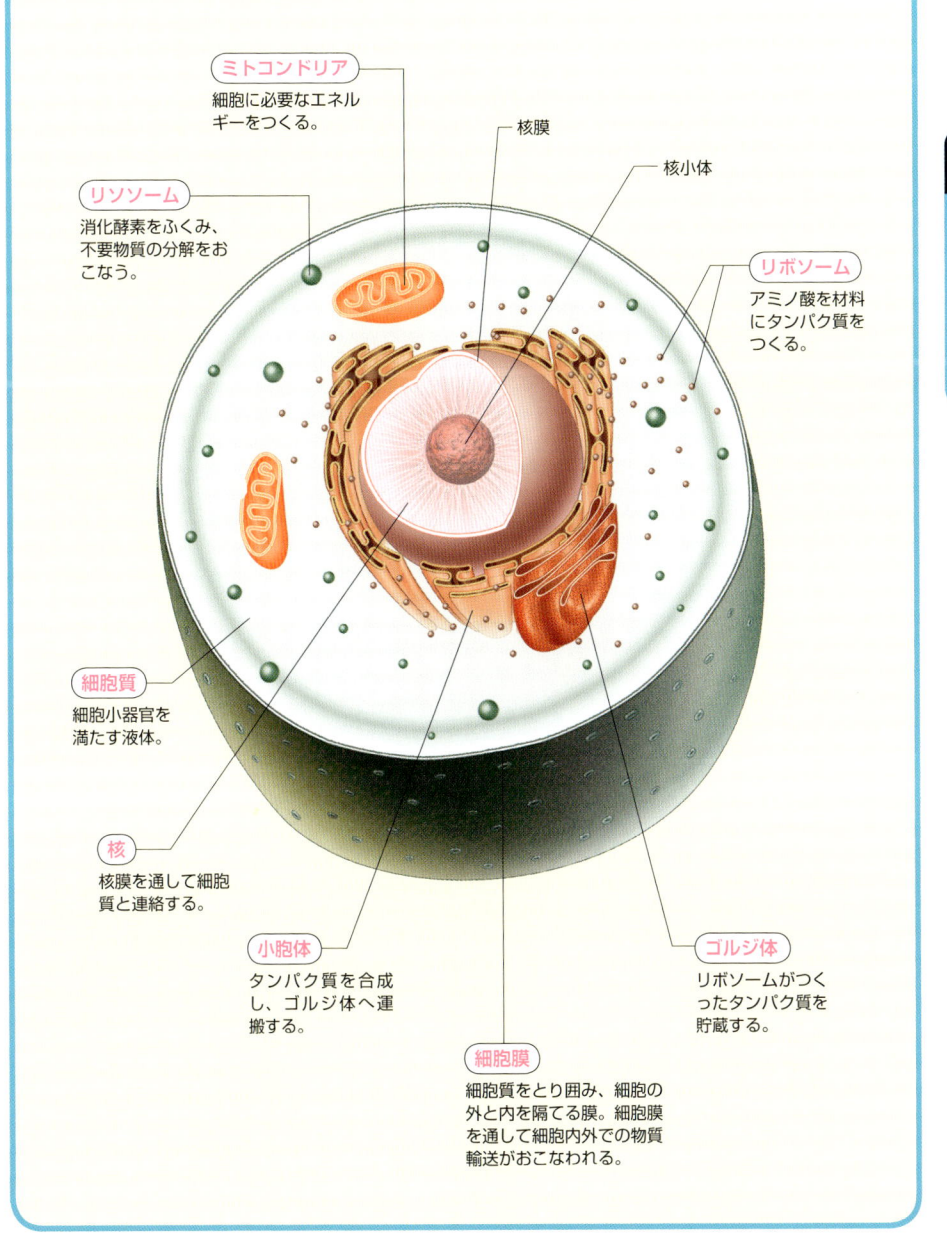

PART 2　細胞生理学

ミトコンドリア
細胞に必要なエネルギーをつくる。

核膜

核小体

リソソーム
消化酵素をふくみ、不要物質の分解をおこなう。

リボソーム
アミノ酸を材料にタンパク質をつくる。

細胞質
細胞小器官を満たす液体。

核
核膜を通して細胞質と連絡する。

小胞体
タンパク質を合成し、ゴルジ体へ運搬する。

ゴルジ体
リボソームがつくったタンパク質を貯蔵する。

細胞膜
細胞質をとり囲み、細胞の外と内を隔てる膜。細胞膜を通して細胞内外での物質輸送がおこなわれる。

細胞は人体の最小単位

細胞膜のはたらき

細胞膜の機能

　細胞は細胞膜に包まれていて（➡P20）、細胞を保護する以外にさまざまな機能をもっています。

　細胞が活動するためには、エネルギーや細胞をつくる材料（物質）が必要です。その際、それらを細胞の外からとりいれ、不要なものは細胞の外に出さなければいけません。そのはたらきをおこなうのが細胞膜です。細胞膜は、単に細胞の内側（細胞内液）と外側（細胞外液）を壁のように仕切っているのではなく、細胞膜をとおして必要な栄養素をとり入れ、不要な物質を外に出すはたらきをします。

細胞膜の構造

　細胞膜は、脂質という水に溶けない物質でつくられています。そのため、脂溶性物質は細胞膜を通じて細胞内に入れますが、水溶性物質はそのままでは細胞膜を通過できません。これは水と油が交わらないのと同じ原理です。水溶性物質はそれぞれに専用の通路や装置（受容体など）があってはじめて細胞膜を通過し、細胞内に入れるしくみになっています。

　それでは、細胞膜の構造についてもう少し詳しくみていきましょう。細胞膜は、リン脂質二重層という特徴的な構造（➡右図）をしています。リン脂質という水に溶けない物質が二層になっているため、そうよばれます。

　細胞膜をつくるリン脂質は、親水性の頭部と疎水性の尾部をもっています。疎水性の尾部を内側、親水性の頭部を外側にしたリン脂質が二重膜をつくっているため、細胞膜は水に溶けません。

　細胞は、この脂質二重層の構造でつくられる細胞膜に

用語解説

脂溶性物質
油に溶ける物質。水には溶けない。

水溶性物質
水に溶ける物質。油には溶けない。

疎水性
水に溶けにくい性質のこと。

親水性
水に溶けやすい性質のこと。

重要語句

細胞膜
細胞質をとり囲み、細胞の外と内をへだてる膜。動植物を問わず、すべての細胞にある。

リン脂質二重層
細胞膜の基本構造。疎水性の部分が内側、親水性の部分が外側になるように、リン脂質が二層になっている。

細胞膜の構造

細胞膜はリン脂質二重層という構造をしている。外側は親水性で内側は疎水性のため、水溶性の物質はそのまま通過できない。

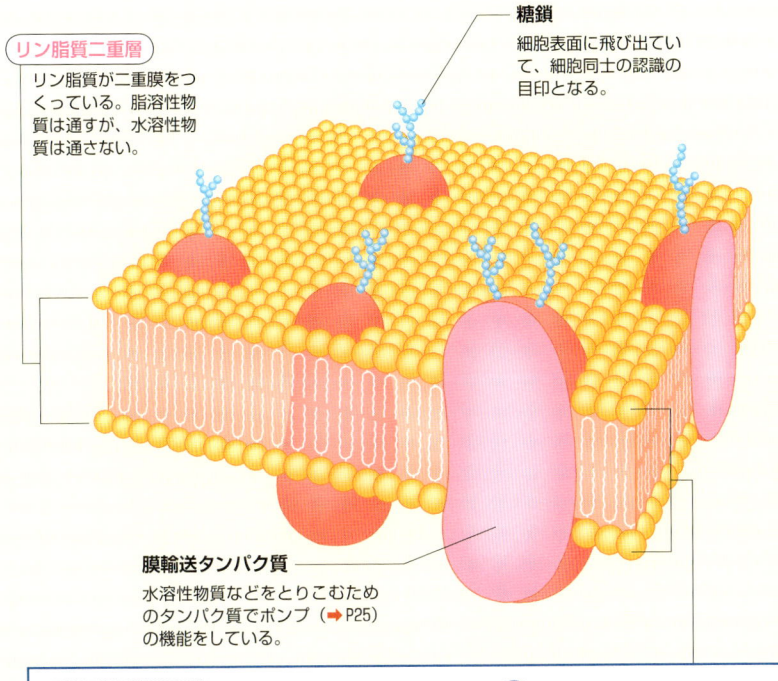

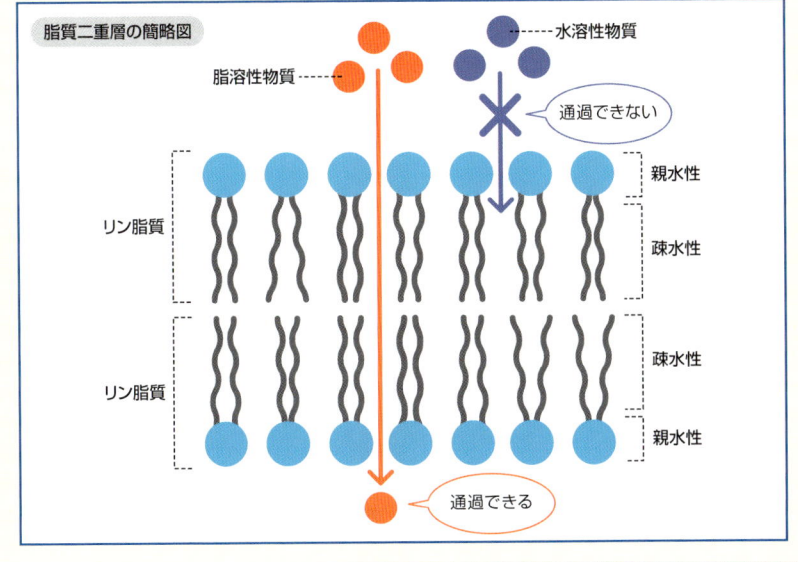

糖鎖
細胞表面に飛び出ていて、細胞同士の認識の目印となる。

リン脂質二重層
リン脂質が二重膜をつくっている。脂溶性物質は通すが、水溶性物質は通さない。

膜輸送タンパク質
水溶性物質などをとりこむためのタンパク質でポンプ（→P25）の機能をしている。

脂質二重層の簡略図

- 脂溶性物質
- 水溶性物質
- 通過できない
- リン脂質
- 親水性
- 疎水性
- 疎水性
- 親水性
- 通過できる

PART 2 細胞生理学

よって、細胞内でのさまざまな活動をおこなうことができます。

細胞膜の輸送システム

脂溶性の細胞膜は脂溶性の物質を通すことはできますが、水溶性の物質をそのまま通すことはできません。このように、細胞膜には通すものと通さないものとがあり、それによって細胞の内外の物質の濃度などを調節しています。濃度を調節する輸送システムには、受動輸送と能動輸送があります。

受動輸送は、細胞内外の濃度差を利用して物質を濃い濃度から薄い濃度のほうへ移動させることで、これを拡散といいます。これは、物質には濃度の高いほうから低いほうへと移動する性質があるからです。例えば、コップに水を入れてインクをたらすと、かき混ぜなくてもインクは少しずつ広がり、最終的にコップの水の色は均等になります（➡下図）。このような力を濃度勾配とよびます。

重要語句

受動輸送
物質の濃度差を利用し、濃度勾配にさからわないで物質を輸送すること。拡散がこれにあたる。

能動輸送
濃度勾配にさからって物質を輸送すること。ATPを必要とする。

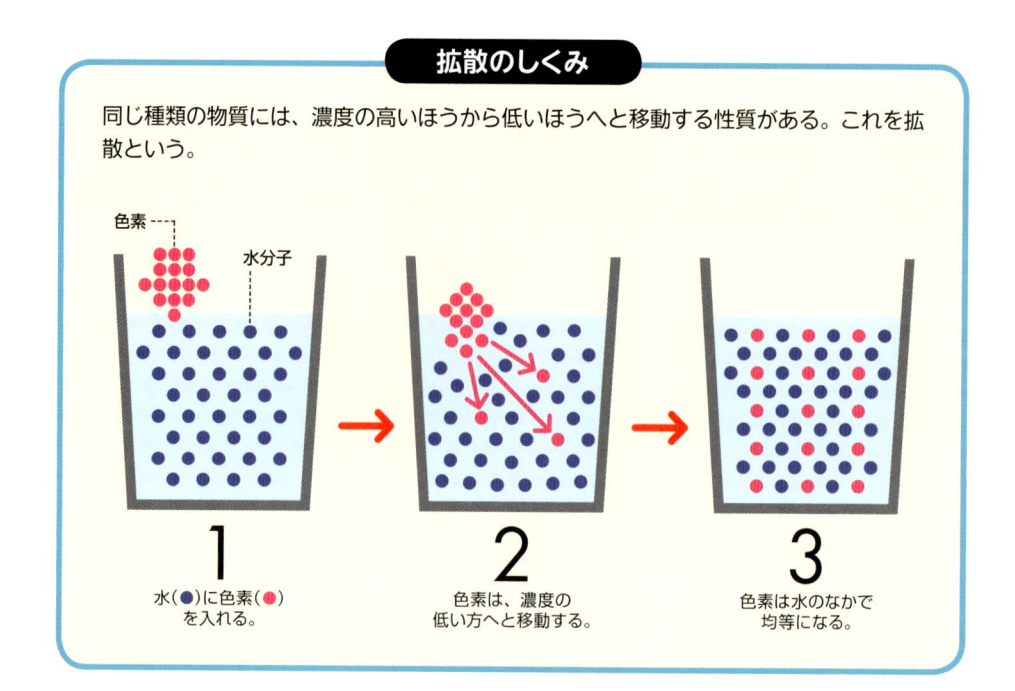

拡散のしくみ

同じ種類の物質には、濃度の高いほうから低いほうへと移動する性質がある。これを拡散という。

1 水(●)に色素(●)を入れる。

2 色素は、濃度の低い方へと移動する。

3 色素は水のなかで均等になる。

一方、**能動輸送**は濃度勾配にさからった方向に物質を移動させるしくみです。そのためにはエネルギーが必要で、通常 **ATP** を使ってエネルギーを得ます。水溶性の物質は細胞膜を通過できませんが、このような物質をとりこむために、細胞膜上にはタンパク質があります。このタンパク質のことを**ポンプ**といい、濃度勾配にさからって物質を能動輸送します。

能動輸送の代表的なものには、**ナトリウム-カリウムポンプ**があります。これは、ナトリウムイオンとカリウムイオンとを交換する輸送システムです。このおかげで、細胞内はカリウムイオンの濃度が高く、細胞外はナトリウムイオンの濃度が高く保たれています（➡下図）。

これ以外にもさまざまなポンプが各細胞には多数存在し、細胞内と外部の物質のやりとりをおこなっています。

重要語句

ポンプ
物質を濃度勾配にさからって移動させることができる膜輸送タンパク質。力ずくでの輸送なのでATPのエネルギーが必要。

ナトリウム-カリウムポンプ
ナトリウムイオンを細胞内から細胞外へ出し、カリウムイオンを細胞内へとり入れる。

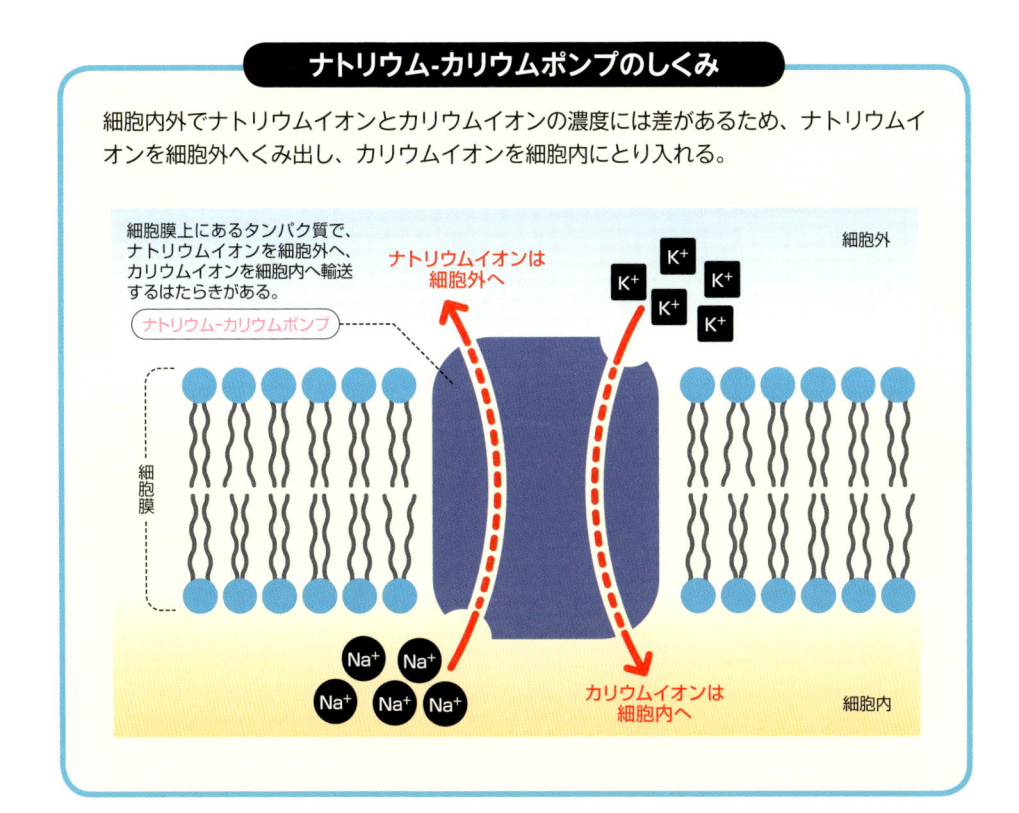

PART 2 細胞生理学

ナトリウム-カリウムポンプのしくみ

細胞内外でナトリウムイオンとカリウムイオンの濃度には差があるため、ナトリウムイオンを細胞外へくみ出し、カリウムイオンを細胞内にとり入れる。

細胞膜上にあるタンパク質で、ナトリウムイオンを細胞外へ、カリウムイオンを細胞内へ輸送するはたらきがある。

ナトリウム-カリウムポンプ

ナトリウムイオンは細胞外へ

カリウムイオンは細胞内へ

細胞膜　細胞外　細胞内

細胞は人体の最小単位

細胞膜の電気現象

静止電位と活動電位

　細胞は細胞膜を通じて、細胞外つまり外の世界とつながっています。したがって、外からの刺激や変化は、細胞膜を通して受けとり、細胞膜を通してはたらきかけることになります。細胞膜が外の刺激を受けとるしくみの1つに、**電気現象**というものがあります。

　神経や筋肉などの細胞の細胞膜は、通常内側が電気的にマイナスに帯電しています。これを**静止電位**といいます。もともと細胞内にはカリウムイオンが多く、細胞外にはナトリウムイオンが多くあります。カリウムイオンは細胞膜を自由に通ることができるため、濃度勾配にしたがって濃度の低い細胞外へと出ていきます。一方、ナトリウムイオンは細胞膜を自由に通過できません。

　したがって、細胞内のプラスのカリウムイオンが少なくなるため、細胞内はマイナスになります。すると、今度はプラスのイオンを引きつけようとする電気的な力がはたらきます。濃度勾配によって出ていく力と、電気的に引き戻そうとする力がつり合ったところで、カリウムイオンの移動が止まります。これが**静止電位**です。

　一方、細胞を電気的に刺激すると、細胞内がプラスに帯電します。すると、ナトリウムイオンの通り道（**Na$^+$チャネル**）がひらき、濃度勾配にしたがってナトリウムイオンが細胞外から細胞内へと入りこみます。プラスのナトリウムイオンが入ってくると、細胞内は細胞外よりもプラスになります。これを**脱分極**といいます。その後ナトリウムイオンの通り道はすぐに閉鎖され、カリウムイオンが細胞外へ出ていき、細胞内は再びマイナスに戻ります。この脱分極のことを**活動電位**といいます。細胞膜は活動電位によって情報の伝達をおこないます。

用語解説

細胞膜
➡ P22

電気現象
細胞膜の内外で電気的変化がおこること。この現象によって細胞は外からの情報を受けとることができる。

濃度勾配
物質の濃度が異なる部分があると濃度勾配があるという。濃度勾配があると、拡散などの現象によって均一の濃度になる。

重要語句

静止電位
興奮していない細胞の内部は通常マイナスに帯電している。この状態のこと。

活動電位
なんらかの刺激によって細胞膜におこる電気的変化のこと。

細胞膜の電気現象

細胞内外での情報伝達は、細胞膜の電気現象によっておこなわれている。つまり、細胞膜の内外で電気的変化がおこると、物質の移動などがおこるということ。

静止電位

細胞内にはカリウムイオン（プラスイオン）が多くあり、カリウムイオンは自由に細胞膜を通過する。そのため、カリウムイオンは濃度勾配にしたがって細胞外へと出ていくので、細胞内は電気的にマイナスに帯電している。この状態を静止電位という。

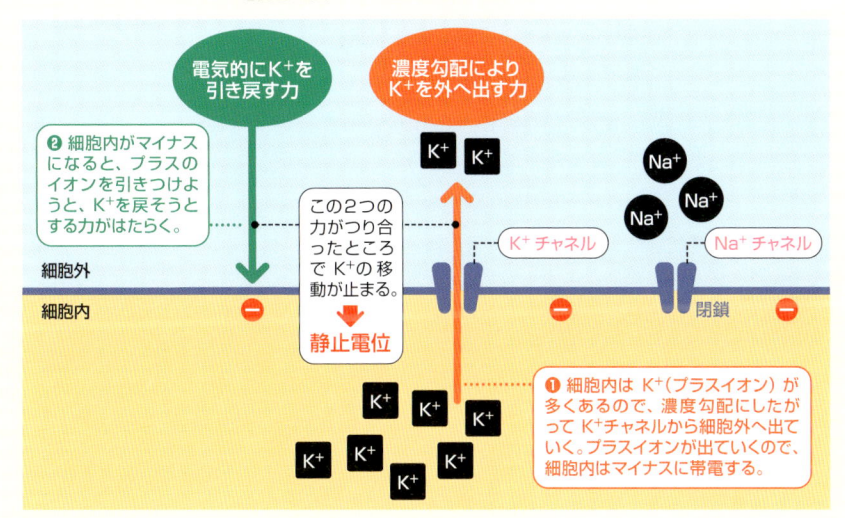

電気的にK^+を引き戻す力

濃度勾配によりK^+を外へ出す力

❷ 細胞内がマイナスになると、プラスのイオンを引きつけようと、K^+を戻そうとする力がはたらく。

この2つの力がつり合ったところでK^+の移動が止まる。
↓
静止電位

K^+チャネル　　Na^+チャネル　閉鎖

❶ 細胞内はK^+（プラスイオン）が多くあるので、濃度勾配にしたがってK^+チャネルから細胞外へ出ていく。プラスイオンが出ていくので、細胞内はマイナスに帯電する。

活動電位

ナトリウムイオン（プラスイオン）はカリウムイオンのように細胞膜を自由に通過できないが、電気的に刺激するとナトリウムイオンの通り道（Na^+チャネル）がひらき、濃度勾配にしたがって細胞内へと入りこむ。すると細胞内はプラスに帯電する。この状態を活動電位という。

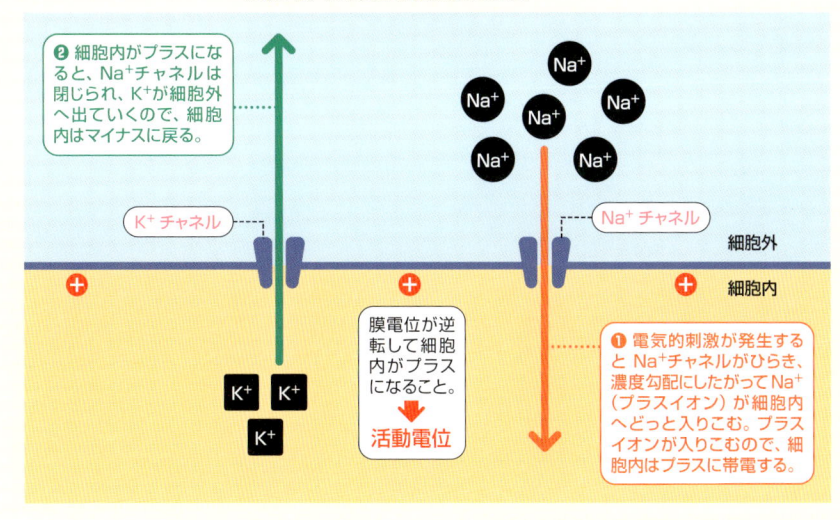

❷ 細胞内がプラスになると、Na^+チャネルは閉じられ、K^+が細胞外へ出ていくので、細胞内はマイナスに戻る。

K^+チャネル　　Na^+チャネル

膜電位が逆転して細胞内がプラスになること。
↓
活動電位

❶ 電気的刺激が発生するとNa^+チャネルがひらき、濃度勾配にしたがってNa^+（プラスイオン）が細胞内へどっと入りこむ。プラスイオンが入りこむので、細胞内はプラスに帯電する。

遺伝子は生命の設計図

遺伝情報とは

遺伝子はタンパク質の設計図

　私たちは「遺伝する」という言葉を使いますが、これは親から子どもへと受け継がれていくもの、という意味で使うことが多いでしょう。細胞内には核があり、その中の染色体にDNAという物質があります。これが遺伝子の本体で、親から子へと受け継がれる情報が組みこまれています。またそれだけでなく、細胞内での活動に必要不可欠なタンパク質をつくる情報もふくまれています。つまり、DNAは細胞が活動をするために（人が生きるために）必要なタンパク質をつくる情報源です。したがって、遺伝子は生命の設計図ともいわれます。

遺伝子の構造

　DNAはどんな構造をしているのでしょうか。DNAをつくるのは3つの物質で、リン酸とデオキシリボースという糖と塩基からできています。糖とリン酸と塩基が鎖のように長くつながっているものをポリヌクレオチドといいます。DNAは2本のポリヌクレオチドが塩基を介して向かい合い、らせん状につながっています。これをDNAの二重らせん構造といいます。これが遺伝子の本体となっています。

　DNAを構成する塩基は、アデニン(A)、シトシン(C)、グアニン(G)、チミン(T) の4種類があります。DNAは塩基を介して二重らせんをつくっていますが、アデニン(A)はチミン(T)、グアニン(G)はシトシン(C)と結合（相補的配列という）します。アデニン(A)が、グアニン(G)やシトシン(C)と結合することはありません。この4種類の塩基がタンパク質となるアミノ酸をつくる暗号となっています（➡P32）。

用語解説

相補的配列
DNAはAとT、GとCがそれぞれ結合している。これを相補的配列という。

重要語句

DNA
遺伝子の本体。デオキシリボ核酸（deoxyribonucleic acid）の略称。
➡P20

塩基
DNAを構成する主な成分。アデニン（A）、グアニン（G）、シトシン（C）、チミン（T）がある。

ヌクレオチド
リン酸と糖と塩基が結合した物質。ヌクレオチドが鎖のように連なったものをポリヌクレオチドという。

二重らせん構造
DNAの構造で、2本のヌクレオチドがらせん状にからみあっている。ワトソンとクリックが発見した。

遺伝子の構造

遺伝子の本体はDNAである。DNAは細胞の核内にある染色体の中に組みこまれている。DNAをつくる物質の１つである塩基の配列によって、遺伝情報は決定する。

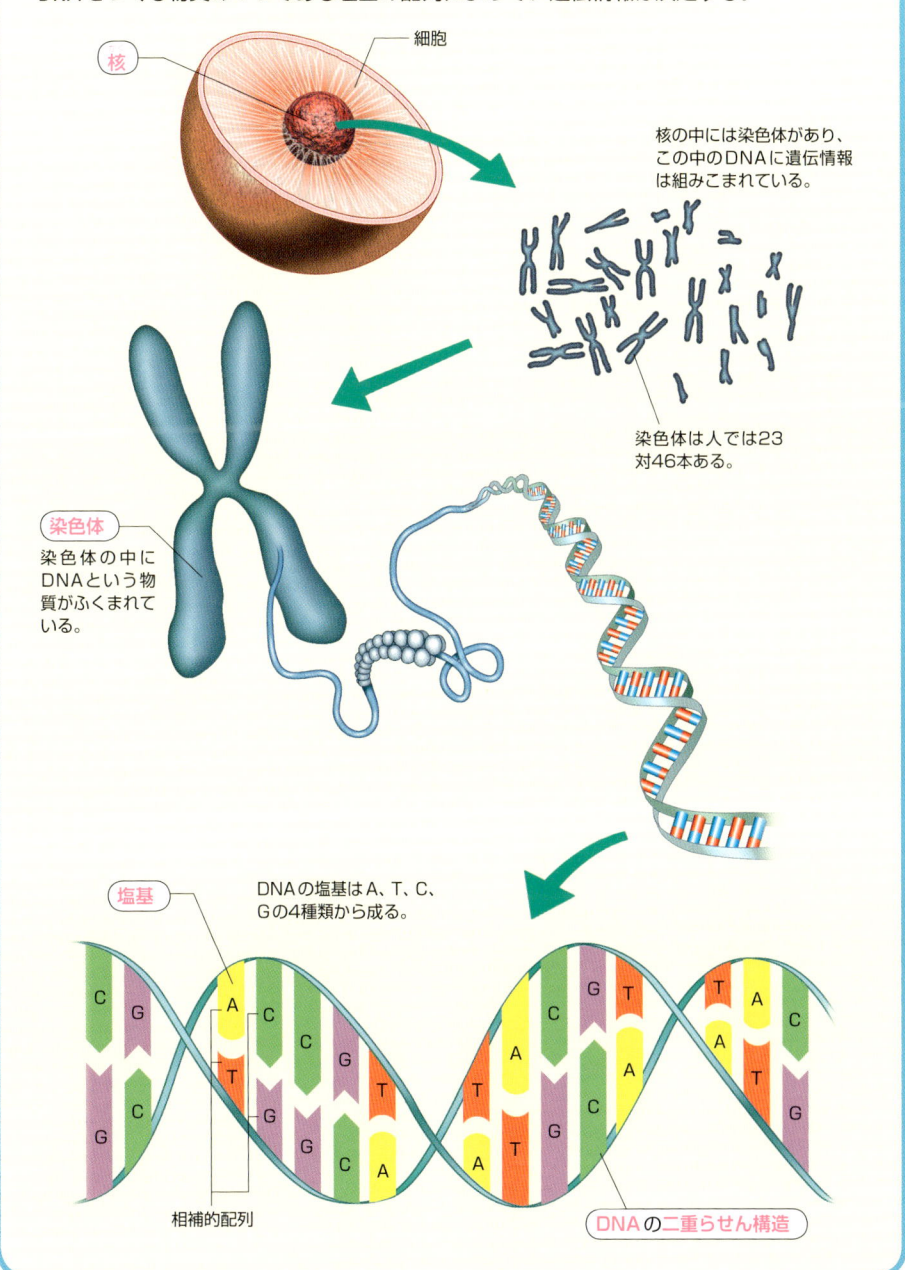

核／細胞

核の中には染色体があり、この中のDNAに遺伝情報は組みこまれている。

染色体は人では23対46本ある。

染色体
染色体の中にDNAという物質がふくまれている。

塩基

DNAの塩基はA、T、C、Gの4種類から成る。

相補的配列

DNAの二重らせん構造

遺伝子は生命の設計図

タンパク質がつくられるまで

タンパク質は遺伝子からどうつくられる?

それでは、タンパク質はDNA（➡P28）からどのようにつくられているのかをみていきましょう。ここで重要なのは、タンパク質合成の手助けをするmRNA（メッセンジャーRNA）です。

通常DNAは2本鎖の二重らせん構造をとっていますが、タンパク質を合成するとき、二重らせんがほどけて1本鎖になります。すると、ほどけた1本鎖のDNAの塩基に、mRNAが結合します。mRNAを構成する塩基は、アデニン（A）、グアニン（G）、シトシン（C）、ウラシル（U）の4種類ですので、ウラシル（U）がチミン（T）の代わりとなり、DNAのアデニン（A）と結合します。このように、DNAの片方の1本鎖を鋳型にしてmRNAがつくられる過程を転写といいます。

こうしてできたmRNAはDNAを離れ、核膜の小さ

重要語句

mRNA（メッセンジャーRNA）
DNAの二重らせんの1本の鎖から、A→U、T→A、C→G、G→Cのように規則的にDNAの塩基配列を写しとってつくられたもの。

転写
DNAを鋳型にしてmRNAが合成される過程。

翻訳
mRNAの情報に基づいて、タンパク質を合成する過程。

LABORATORY

人の遺伝子の99.9%はみんな共通?

DNAの二重らせん構造は1953年に発見されました。それから50周年となる2003年、ヒトのゲノムの全塩基配列を解析するプロジェクトが完了しました。約30億塩基対の遺伝子配列を決定するプロジェクトで、当初は3万以上の遺伝子が存在すると予測されていました。

しかし実際は、約22,000遺伝子しか存在しないことがわかりました。人の遺伝子の99.9%はだれでも共通で、残りの0.1%の遺伝子とその発現が個体差を決めていると考えられています。

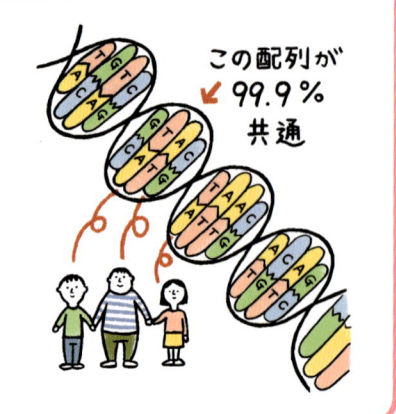

この配列が99.9%共通

DNAからタンパク質が合成されるまでの過程

DNAから転写と翻訳というプロセスを経て、タンパク質がつくられる。転写にはmRNA、翻訳にはtRNAが重要なはたらきをする。

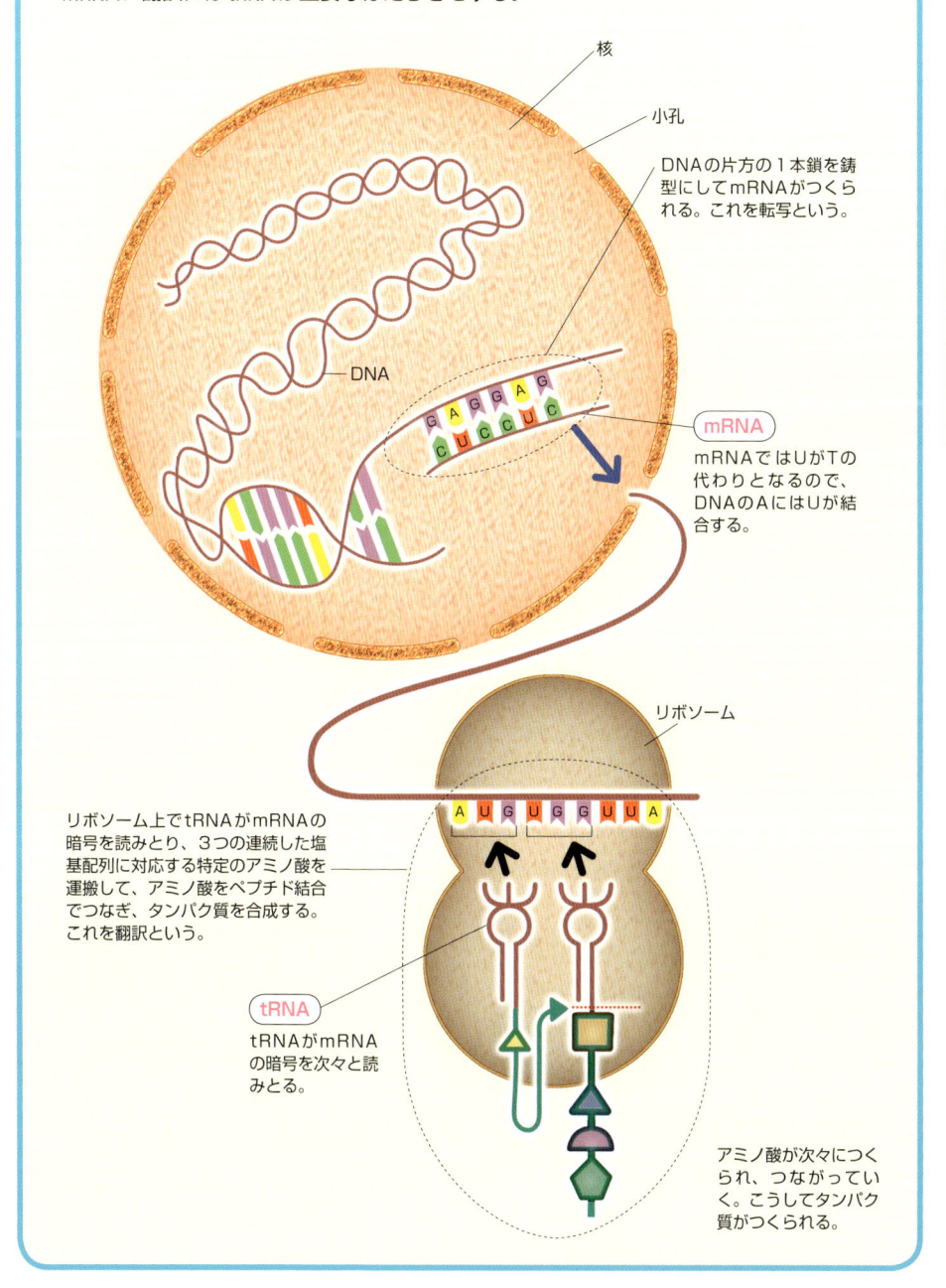

核

小孔

DNAの片方の1本鎖を鋳型にしてmRNAがつくられる。これを転写という。

DNA

mRNA

mRNAではUがTの代わりとなるので、DNAのAにはUが結合する。

リボソーム

リボソーム上でtRNAがmRNAの暗号を読みとり、3つの連続した塩基配列に対応する特定のアミノ酸を運搬して、アミノ酸をペプチド結合でつなぎ、タンパク質を合成する。これを翻訳という。

tRNA

tRNAがmRNAの暗号を次々と読みとる。

アミノ酸が次々につくられ、つながっていく。こうしてタンパク質がつくられる。

な穴（小孔）から出て、細胞質内のリボソームという細胞内小器官に移動します。リボソーム上でtRNA（運搬RNA）がmRNAの暗号を読みとり、3つの連続した塩基に対応する1個のアミノ酸を運びます。tRNAは次々と暗号を読みとるので、アミノ酸が次々に並んでいきます。このアミノ酸同士が結合して、タンパク質がつくられます。この過程を、翻訳といいます。

用語解説

tRNA（運搬RNA）
細胞質中にあり、特定のアミノ酸と結合し、これをリボソーム上のmRNAに運ぶ役割をする。

重要語句

必須アミノ酸
体内で合成されないアミノ酸。8種類がある。

非必須アミノ酸
体内で必要に応じて合成されるアミノ酸。12種類がある。

アミノ酸について

タンパク質は生命を維持するのに欠かせないものであることは既に説明したとおりです（→P28～31）。そのタンパク質はもともとアミノ酸からつくられています。アミノ酸についてもう少し詳しくみていきましょう。

アミノ酸は、アミノ基とカルボキシル基（→右図）をもっています。タンパク質をつくるアミノ酸は20種類（→下表）ありますが、人は体内で約半数のアミノ酸しかつくれないため、食べ物によって摂らなければいけません。このように体内でつくれないため、外から摂取するアミノ酸のことを必須アミノ酸といいます。また、これ以外

必須アミノ酸と非必須アミノ酸

必須アミノ酸	3文字表記	1文字表記
メチオニン	Met	M
スレオニン	Thr	T
ロイシン	Leu	L
イソロイシン	Ile	I
バリン	Val	V
フェニルアラニン	Phe	F
トリプトファン	Trp	W
リジン	Lys	K

非必須アミノ酸	3文字表記	1文字表記
チロシン	Tyr	Y
アラニン	Ala	A
アスパラギン	Asn	N
アスパラギン酸	Asp	D
アルギニン	Arg	R
グルタミン酸	Glu	E
グルタミン	Gln	Q
セリン	Ser	S
プロリン	Pro	P
ヒスチジン	His	H
グリシン	Gly	G
シスチン	Cys	C

のアミノ酸は**非必須アミノ酸**といい、体内で必要に応じて必要な分だけつくられます。

アミノ酸の表記

タンパク質をつくるアミノ酸は約20種類あります。これらのアミノ酸は、3文字または1文字の略語を使って表します。例えば、チロシンは**Tyr**または**Y**と表します。アミノ酸は、細胞質内でmRNAから転写・翻訳を受けてつくられますが、**mRNAの3個**の塩基配列に、1個のアミノ酸が対応するようにつくられます。これらのアミノ酸がたくさん連なり、タンパク質を合成します。

PART 2 細胞生理学

アミノ酸の構造

アミノ酸はアミノ基とカルボキシル基からなる。アミノ酸が多数つながるとタンパク質になる（→P39）。

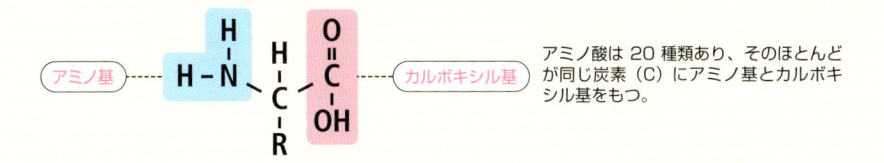

アミノ基 — H−N(H)−C(H)(R)−C(=O)−OH — カルボキシル基

アミノ酸は20種類あり、そのほとんどが同じ炭素（C）にアミノ基とカルボキシル基をもつ。

LABORATORY

必須アミノ酸と非必須アミノ酸はプールをつくる

　肉類や大豆などの食べ物から摂取されたタンパク質は、消化管でアミノ酸まで分解され吸収されます。このように外から入ったアミノ酸（必須アミノ酸）以外にも、体内ではタンパク質が絶えず分解されてアミノ酸になっていると同時に、再合成されています。これらの体内でつくられたアミノ酸（非必須アミノ酸）は、外から入ったアミノ酸と共通のアミノ酸プールをつくって、生体で必要な部位に送られます。

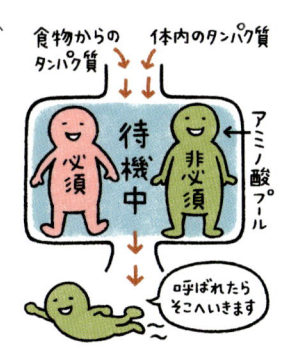

人体に必要な物質

栄養素とは

三大栄養素と五大栄養素

　人は栄養を摂らなければ生きていくことができません。「バランスのよい食事を」とよくいわれますが、それには科学的な根拠があります。

　体内では、さまざまな化学反応がおこっています。これらの化学反応の材料となるものや、化学反応の際に必要なエネルギーをつくり出すために、人は食事を通して体外から栄養素を摂り入れなければいけません。栄養素とは生体の機能を維持するために体外から摂取する物質のことです。栄養素は、体をつくる材料となり、また体のエネルギー源となり、体のしくみを整えます。人に必要不可欠な栄養素には主に次の5つがあります。

① 炭水化物（糖質）
② 脂質
③ タンパク質
④ ビタミン
⑤ 無機質（ミネラル）

　炭水化物（糖質）・脂質・タンパク質は**三大栄養素**、ビタミン・無機質（ミネラル）をふくめて**五大栄養素**といいます。これらの栄養素が不足すると、細胞の活動が正常にはたらかなくなるので、バランスのよい食事を摂ることは大切です。

栄養素のはたらき

　三大栄養素である炭水化物（糖質）、脂質、タンパク質は、体をつくる成分となります。炭水化物が体内で分解されると1gあたり約4kcalのエネルギーが生じます。脂質では約9kcal、タンパク質では約4kcalです。このエネルギーのことを**ATP**（アデノシン三リン酸 ➡ P20）

用語解説

栄養素
食事など体外から摂取する物質のこと。体内で代謝され、生体内のエネルギー源などになる。

重要語句

炭水化物
単糖を構成成分とし、生体の重要な物質。糖質ともいわれる。

脂質
いわゆる脂肪のことで、水に溶けない。代表的なものに脂肪酸がある。

タンパク質
アミノ酸が多数結合した物質。さまざまな化学反応に関わったり、体を構成する成分となる。

といいますが、細胞のさまざまな活動に使われる重要なエネルギー源です。

ビタミンと無機質(ミネラル)は、三大栄養素のようにエネルギー源にはなりませんが、体内のさまざまなはたらきを調節するのに、重要な役割をはたします。

五大栄養素のはたらき

栄養素	はたらき	食品
炭水化物(糖質)	・血中のグルコース(血糖)は各細胞にとりこまれ、エネルギーを供給する。 ・アミノ酸、脂質の合成に使われる。 ・肝臓や筋肉でグリコーゲンとして貯蔵される。	米、パンなど
脂質	・脂質を分解するとエネルギーが生じるため、体のエネルギー源となる。 ・皮下や内臓にトリグリセリドとして貯蔵される。 ・細胞膜の脂質二重層の構成成分。 ・ホルモンの原料となる。	肉、バターなど
タンパク質	・ホルモン作用や筋肉の収縮などのさまざまな機能に関わる。 ・筋肉や骨などの体をつくる原料。	肉、大豆、卵など
ビタミン	・化学反応の手助けをし、代謝などの補酵素としてはたらく。	緑黄色野菜、レバーなど
無機質(ミネラル)	・骨や歯、体液、ホルモン、ビタミン、核酸などの構成成分。	小魚、海藻類など

LABORATORY

三大栄養素とビタミン・ミネラルの関係

三大栄養素である炭水化物・脂質・タンパク質は、生体が活動するためのエネルギー源としても重要で、1日に多くの量を摂取する必要があります。しかし、ビタミンとミネラルの摂取必要量は微量です。例えば、成人男性の1日の食事摂取量は、タンパク質が約50gであるのに対し、ビタミンCは約85mg、鉄は6.5mgです。身体を器械じかけに例えると、三大栄養素はそれぞれの歯車を構成し、ビタミンとミネラルは歯車をよく動かすための潤滑油のようなものなのです。潤滑油だけ多く摂っても、肝心な歯車となるべき三大栄養素をきちんと摂取しなければ身体はうまく動きません。

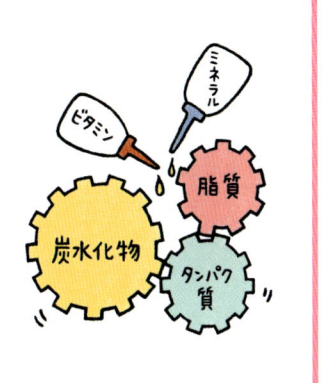

人体に必要な物質

三大栄養素のはたらき

炭水化物のはたらき

体のエネルギー源となるものの1つに炭水化物があります。炭水化物の代表的なものは**デンプン**で、人の主食となる米やパンに多くふくまれています。これが私たちのエネルギー源となります。

デンプンは、**グルコース**という物質が鎖状に長くつながっているもので、消化されると1個のグルコースになります。グルコースは、**ブドウ糖**ともいわれます。したがって、炭水化物は**糖類**ともよばれます。

グルコースは血液に溶けこむと全身に運ばれ、必要に応じて各細胞にとりこまれ、エネルギーとして使われま

用語解説

脂肪組織
脂肪細胞が集まってつくられた組織。脂肪としてエネルギーを蓄える役割がある。

重要語句

ブドウ糖
細胞が活動するのに必要なエネルギーとなる物質。

炭水化物の化学構造

炭水化物は糖質ともいう。単糖類が糖質の単位となり、これが2個結合すると二糖類、10個以上結合すると多糖類という。

炭水化物は炭素（C）に水（H_2O）が結合した化合物で、単糖を基本単位として、単糖がグリコシド結合している。単糖類の数によって、二糖類、多糖類などに分類される。

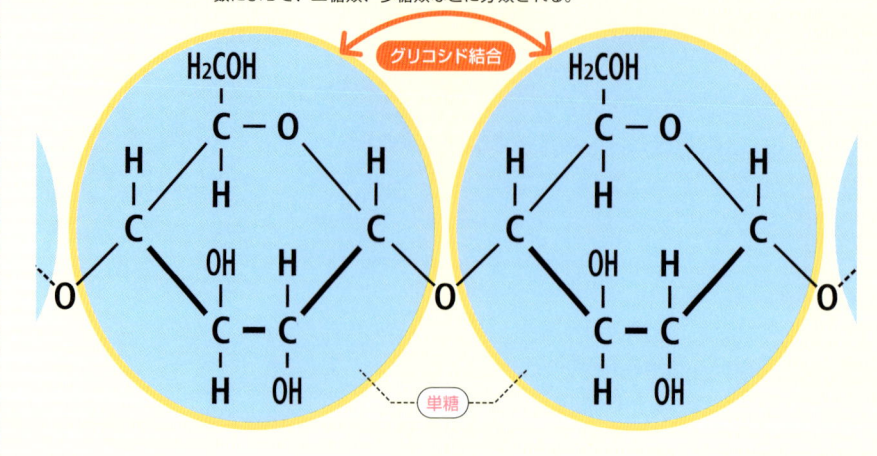

グリコシド結合

単糖

す。このため、血液内のグルコース濃度を示す血糖値は常にある一定の範囲内に保たれるようになっています。

炭水化物は、アミノ酸、脂質の合成などにも使われます。

脂質のはたらき

脂質も体のエネルギー源となる重要な栄養素です。脂質は脂肪のことで、細胞で脂質が分解されるとエネルギーが生じます。

「脂肪が溜まる」とよくいいますが、脂質には貯蔵の役割もあり、体外からとり入れた脂質や炭水化物の余分なものは皮下や内臓の脂肪組織に**トリグリセリド**などとしてたくわえられます。そして必要に応じて分解されて使われます。

脂質には、**細胞膜**の脂質二重層をつくるリン脂質（➡P22）や、体内の機能を調節するホルモンを合成する材料となるコレステロールなどがふくまれます。

用語解説

血糖値
血液内のグルコース濃度のこと。空腹時の人の血糖値は、80～100mg／dlくらいが平均の値。

トリグリセリド
中性脂肪とよばれることも多い。トリグリセリドの数値が高いと、動脈硬化などのリスクが高くなる。

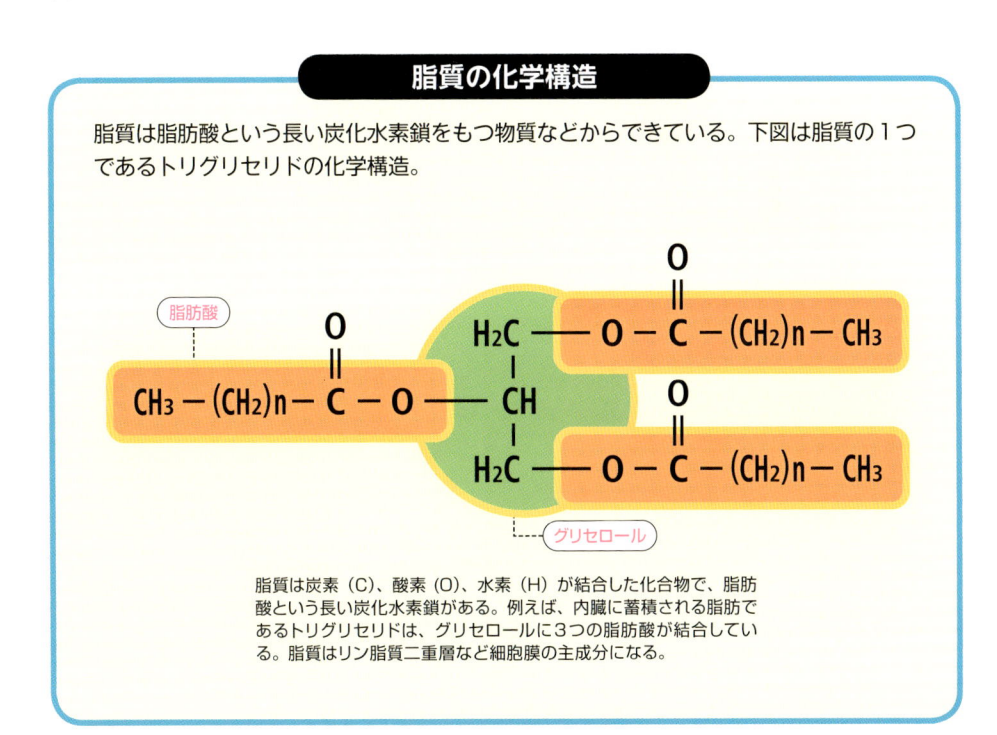

PART 2 細胞生理学

脂質の化学構造

脂質は脂肪酸という長い炭化水素鎖をもつ物質などからできている。下図は脂質の1つであるトリグリセリドの化学構造。

$$CH_3-(CH_2)n-C(=O)-O-CH_2$$
$$CH$$
$$H_2C-O-C(=O)-(CH_2)n-CH_3$$
$$H_2C-O-C(=O)-(CH_2)n-CH_3$$

（脂肪酸）（グリセロール）

脂質は炭素（C）、酸素（O）、水素（H）が結合した化合物で、脂肪酸という長い炭化水素鎖がある。例えば、内臓に蓄積される脂肪であるトリグリセリドは、グリセロールに3つの脂肪酸が結合している。脂質はリン脂質二重層など細胞膜の主成分になる。

タンパク質のはたらき

　タンパク質は皮膚、筋肉、骨など体をつくる重要な栄養素です。ホルモン作用や筋肉の収縮など、体内でのさまざまな機能に関わっています。また、グルコースが不足するなどの非常事態には、タンパク質を分解することでエネルギーを生じさせ、これがエネルギー源となります。

　タンパク質は、基本的には約20種類の**アミノ酸**とよばれる物質が、**ペプチド結合**を介して数十個から数百個、鎖状につながってできています。タンパク質が体内に入ると、アミノ酸1個または2～3個の結合体に分解されてから、吸収されます。

　吸収されたアミノ酸は、再び細胞内でタンパク質に合成されます。このとき、アミノ酸の並びを決めるのがDNAの役割です（➡P32）。アミノ酸の並び方によってタンパク質のはたらきが決まり、筋肉の収縮や**ホルモン**調節など全身の臓器でさまざまなはたらきをします。

　タンパク質は筋肉など体を支える基本的な成分になるだけでなく、体内でのさまざまな機能を調節するなど、重要な役割を担ってます。

タンパク質の構造

　タンパク質は細胞内輸送あるいは分泌に関するシグナルをもっていて、各小器官に輸送されたり、脂質二重層のように**膜成分**として組みこまれたり、細胞外分泌されたりします。それぞれ特有の**立体（高次）構造**をとることではじめて機能します（➡右図）。タンパク質の機能は、この立体構造によって決まります。例えば、アミノ酸の配列が同じであっても立体構造（畳まれ方）によって機能が変わります。

　タンパク質はアミノ酸だけからなる**単純タンパク質**と、金属・リン酸・脂質・核酸などが構成に加わる**複合タンパク質**に分類されます。

用語解説

グルコース
➡P36

アミノ酸
➡P32

DNA
➡P28

細胞内輸送
細胞の中で物質が移動すること。

単純タンパク質
分解したときにアミノ酸だけを生じるタンパク質。ケラチン、コラーゲン、フィブロインなど。複合タンパク質に対していう。

重要語句

ペプチド結合
隣同士のカルボキシル基とアミノ基が結合し、アミノ酸が連続して鎖状につながっている状態。

タンパク質の化学構造

タンパク質はアミノ酸（➡ P32）がペプチド結合で多数つながった物質。

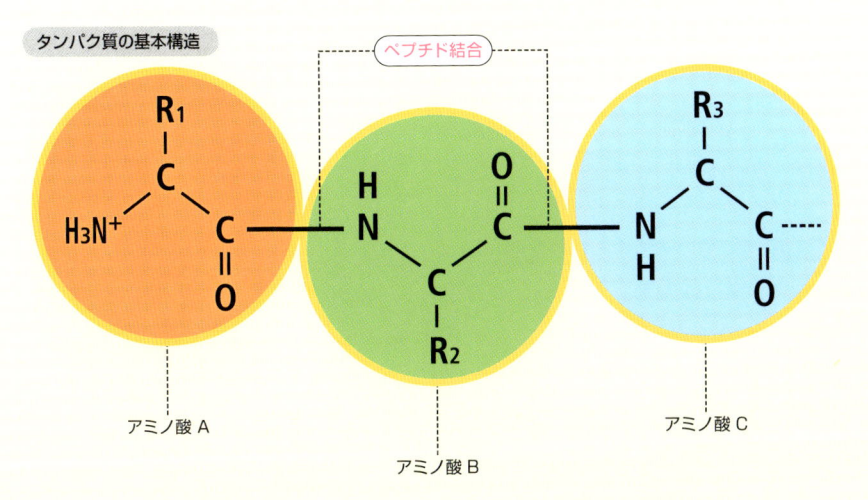

タンパク質の基本構造

ペプチド結合

アミノ酸 A ／ アミノ酸 B ／ アミノ酸 C

> タンパク質は炭素(C)、酸素(O)、水素(H)、窒素(N)が結合した化合物で、多数のアミノ酸がペプチド結合したもの。アミノ酸は約 20 種類あり、側鎖（図の R_1、R_2、R_3の部分）が異なる。さまざまな種類のアミノ酸の並び方や立体構造の違いで、タンパク質の機能は異なってくる。

コラーゲン（タンパク質）の立体構造

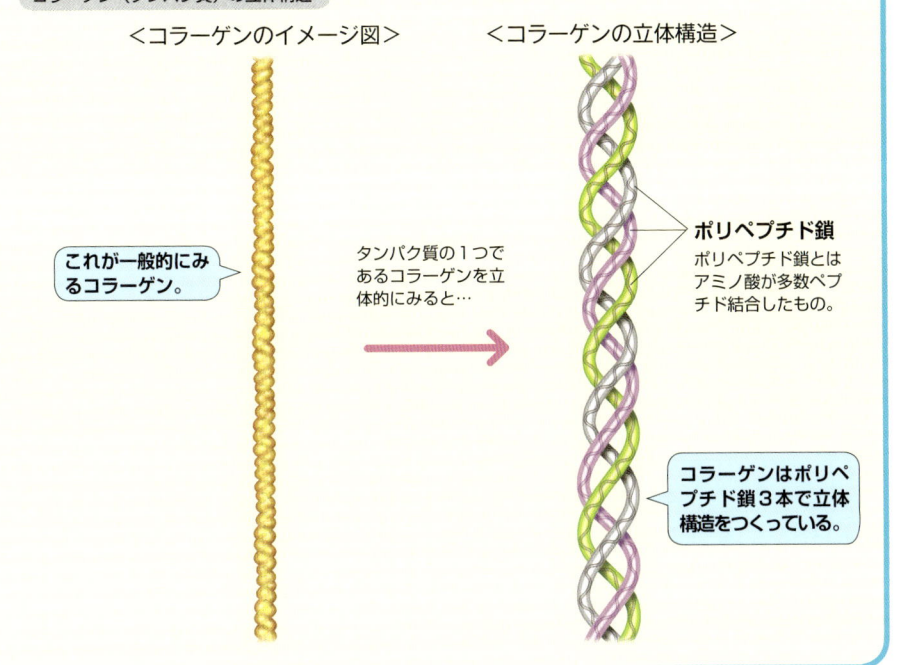

＜コラーゲンのイメージ図＞

> これが一般的にみるコラーゲン。

タンパク質の1つであるコラーゲンを立体的にみると…

＜コラーゲンの立体構造＞

ポリペプチド鎖
ポリペプチド鎖とはアミノ酸が多数ペプチド結合したもの。

> コラーゲンはポリペプチド鎖3本で立体構造をつくっている。

PART 2 細胞生理学

人体に必要な物質

ビタミンと無機質のはたらき

ビタミンのはたらき

　体内で、炭水化物・脂質・タンパク質の三大栄養素を効率よく使うために、重要なはたらきをするのが、ビタミンと無機質です。

　ビタミンは食べ物にふくまれている物質で、体内では合成できません。仮に合成できてもごく微量なので、人は食事によってビタミンを得なければいけません。

　ビタミンのはたらきは、主に体内での化学反応の手助けです。化学反応をおこすのに必要な酵素を補助するはたらきがあり、わずかな量でも効率よく作用します。ビタミンは、生命の維持や成長、代謝などの機能に必要不可欠です。

　ビタミンは水に溶けやすい水溶性ビタミンと、水に溶けにくい脂溶性ビタミンにわけられます。

　水溶性ビタミンは簡単に吸収され、過剰に摂取しても腎臓から排泄されますが、脂溶性ビタミンは過剰に摂取するとビタミン過剰症をおこすため有害です。逆にビタミンが不足すると、成長に障害が出たりするビタミン欠乏症になります。

無機質のはたらき

　人の体の約70％は水分でできています。この水分には無機質が多くふくまれています。

　無機質は骨や歯、体液などの成分として重要で、生命を維持するためには必要不可欠な物質です。

　無機質とは、水に溶けているイオンという物質のことで、ナトリウム、カリウム、カルシウム、マグネシウムなどがあります。それぞれ次のようなはたらきがあります。

ナトリウム

重要語句

ビタミン
五大栄養素の1つで、人の体内ではほとんどつくることができないので、食べ物から摂る必要がある。微量でも生体内で重要なはたらきをする。ビタミンの必要量は決められている。

無機質
ミネラルともいう。必要な量は少ないが、人の体内ではつくることができないので、食べ物から摂る必要がある。無機質の中でもカルシウムや鉄などが不足しやすい。

病気ミニ知識

ビタミン過剰症
ビタミンの過剰摂取によっておこる症状。ビタミンの種類によって頭痛、嘔吐、腎障害などを引きおこす。

ビタミン欠乏症
ビタミンの不足によっておこる症状。夜盲症、脚気、壊血病などがある。普通にバランスよく食事をしていれば欠乏することはほとんどないが、胃を切除した人などにはビタミン欠乏症がおこることもある。

主に細胞外にあるイオンで、浸透圧やpHの調節に関わる。

カリウム

主に細胞内にあるイオンで、浸透圧やpHの調節に関わる。

カルシウム

骨や歯、血漿中にふくまれている。筋肉の収縮などに関わる。

マグネシウム

ATP（➡P34）と結合し、エネルギーを放出するときにはたらく。

鉄

ヘモグロビンにふくまれていて、酸素を運ぶのを助ける役割がある。

ヨウ素

甲状腺ホルモンの成分となる。

> **用 語 解 説**
>
> ヘモグロビン
> ➡P110

脂溶性ビタミンのはたらき

ビタミン	はたらき	食品	欠乏症・過剰症
ビタミンA	視力、上皮細胞の維持	緑黄色野菜、うなぎなど	夜盲症、粘膜障害
ビタミンD	小腸でのカルシウムとリン酸の吸収	レバー、魚、きのこ、バターなど	骨軟化症
ビタミンE	抗酸化作用	豆類、植物油など	赤血球の溶血
ビタミンK	血液凝固	緑黄色野菜、納豆など	血液凝固異常

水溶性ビタミンのはたらき

ビタミン	はたらき	食品	欠乏症・過剰症
ビタミンB1	糖質の代謝	豚肉など	脚気、神経炎
ビタミンB2	アミノ酸の代謝	レバー、乳製品など	口角炎、皮膚炎
ビタミンB6	アミノ酸の代謝	レバー、肉など	皮膚炎
ビタミンB12	赤血球の合成	レバー、肉、牛乳など	貧血
ナイアシン	エネルギー代謝	レバー、肉、米など	胃腸障害、皮膚炎
パントテン酸	脂質の代謝	卵、牛乳など	中枢神経系障害
葉酸	赤血球の造成	緑黄色野菜、レバーなど	貧血
ビオチン	脂肪酸の合成	レバー、豆類など	巨大赤芽球貧血
ビタミンC	コラーゲンの合成 抗酸化作用	果物、緑黄色野菜など	壊血病

MEDICAL COLUMN

健康食品と病気

健康食品でアレルギーになる？

　"健康"とつくだけあって体にいいイメージがある健康食品ですが、食べると本当に健康になるのでしょうか。

　そもそも健康食品は、薬のように効能が証明された成分が入っていないので、単なる"食品"です。食品なので、頻度は低いですがアレルギーのリスクがあります。例えば、もともと大豆にアレルギー反応をもつ人が大豆がふくまれる健康食品を食べると、アレルギーを発症する可能性があります。成分表示があれば、大豆というアレルギー物質をふくむ物を選ばなければいいのですが、必ずしも成分を明示しているとは限りません。しかも健康食品は、特定の成分が普通に食品で摂るより凝縮されて多くふくまれているので、健康食品を食べたことをきっかけにアレルギー反応が出てしまうかもしれません。

　このように、同じ食べ物ばかりを口にしていると、それがアレルゲンとなってアレルギーを引きおこすことがあるのです。そのため、花粉症などアレルギーを防ぐ健康食品を連日食べていても、逆に別のアレルギーを誘発する結果になることもあります。

　アレルギーは皮膚に出る発疹など、外見でわかる副作用などは早めに気づきますが、肝障害などは血液検査をしなければ初期にはわからず、黄疸などの重い症状が出て初めてわかるものもあります。

　健康食品は、病状の改善、滋養強壮、やせるなどのコピーで宣伝していますが、効能効果の根拠となるデータが明記されている商品はほぼありません。中には、特定保健用食品のように安全性や有効性など、厚労省の設定した一定の基準を満たした健康食品もあります。ただし、これらの食品の有効性の検討は薬のように厳密なものではなく、中には体内で発がん性物質に変わる成分がふくまれる疑いもあり、発売中止になった商品もあります。運動もしないし食生活も偏っていては、仮に健康食品やサプリメントに頼っても、健康になるとは限らないのです。

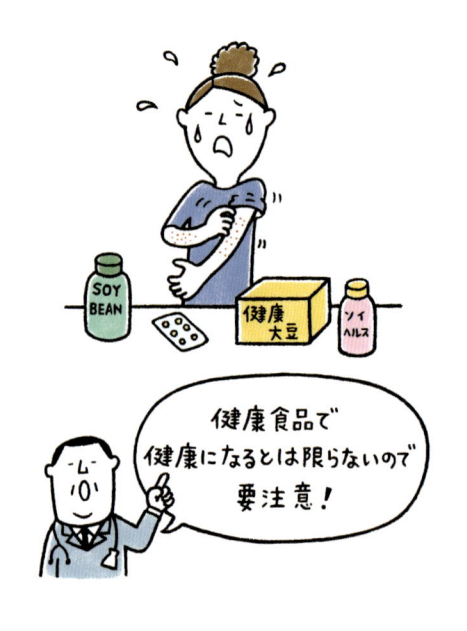

健康食品で健康になるとは限らないので要注意！

PART

3

消化のしくみ

消化器官のはたらき

消化と吸収とは

消化と吸収の意味

　人は食事によって栄養を摂取しなければ、生きていくことができません。例えば米は炭水化物ですが、このままの形では吸収されないので、体が吸収できるように分解することが必要です。この分解される過程が**消化**です。

　消化は主に**機械（物理）的消化**と**化学的消化**にわけられます。機械的消化は口からとりいれた食べ物を、消化器官内で**咀嚼**などによって細かくくだいたり消化液と混ぜたり、消化管内の先に送ったりすることです。化学的消化は胃液や膵液などにふくまれている**消化酵素**という分解酵素によって、化学的最小単位に分解することです。

　例えば、米にふくまれる炭水化物は消化によってブドウ糖に分解されます。そして血液中にとりこまれます。このように分解された消化物が消化管の細胞にとりこまれ、血液などに輸送されることを**吸収**といいます。

食べ物が排泄されるまで

　消化・吸収をおこなう消化管は、口から肛門まで1本の管になっています。口から食べた食べ物は、まず**咀嚼**されて**食道**を通過します。次に**胃**から**十二指腸**に入って消化されます。そして栄養素や水として吸収されるようになると、**空腸**と**回腸**で毛細血管に吸収され、**肝臓**へと運ばれます（➡P68）。吸収されなかった不消化物は大腸を通り、水分を吸収され肛門から糞便として体外に排出されます。このように消化によって、必要な栄養素だけが体に吸収されます。

　食べ物が消化管を進んでいけるのは、胃や腸の壁が収縮したり拡張したりして食べ物を移送せているからで、このような胃腸の動きを**蠕動運動**といいます。

用語解説

消化器官
食べ物を消化し、栄養を吸収する器官。口腔・咽頭・食道・胃・小腸・大腸などを指す。

咀嚼
口の中で食べ物をかみくだくこと。

酵素
体内でつくられ、化学反応を促進する物質。

消化酵素
消化に関わる酵素の総称。炭水化物分解酵素や核酸分解酵素などがある。

毛細血管
動脈と静脈をつなぐ非常に細い網目状の血管。

重要語句

蠕動運動
消化器官内での収縮運動のことで、内容物を運んで移送させる役割がある。

食べ物が排泄されるまで

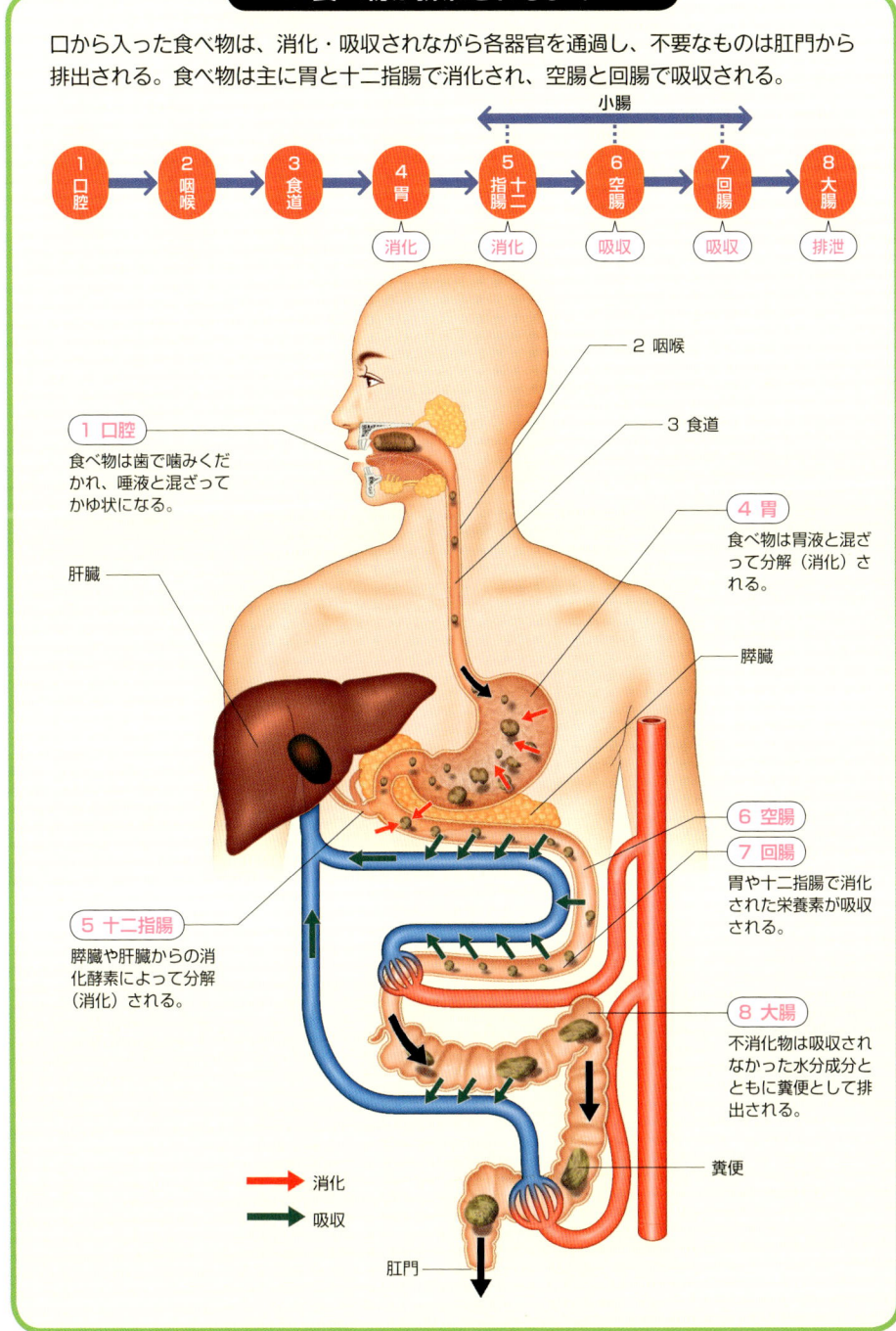

口から入った食べ物は、消化・吸収されながら各器官を通過し、不要なものは肛門から排出される。食べ物は主に胃と十二指腸で消化され、空腸と回腸で吸収される。

小腸：5 十二指腸 — 6 空腸 — 7 回腸

1 口腔 → 2 咽喉 → 3 食道 → 4 胃(消化) → 5 十二指腸(消化) → 6 空腸(吸収) → 7 回腸(吸収) → 8 大腸(排泄)

1 口腔
食べ物は歯で噛みくだかれ、唾液と混ざってかゆ状になる。

2 咽喉

3 食道

4 胃
食べ物は胃液と混ざって分解（消化）される。

肝臓

膵臓

5 十二指腸
膵臓や肝臓からの消化酵素によって分解（消化）される。

6 空腸

7 回腸
胃や十二指腸で消化された栄養素が吸収される。

8 大腸
不消化物は吸収されなかった水分成分とともに糞便として排出される。

糞便

肛門

→ 消化
→ 吸収

PART 3 消化のしくみ

消化器官のはたらき
口腔・食道での消化

口の中でおこなわれていること

　食べ物は口腔でかみくだかれ、飲みこまれます。かみくだくことを咀嚼、飲みこむことを嚥下といいます。食べ物を咀嚼すると唾液分泌が促され、舌の表面にあるブツブツした味蕾で味覚を感じます。味蕾には甘い、辛い、酸っぱい、苦み、うまみの5種類の味を感じるところがあり、脳へ電気信号となって送られて味を大脳で認識します（➡P190）。

　食べ物が口腔内に入ると、唾液が分泌されます。唾液は耳下腺、顎下腺、舌下腺という3つの大唾液腺と、頬や唇などにある小唾液腺から分泌され、食べ物を湿らせて咀嚼や嚥下をしやすくします。成人で約1～1.5ℓ／日の唾液が分泌され、その分泌量の95％が大唾液腺、なかでも顎下腺が70％を占めます。

　唾液の大きな役割は、嚥下をスムーズにおこなうことと、消化をすることです。消化のために唾液中にはアミラーゼという消化酵素がふくまれています。これが炭水化物にふくまれるデンプンをマルトース（麦芽糖）やデキストリンに分解します。ご飯をよくかむと甘みを感じるのはマルトースのためです。

唾液分泌のしくみ

　唾液は、食べ物が舌にふれると自動的に分泌されます。また実際に食べなくても、食べ物をみたり臭いをかぐだけでも分泌します。それは繰り返しの学習により、脳内にニューロンがつくられたためと考えられています。これは条件反射によるものです。

　唾液は、リラックスしているときに活発になる副交感神経により調節されています。舌に食べ物がふれると、

用語解説

味蕾
食べ物の味を感じる小さな器官。人間の舌には約10,000個近くの味蕾がある。

条件反射
訓練や経験によって後天的に獲得される反射運動のこと。特定の音を聞くだけで唾液が出るパブロフの犬が有名。

ニューロン
➡P172

副交感神経
自律神経の1つ。リラックスしているときに活発になり、エネルギーを蓄え、消化、吸収、排泄を促す。交感神経系と反対のはたらきをする。

重要語句

アミラーゼ
デンプンを分解して麦芽糖とデキストリンという物質に消化するはたらきがある。

喉と口腔の構造

口から入った食べ物は喉を通過し食道へ入る。喉には口から食道へ向かう咽頭と、鼻腔から肺へ向かう喉頭がある。

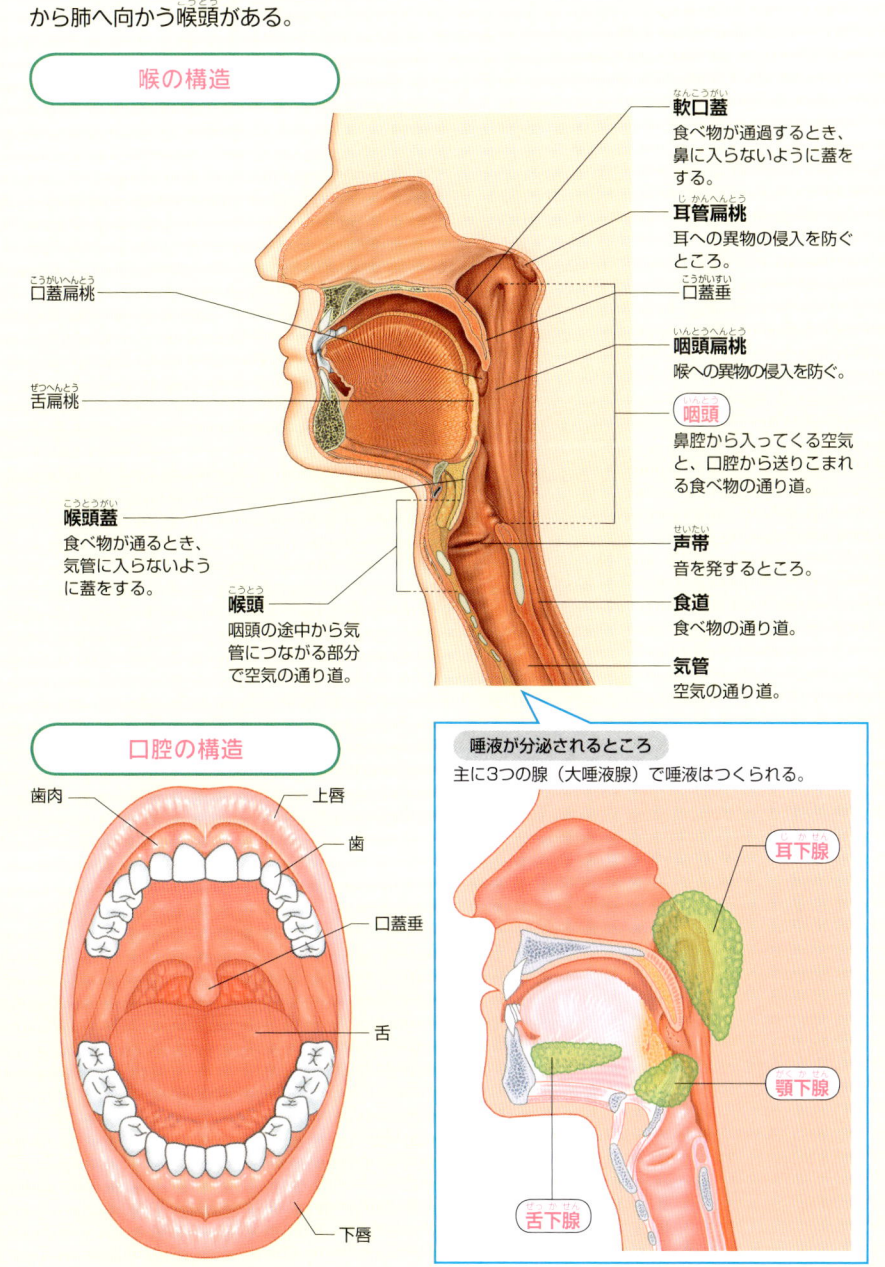

喉の構造

軟口蓋
食べ物が通過するとき、鼻に入らないように蓋をする。

耳管扁桃
耳への異物の侵入を防ぐところ。

口蓋垂

口蓋扁桃

咽頭扁桃
喉への異物の侵入を防ぐ。

舌扁桃

咽頭
鼻腔から入ってくる空気と、口腔から送りこまれる食べ物の通り道。

喉頭蓋
食べ物が通るとき、気管に入らないように蓋をする。

声帯
音を発するところ。

喉頭
咽頭の途中から気管につながる部分で空気の通り道。

食道
食べ物の通り道。

気管
空気の通り道。

口腔の構造

- 歯肉
- 上唇
- 歯
- 口蓋垂
- 舌
- 下唇

唾液が分泌されるところ

主に3つの腺(大唾液腺)で唾液はつくられる。

- 耳下腺
- 顎下腺
- 舌下腺

PART 3 消化のしくみ

その刺激が顔面神経を通って、副交感神経に伝わります。すると、副交感神経が唾液の出るところを刺激し、唾液が分泌されます。副交感神経が優位になると、サラサラとした唾液が出ます。一方、運動や興奮、ストレスなどにより交感神経が優位になると、粘り気のある唾液を少量分泌します。

食べ物を飲みこむしくみ

　咀嚼した食べ物を飲みこむ嚥下は、3段階にわかれています。まず嚥下の開始時に口腔内に食べ物がある状態を第一相といい、口腔相ともいいます。ここで自分の意志で「ごくり」と飲みこむ随意運動をします。随意運動と同時に、条件反射的に無意識にも飲みこんでいます。

　2番目の状態である第二相の咽頭相では、食べ物が咽頭にふれると食べ物は意志に関係なく食道へ送られます。これを嚥下反射といいます。このとき食べ物が気管や鼻に入らないように気管にふたがされて閉じられます。こ

用語解説

顔面神経
顔面に分布する神経。

相
食べ物のある状態を指す。

随意運動
自分の意志によってできる運動。逆に自分の意志とは別に、身体の一部あるいは全体が動き、止めようと思っても止められない現象を不随意運動という。

嚥下反射
口の中でひと塊にした食べ物を、喉から食道まで一気に運ぶ運動をおこす反射のこと。

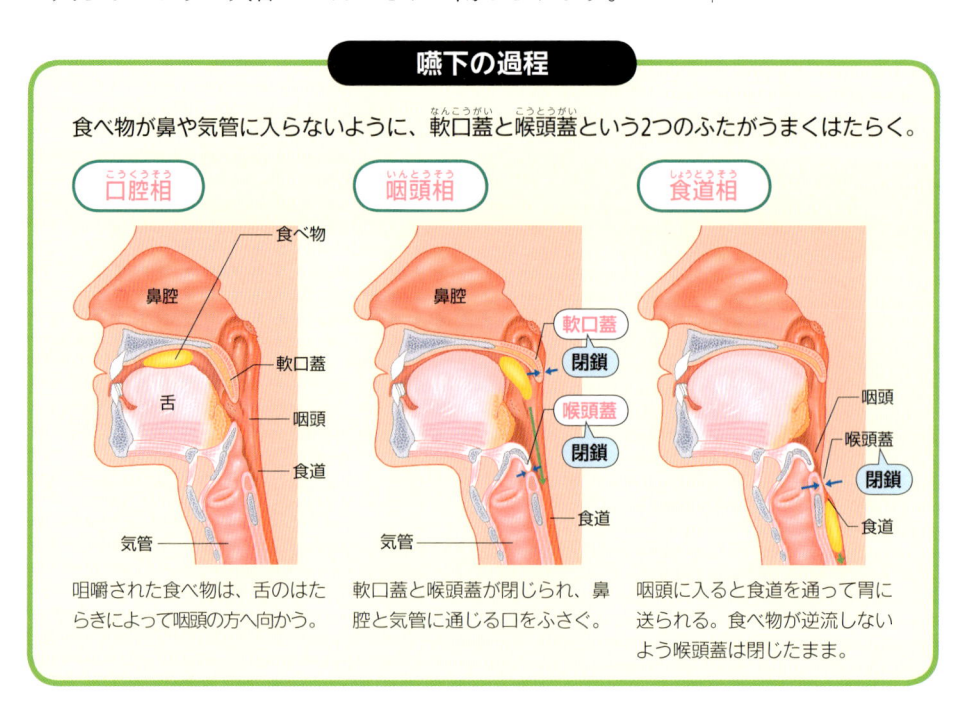

嚥下の過程

食べ物が鼻や気管に入らないように、軟口蓋と喉頭蓋という2つのふたがうまくはたらく。

口腔相
咀嚼された食べ物は、舌のはたらきによって咽頭の方へ向かう。

咽頭相
軟口蓋と喉頭蓋が閉じられ、鼻腔と気管に通じる口をふさぐ。

食道相
咽頭に入ると食道を通って胃に送られる。食べ物が逆流しないよう喉頭蓋は閉じたまま。

のふたを軟口蓋と喉頭蓋といい、ふたが閉じることによって鼻と肺に食べ物が入らないようになっています。

第三相の食道相では、反射的に食べ物を胃まで送りこむ蠕動運動をします。液体は蠕動運動ではなく重力により胃に運ばれます。

食道の構造とはたらき

食道は成人で約25cmの筋性の管で、口腔と胃をつなぎます。消化機能はなく、食べ物の通り道に過ぎません。上部1／3は横紋筋、下部2／3は平滑筋からできています。

食道の壁は、内側から粘膜、粘膜下層、固有筋層、外膜の4つにわけられます。粘膜は、食道が口で咀嚼された食べ物で傷つかないように、丈夫な重層扁平上皮細胞という組織でつくられています。「喉元過ぎれば熱さを忘れる」の言葉どおり、食道の粘膜の感覚はあまり敏感ではありません。

用語解説

軟口蓋
硬口蓋（口の中の上側の壁。前方の約2/3）の後方にある柔らかい粘膜性のヒダ部分。

蠕動運動
➡ P44

横紋筋
筋肉の一種で、規則正しい横しまがみられる。

平滑筋
横しまはなく、心臓をのぞく内臓や血管などの壁をつくる筋肉。

重層扁平上皮細胞
膜上で重なりあうように10～30列にも並んでいて、平たい形をしている細胞のこと。

食道の蠕動運動

食道は直径約1.5cmと細いので、食べ物がつまらないように蠕動運動で胃に送る。

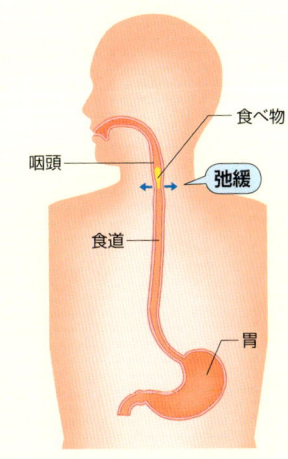

食べ物が咽頭に入ると、受け入れるために食道が弛緩する。

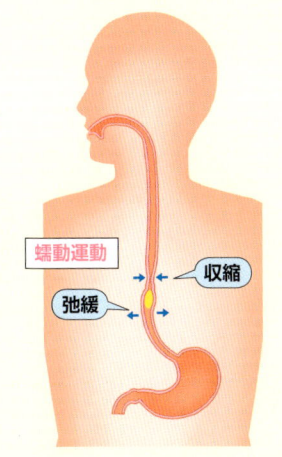

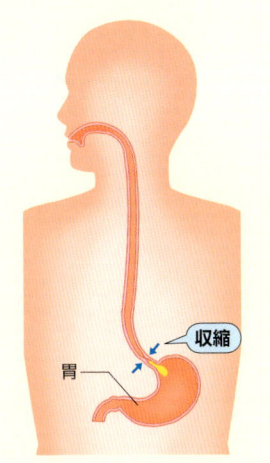

食道が収縮と弛緩を繰り返す（蠕動運動）。

食べ物が胃に送りこまれる。

消化器官のはたらき

胃での消化

胃の構造

　胃は成人で約**1.5ℓ**の容量がある大きな袋です。胃の主なはたらきは、食べ物を一次的にたくわえ、食べ物を消化でかゆ状にして、十二指腸（➡P54、55）へ少しずつ送り出し、消化の下準備をすることです。

　胃の内側の壁には、胃液を分泌する**胃小窩**という穴が多数あり、その細長いくぼみの中には胃液を分泌する**胃腺**があります。**胃底部**（➡右図）と**胃体部**の胃腺からは、**ペプシノーゲン**や**胃酸**を多く分泌します。胃酸はpH2で皮膚がただれてしまうほど強い酸ですが、胃の入り口である**噴門部**と出口の**幽門部**まで胃は粘液で保護されており、これが胃全体をおおうため、胃自身は消化されることなく食べ物を消化できるのです。胃液は、食べ物が胃に入ると、胃がふくらむ機械的刺激やホルモンなどの刺激を受けて胃壁の細胞から分泌されます。

胃の蠕動運動

　胃は筋肉でできています。縦に動く**縦走筋**、輪状に動く**輪走筋**、斜めに動く**斜走筋**の3重構造で、これらの筋肉は細長い平滑筋です。この3つの筋肉が収縮と弛緩をくり返すことで、食べ物が細かくくだかれ胃液と混ざり、かゆ状になります。これを胃の**蠕動運動**といい、15〜20秒の間隔でおこります。

　かゆ状になった胃の内容物は、小腸が消化吸収できる速度で少しずつ**幽門部**を通り、**十二指腸**に送られます。十二指腸を通るとき、粘液などのはたらきにより食べ物は**中性**か**弱酸性**になります。強い酸性で十二指腸を痛めることのないようにするためです。また、**逆流**しないしくみにもなっています。

用語解説

胃腺
胃の内壁の粘膜に開口する腺の総称。消化液や塩酸などを分泌。場所により胃底腺・噴門腺・幽門腺にわけられる。

ペプシノーゲン
タンパク質を分解する消化酵素であるペプシンの前駆物質。胃を自化消化しないために、pHなど環境条件がそろうとペプシノーゲンに変化し、機能する。

胃酸
胃の壁細胞から分泌される塩酸。pH1〜2で、胃内を一定以上の酸性に保ち、食べ物の消化や食べ物といっしょに体内にとりこまれたさまざまな菌の殺菌をおこなう。

重要語句

蠕動運動
筋肉の収縮によって生じたくびれが波のように徐々に伝わっていく運動。胃の蠕動運動では、胃で消化されたものが十二指腸に到達するまでに約4時間かかる。

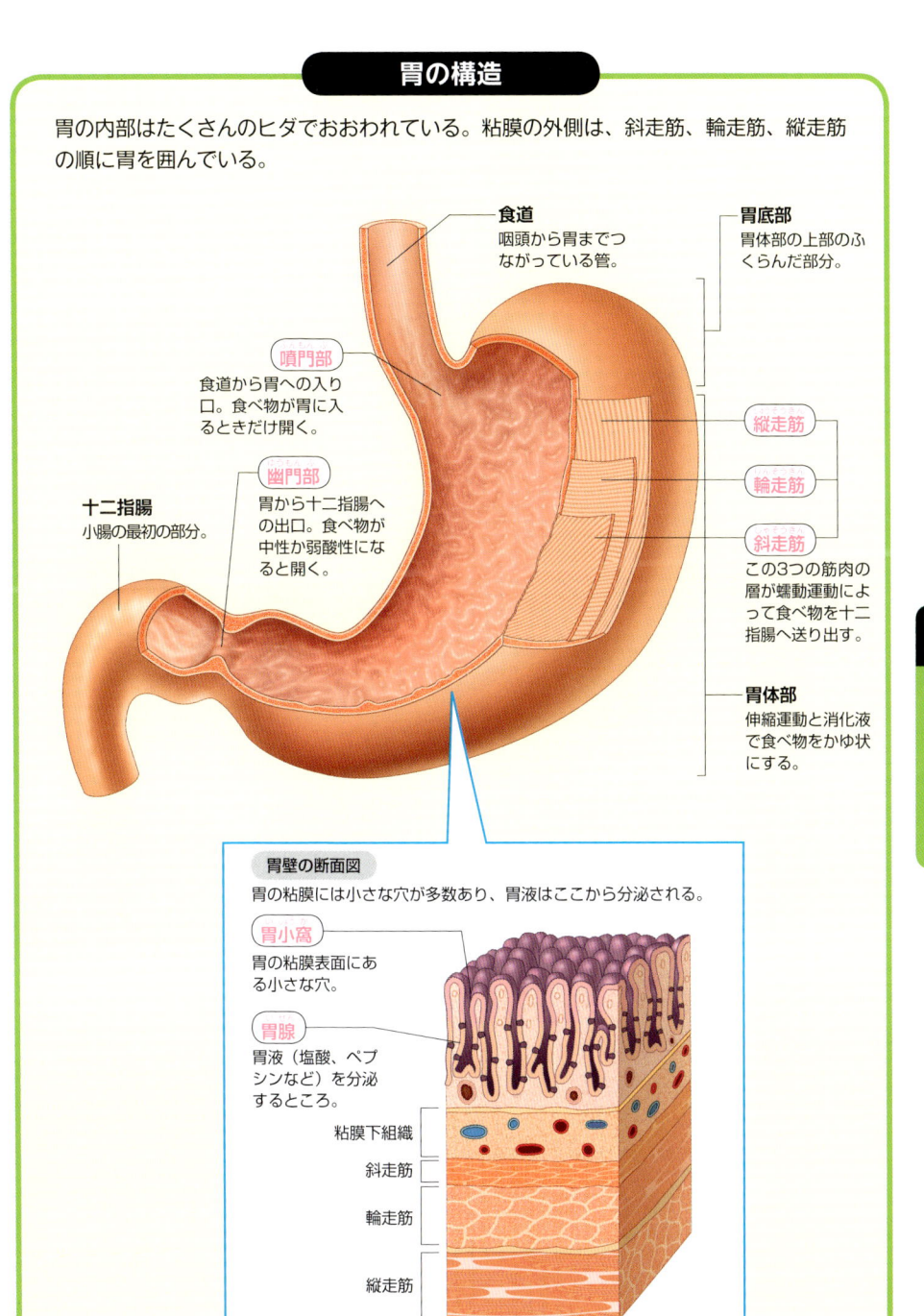

胃の構造

胃の内部はたくさんのヒダでおおわれている。粘膜の外側は、斜走筋、輪走筋、縦走筋の順に胃を囲んでいる。

食道
咽頭から胃までつながっている管。

胃底部
胃体部の上部のふくらんだ部分。

噴門部
食道から胃への入り口。食べ物が胃に入るときだけ開く。

幽門部
胃から十二指腸への出口。食べ物が中性か弱酸性になると開く。

十二指腸
小腸の最初の部分。

縦走筋
輪走筋
斜走筋
この3つの筋肉の層が蠕動運動によって食べ物を十二指腸へ送り出す。

胃体部
伸縮運動と消化液で食べ物をかゆ状にする。

胃壁の断面図

胃の粘膜には小さな穴が多数あり、胃液はここから分泌される。

胃小窩
胃の粘膜表面にある小さな穴。

胃腺
胃液（塩酸、ペプシンなど）を分泌するところ。

粘膜下組織
斜走筋
輪走筋
縦走筋

PART 3 消化のしくみ

胃に留まる時間は食べ物の種類によって異なり、炭水化物は短く、次はタンパク質、脂肪は長くなります。

胃液の成分

食べ物を消化するために胃では胃腺から胃液を分泌します。胃液は主にペプシノーゲン、粘液、リパーゼと胃酸などからできていて、1日に約2〜3ℓ分泌されます。

ペプシノーゲンは、塩酸によりペプシンに変化します。消化酵素であるペプシンは、食べ物をより小さくして消化します。胃酸はpH1〜2の強力な酸なので、食べ物に混入していた細菌などを殺菌し、腐敗や発酵を防ぎます。粘液は胃壁細胞を保護していますが、ストレスなどが原因で自律神経のバランスが崩れると、粘液と胃酸のバランスが崩れて胃壁が消化される胃潰瘍となってしまうことがあります。近年、多くの潰瘍は、胃酸に抵抗性のある細菌であるヘリコバクターピロリ菌（➡P54）が胃の粘液を破壊することにより発症することがわかってきています。また、胃は炭水化物やタンパク質などは吸収しませんが、アルコールだけは吸収します。

胃液分泌のしくみ

胃液の分泌は、分泌のしくみによって頭相、胃相、腸相にわけられます。

食べ物を思い浮かべたときの条件反射や、味覚、臭覚、口に食べ物が入る刺激による無条件反射というような脳からの刺激で胃酸が分泌されるしくみを頭相（または脳相）といいます。胃液の30％ほどが頭相から分泌されています。

胃に食べ物が入った刺激によって胃液分泌がおこるしくみを胃相といいます。胃液分泌の60％以上は胃相です。腸相では、十二指腸上部に食べ物がふれると胃の運動が促進されます。かゆ状になった食べ物が十二指腸に入ると、はじめは胃酸分泌を刺激しますが、酸が十二指腸の細胞を刺激すると、逆に胃酸を抑制します。

用語解説

粘液
胃を守るバリアーの役割をはじめ、酸を中和したり、ペプシン不活性化の機能がある。

条件反射
➡P46

重要語句

頭相
中枢神経の興奮が迷走神経を介して胃にはたらきかけるしくみ。脳相ともいう。

胃相
胃粘膜の局所反射とガストリン刺激に反応する胃液分泌のしくみ。

腸相
小腸粘膜に発する神経反射性並びにホルモンの影響による胃液分泌調節のしくみ。

病気ミニ知識

胃がん
早期がんの多くは内視鏡下の手術で治るが、がんが筋層・漿膜まで達する進行がんは、完治は難しい。原因は生活習慣といわれてきたが、ヘリコバクターピロリ菌の感染が原因であることがわかってきている。

胃潰瘍
胃粘膜が傷つき、胃酸が胃壁を溶かすためになる。多くの原因はヘリコバクターピロリ菌であるが、ストレスや過度の飲酒などでもおこる。

胃液が分泌される3つのしくみ

胃液は胃腺から分泌され、食べ物の消化に重要な役割を果たす。胃液の分泌は、そのしくみによって、頭相、胃相、腸相の3つにわけられる。

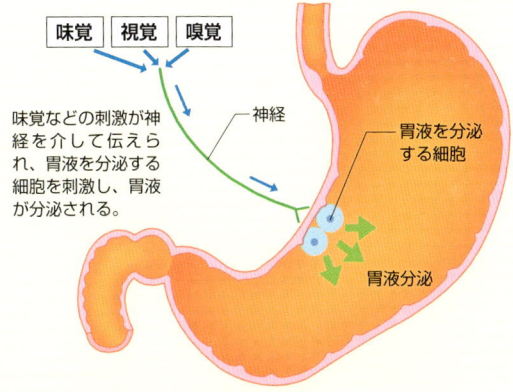

味覚 視覚 嗅覚

味覚などの刺激が神経を介して伝えられ、胃液を分泌する細胞を刺激し、胃液が分泌される。

神経
胃液を分泌する細胞
胃液分泌

頭相

食事による味覚、臭覚、食べ物が口に入った刺激による無条件反射、食べ物をみたときの視覚や嗅覚を介しての条件反射によって胃液が分泌される。

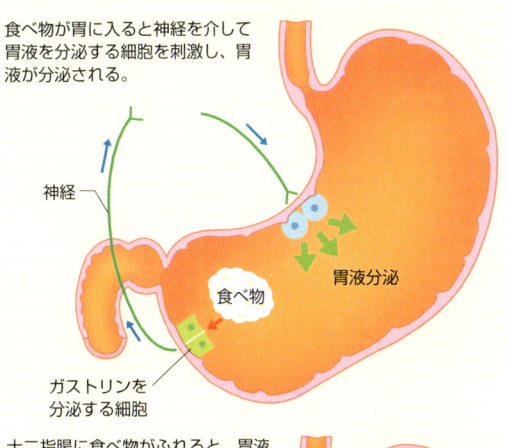

食べ物が胃に入ると神経を介して胃液を分泌する細胞を刺激し、胃液が分泌される。

神経
食べ物
胃液分泌
ガストリンを分泌する細胞

胃相

食べ物が胃に入ることによって胃液が分泌される。食べ物の嚥下後にはじまり、3～4時間続く。胃の中のpHが2～3以下になると、胃液の分泌を促すホルモンであるガストリンが低下し、胃酸の分泌が減少する。

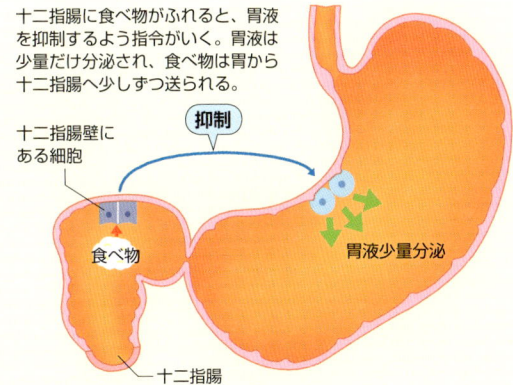

十二指腸に食べ物がふれると、胃液を抑制するよう指令がいく。胃液は少量だけ分泌され、食べ物は胃から十二指腸へ少しずつ送られる。

抑制
十二指腸壁にある細胞
食べ物
胃液少量分泌
十二指腸

腸相

十二指腸に食べ物が入ると空腸や十二指腸から胃液を抑制するホルモンが分泌され、胃酸が抑制される。

消化器官のはたらき
十二指腸での消化

十二指腸のはたらき

　十二指腸は、胃につながる小腸のはじまりの部分で、U字型で長さは約25cmです。およそ指12本分の長さのためこのような名前がつきました。十二指腸では、胃が消化したかゆ状の食べ物に、膵液、胆汁などが加わって本格的に消化をおこないます。ただし吸収はしません。小腸でスムーズに吸収するための最終準備器官のようなものです。胃と同様に、粘液を分泌することで十二指腸の粘膜を保護しています。

　胃酸によって酸性になったかゆ状の食べ物の刺激により、十二指腸からパンクレオザイミンというホルモンが分泌されます。このホルモンは膵臓と胆嚢にはたらきかけ、膵液と胆汁などの消化液を十二指腸の乳頭から分泌します。膵液の分泌は1日約1.5ℓです。アルカリ性で消化液の中でも最も多種類の消化酵素をふくんでいます。

十二指腸で分泌される消化酵素

　十二指腸では、タンパク質を分解するトリプシン、キモトリプシン、エラスターゼ、カルボキシペプチターゼ、糖質を分解するアミラーゼ、脂肪を分解するリパーゼ、コレステロールを分解するコレステロールエステラーゼ、レシチンを分解するホスホリパーゼなどが分泌されます。膵液はアルカリ性のため、酸性のかゆ状の食べ物を中和し、pHを適正値（pH6〜7）に保つとともに十二指腸粘膜を胃酸から保護します。

　十二指腸はストレスの影響を受けやすい消化器官なので、十二指腸潰瘍はストレスが原因と考えられていました。しかし現在は、ヘリコバクターピロリ菌が十二指腸潰瘍や胃潰瘍の主な原因であることがわかっています。

用語解説

膵液
膵臓で分泌される液体（消化液）で、膵管を通って十二指腸に送られる。三大栄養素を消化する。

胆汁
肝臓から分泌される液体（消化液）で、胆嚢に溜められた後に十二指腸に送られる。

重要語句

乳頭
乳頭は主と副の2つある。主乳頭の正式名はファーター乳頭といい、肝臓でつくられる胆汁という消化酵素と膵臓でつくられる膵液という消化酵素の腸管内への出口。

ヘリコバクターピロリ菌
酸性環境でも生息できる細菌。胃・十二指腸潰瘍だけでなく胃がんの原因菌として注目されている。

十二指腸の構造

膵臓でつくられた膵液と肝臓でつくられた胆汁が混ざって、ファーター乳頭の出口から十二指腸に流れこんでくる。

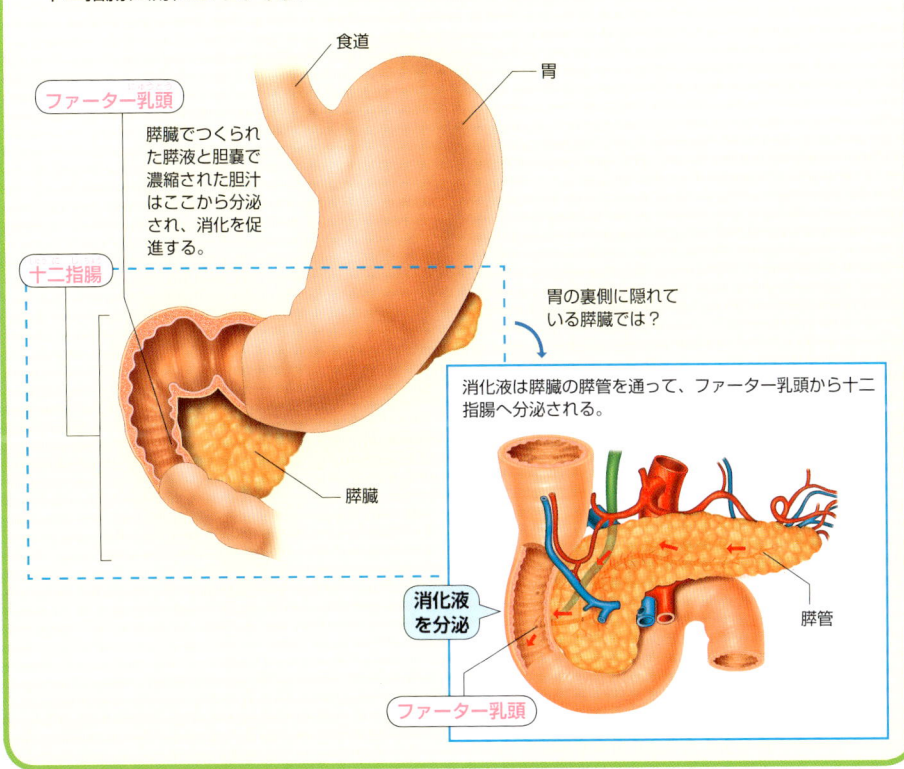

食道
胃

ファーター乳頭
膵臓でつくられた膵液と胆嚢で濃縮された胆汁はここから分泌され、消化を促進する。

十二指腸

膵臓

胃の裏側に隠れている膵臓では？

消化液は膵臓の膵管を通って、ファーター乳頭から十二指腸へ分泌される。

消化液を分泌

膵管

ファーター乳頭

LABORATORY

ピロリ菌には要注意

　胃潰瘍や十二指腸潰瘍の原因は、ストレスであると長く考えられていました。しかし現在では、強い胃酸の中でも生きられるヘリコバクターピロリ菌が原因で、胃がんの発生にも関わっていることがわかっています。ピロリ菌の有無は、血液検査、呼気検査、内視鏡による胃の組織検査でわかります。ピロリ菌は、抗生物質を1週間飲むことで、約8割は除去できます。

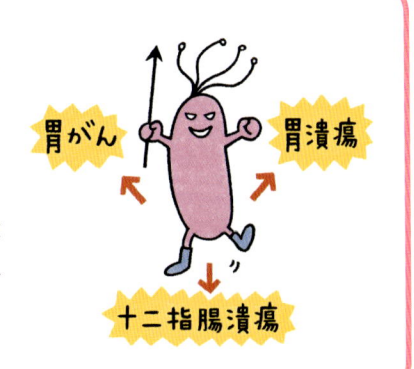

胃がん　胃潰瘍　十二指腸潰瘍

PART 3 消化のしくみ

消化器官のはたらき

膵臓のはたらき

膵臓のはたらき

　膵臓は成人で約15cm、薄黄色で粒状のためその形は数の子に似ています。膵臓の大きなはたらきは、膵液を分泌する**外分泌腺**としての消化腺の役割と、**内分泌腺**としてホルモンを分泌し血糖値を調節するという2つの役割があります。

　膵臓でつくられる膵液は、**膵管**という管を通って十二指腸に送りこまれて分泌され、消化をおこないます（➡P54）。膵液の分泌量は約1.5ℓ／日です。膵液の分泌は、胃と同じく**3相**にわけられます（➡P52）。**頭相**では食べ物をみたり臭いをかぐことによる条件反射、無条件反射で副交感神経を刺激し、膵液を分泌します。**胃相**では、食べ物が胃に入り胃が拡張することで膵液の分泌が刺激されます。**腸相**では、十二指腸がかゆ状の胃からの内容物の酸やアミノ酸に刺激を受けると分泌されます。

外分泌腺としてのはたらき

　膵臓は、炭水化物（糖質）・タンパク質・脂質の**三大栄養素**を消化する強力な**膵酵素**を分泌します。膵酵素は、仮に**唾液腺**や**胃**が正常にはたらかなくても、それをおぎなえるほどの強い消化液ですが、通常、膵酵素が膵臓を消化してしまうことはありません。ほとんどの膵酵素は膵臓では反応しないで、膵管を通って**十二指腸**で分泌されてからはたらくからです。

　消化の他に膵液の大きなはたらきは、膵液にふくまれている**重炭酸塩**が、胃液で酸性になっている消化物を中性か弱アルカリ性に中和することです。十二指腸をふくむ小腸では、消化酵素は弱アルカリ性でないとはたらかないので、弱アルカリ性にする必要があります。このは

重要語句

外分泌
分泌器の分泌物を、導管を通じて体外や消化管に分泌すること。

内分泌
分泌細胞から直接血液中にホルモン（➡P58）を分泌する機能のこと。

用語解説

膵酵素
三大栄養素のすべてを消化できる酵素で、食後に膵管から十二指腸に分泌される。アミラーゼ、リパーゼ、プロテアーゼなどがある。

膵管
膵臓でつくられた膵液を十二指腸まで運ぶ管。

病気ミニ知識

急性膵炎
膵臓が消化酵素により自己融解し、みぞおちあたりに激しい痛みをともなう。アルコールの飲みすぎや胆石などの胆道疾患などでおこることがある。

膵臓の構造

膵臓は腹部の奥にあり、十二指腸にはまりこんだ形になっている。その構造は、主に膵頭、膵体、膵尾の3つにわけられる。

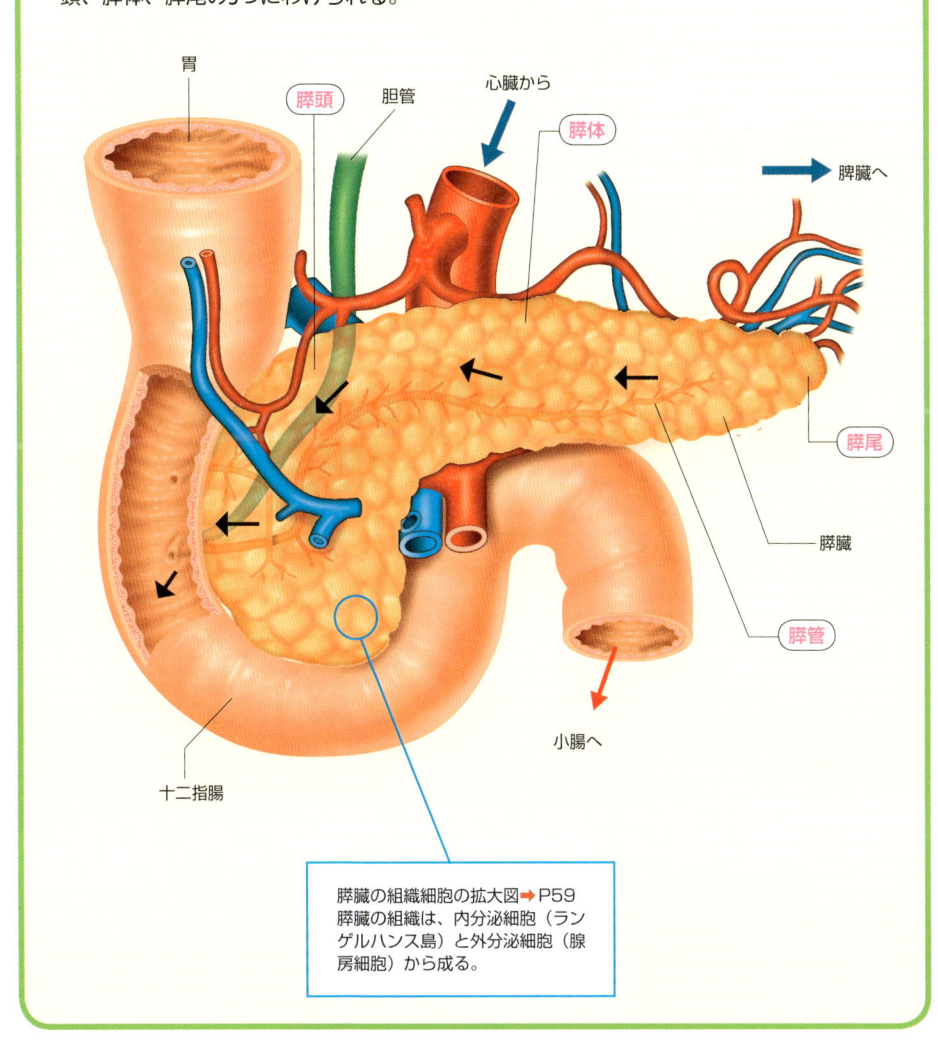

- 胃
- 膵頭
- 胆管
- 心臓から
- 膵体
- 脾臓へ
- 膵尾
- 膵臓
- 膵管
- 小腸へ
- 十二指腸

膵臓の組織細胞の拡大図 ➡ P59
膵臓の組織は、内分泌細胞（ランゲルハンス島）と外分泌細胞（腺房細胞）から成る。

PART 3 消化のしくみ

消化酵素の種類

酵素名	はたらき
ペプチダーゼ	タンパク質の消化をおこなう。膵液中にはペプチダーゼの前駆体であるトリプシノーゲンとキモトリプシノーゲンが分泌される。
アミラーゼ	炭水化物の消化をおこなう。活性化した状態で分泌される。
リパーゼ	脂質の消化をおこなう。主にリパーゼとホスホリパーゼ。

57

たらきにより、小腸内でも最適なアルカリ性を保ち、消化酵素が十分にはたらきます。

内分泌腺としてのはたらき

膵臓にはホルモンを分泌し血糖値を調節する内分泌腺としての役割があります。内分泌腺とは、分泌細胞から直接血液中にホルモンを分泌する器官のことです。膵臓は内分泌腺として、インスリン、グルカゴン、ソマトスタチンなどを分泌します。

膵臓組織の中にランゲルハンス島という分泌細胞の集まった部分が散在しています。ランゲルハンス島は膵臓に20万～200万個あります。さらにそれぞれのランゲルハンス島には主に3種類の細胞があり、それぞれ異なったホルモンを分泌しています。なかでもインスリンを分泌するβ細胞（B細胞）がランゲルハンス島全体の約80％を占めます。α細胞（A細胞）からはグルカゴン、δ細胞（D細胞）よりソマトスタチンが分泌されます。

各ホルモンのはたらき

食事により血糖が上がると、ランゲルハンス島のβ細胞が刺激されて、インスリンが分泌されます。インスリンは、血液中のブドウ糖を体内の細胞に送りこんでエネルギー源に変えたり、脂肪に変えて脂肪組織にたくわえたり、グリコーゲンに変えて肝臓にたくわえるはたらきをします。また、骨格筋や脂肪組織でのタンパク質合成を促進し、血糖を下げる作用があります。（→P154, 155）

α細胞から分泌されるグルカゴンは、血糖値が下がったときに、肝臓のグリコーゲンをブドウ糖に変えて放出するという血糖値を上げて安定させるはたらきをします。インスリンと逆のはたらきです。

ソマトスタチンは、ランゲルハンス島のα細胞とβ細胞に作用して、インスリン、グルカゴンの産生と分泌を抑制するはたらきがあります。

用語解説

ホルモン
体内の内分泌腺でつくられ血液中に分泌される。血液によって運ばれ、特定の器官にのみ作用する微量の化学物質。

血糖
血液中のブドウ糖（グルコース）のこと。

骨格筋
骨格の可動部分に付いて、姿勢の保持や運動にはたらく筋肉。

脂肪組織
脂肪細胞が多く集まっている結合組織。臓器の周囲（内臓脂肪）や皮下（皮下脂肪）などにあって、外部の衝撃からの保護、栄養の貯蔵、保温などのはたらきがある。また、アディポサイトカイニン（→P80）などのホルモンを分泌する機能もある。

病気ミニ知識

糖尿病
→P155

ランゲルハンス島の構造

膵臓の組織の中に散在する内分泌細胞の集まりで、インスリン、グルカゴン、ソマトスタチンという重要なホルモンを血液中に分泌する。腺房細胞は外分泌細胞で、消化酵素をつくり分泌するはたらきがある。

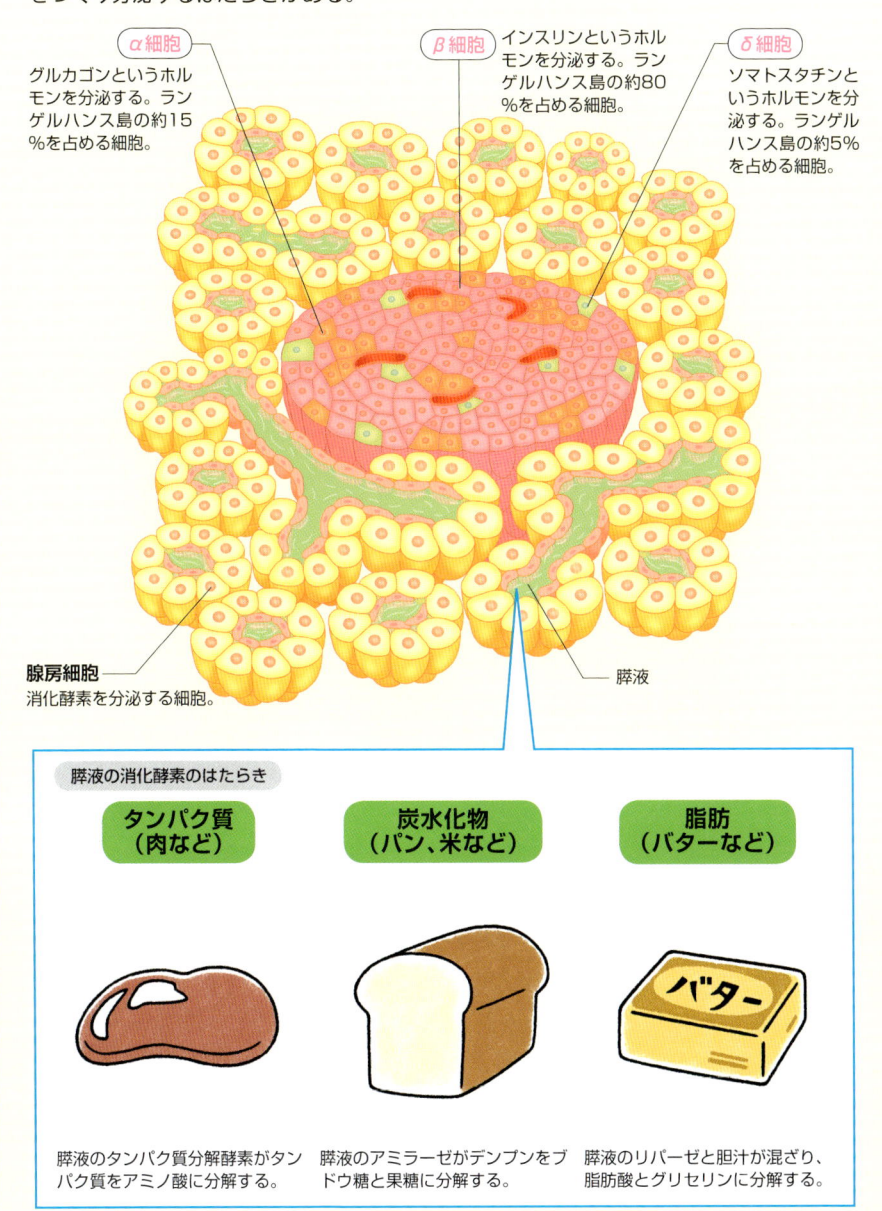

α細胞
グルカゴンというホルモンを分泌する。ランゲルハンス島の約15％を占める細胞。

β細胞
インスリンというホルモンを分泌する。ランゲルハンス島の約80％を占める細胞。

δ細胞
ソマトスタチンというホルモンを分泌する。ランゲルハンス島の約5％を占める細胞。

腺房細胞
消化酵素を分泌する細胞。

膵液

膵液の消化酵素のはたらき

タンパク質（肉など）
膵液のタンパク質分解酵素がタンパク質をアミノ酸に分解する。

炭水化物（パン、米など）
膵液のアミラーゼがデンプンをブドウ糖と果糖に分解する。

脂肪（バターなど）
膵液のリパーゼと胆汁が混ざり、脂肪酸とグリセリンに分解する。

PART 3 消化のしくみ

消化器官のはたらき

小腸での消化と吸収

小腸のはたらき

　小腸は、胃から送られてきたかゆ状の食べ物に膵臓で分泌された膵液と肝臓から分泌された胆汁などが加わって、消化の最終段階と、消化された栄養素を吸収するところです。小腸からも十二指腸液と小腸液が分泌されて消化もしています。

　小腸は栄養の吸収をスムーズにするため約7～8mの長さがあり、単に長いだけでなく、粘膜が輪状ヒダになっているため表面積がとても広くなっています。内壁は長さ1㎜、500万個ほどの絨毛でおおわれていて、絨毛の表面積は約200㎡、テニスコート1面分に相当します。消化物と接触する面が多くなるので、栄養分や水分の消化吸収が効率よくおこなわれます。

　絨毛の中には毛細血管網と1本のリンパ管が通っています。脂質はリンパ管に吸収され静脈へ、それ以外の栄養分は絨毛の表面にある栄養吸収細胞が素早く吸収し、毛細血管の血液に溶けこんで肝臓に運ばれます。

吸収のしくみ

　最終的な消化をおこなうための消化酵素は、小腸表面から奥まった細胞膜や細胞質にも存在しています。小腸内には100兆個以上ともいわれる腸内細菌がすみついていますが、細菌も人も、糖は単糖、タンパク質はアミノ酸など、栄養分が最小単位に分解されていないと吸収できません。もし大事な栄養分が腸内で最小単位になっていたら、細菌が栄養分を吸収してしまい、栄養分を細菌に吸収されてしまいます。そのため、最終的な消化は、腸内細菌が入りこめない刷子縁という小腸の表面（➡右図）でおこなわれ、間髪を入れずに素早く吸収します。

用語解説

小腸
十二指腸から続くほうを空腸、大腸に近いほうを回腸とよぶ。回腸のほうが腸液の分泌は多いが、はたらきは空腸と回腸はほぼ同じ。

絨毛
絨毛の表面は小腸上皮細胞と少数の杯細胞とで構成されている。さらにその表面に微絨毛（刷子縁）がある。そのため表面積が200㎡にもなる。

腸内細菌
ビフィズス菌やアシドフィルス菌などの善玉菌がウェルシュ菌や大腸菌など悪玉菌の繁殖を抑えている。

リンパ管
体内にある排水管のようなもので体のあちこちで張りめぐらされていて、筋細胞や脂肪細胞などのさまざまな組織の間に存在する体液（組織間液）を回収する。

膵液
➡P54

重要語句

消化酵素
小腸で分泌される消化酵素は、アミラーゼ、プロテアーゼ、リパーゼ。

小腸壁の構造

小腸の長さは約7〜8mあり、小腸の壁をおおう粘膜は絨毛になっており、表面積を広げることで栄養を効率よく吸収している。

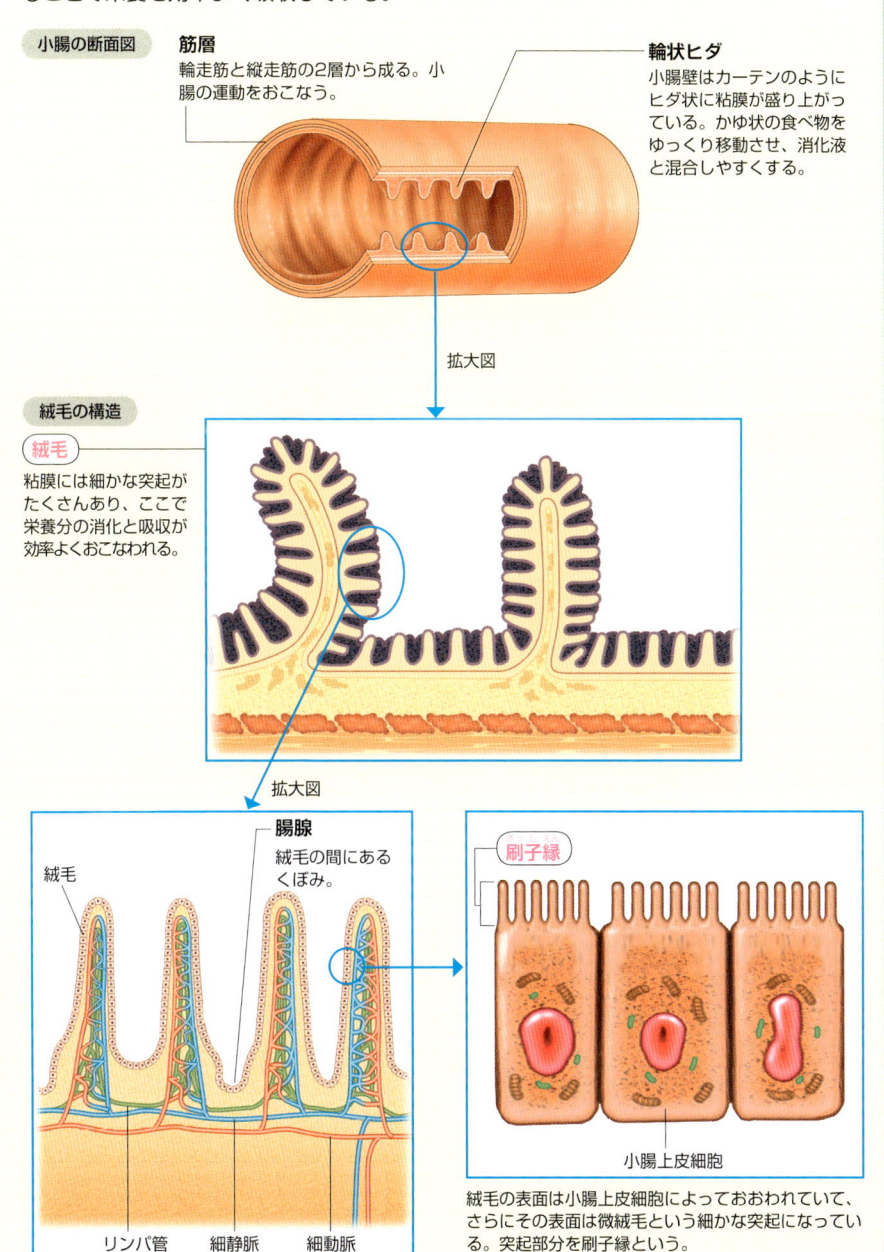

小腸の断面図

筋層
輪走筋と縦走筋の2層から成る。小腸の運動をおこなう。

輪状ヒダ
小腸壁はカーテンのようにヒダ状に粘膜が盛り上がっている。かゆ状の食べ物をゆっくり移動させ、消化液と混合しやすくする。

拡大図

絨毛の構造

絨毛
粘膜には細かな突起がたくさんあり、ここで栄養分の消化と吸収が効率よくおこなわれる。

PART 3 消化のしくみ

拡大図

腸腺
絨毛の間にあるくぼみ。

絨毛、リンパ管、細静脈、細動脈

刷子縁

小腸上皮細胞

絨毛の表面は小腸上皮細胞によっておおわれていて、さらにその表面は微絨毛という細かな突起になっている。突起部分を刷子縁という。

これを終末消化または膜消化といいます。終末消化に対して、唾液、胃液、膵液の消化酵素で行われる消化は中間消化といいます。

栄養素ごとの吸収

栄養素の種類によって、吸収の様子は異なります。三大栄養素の炭水化物（糖質）、タンパク質、脂質の消化吸収と、ビタミン、無機質、水の吸収は、それぞれ別のしくみでおこなわれます。

用 語 解 説

刷子縁
絨毛の表面の微絨毛。刷子はブラシの意味。ブラシのように毛が生えている様子からこの名がきている。

単糖類
最少単位の糖類。単糖が複数結合すると、多糖、オリゴ糖、二糖など大きな糖をつくる。

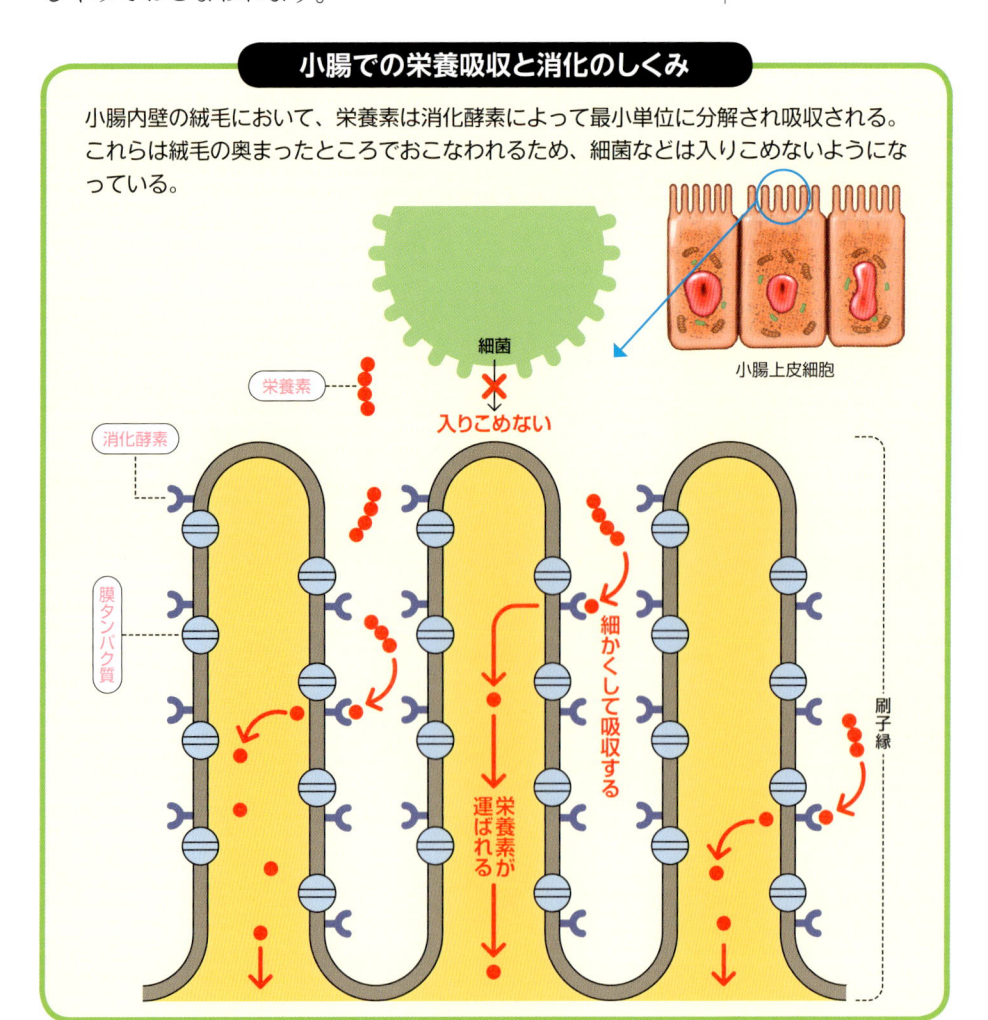

小腸での栄養吸収と消化のしくみ

小腸内壁の絨毛において、栄養素は消化酵素によって最小単位に分解され吸収される。これらは絨毛の奥まったところでおこなわれるため、細菌などは入りこめないようになっている。

小腸上皮細胞

細菌 ✗ 入りこめない

栄養素
消化酵素
膜タンパク質
細かくして吸収する
栄養素が運ばれる
刷子縁

三大栄養素は、最小単位の単分子にまで消化分解されてから吸収されます。このうち単糖類とアミノ酸は、小腸上皮細胞を経て血液に入ります。脂質は、タンパク質と結合しカイロミクロンという水に溶ける物質になり、リンパ管に入ります。水溶性ビタミンと水は、小腸上皮細胞から血管に素通りします。脂溶性ビタミンは、脂質と同じ経路です。また同じ脂質であっても、長鎖脂肪酸、短鎖脂肪酸など種類によっても異なる吸収の方法をとります。水は1日に約9ℓが消化管内に入り、小腸で85～90%が吸収され、残りは大腸で吸収されます。

分節運動、振子運動、蠕動運動

　小腸は、消化物を十分に混ぜ合わすために分節運動という動きをします。これは収縮や弛緩をすることでかゆ状の食べ物が広い粘膜と接して消化と吸収を効率よくするための運動で、移送はあまりされません。分節運動を補助的におこなう振子運動は、小腸が細く長く伸びることにより消化物が混ぜ合わせられます。消化物を移送させる運動は蠕動運動です。

用語解説

カイロミクロン
脂質は血液には溶けず、安定しないので、タンパク質と結合し水に溶ける形になる。カイロミクロンは、小腸で合成され、中性脂肪を体内の末梢組織へ運ぶ役割がある。

脂溶性ビタミン
水に溶けにくく油（脂）に溶けやすいビタミンの総称。

長鎖脂肪酸
水酸基（OH）、酸素（O）、炭素（C）が11個以上で、分子の鎖が長い脂肪酸。

短鎖脂肪酸
水酸基（OH）、酸素（O）、炭素（C）が2～4個の脂肪酸のこと。

消化管の運動

小腸では食べ物を消化・吸収するために次の3つの運動が連動しておこなわれる。

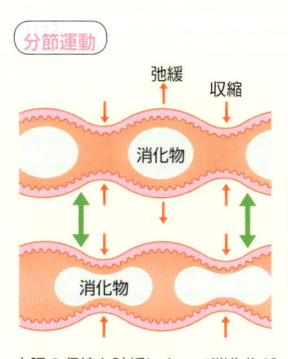

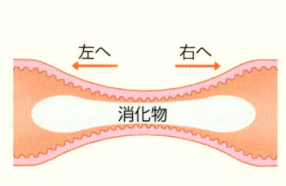

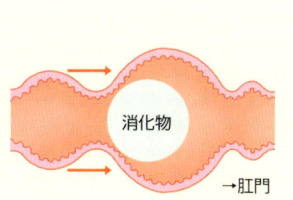

分節運動
小腸の収縮と弛緩によって消化物が混ぜ合わされる。

振子運動
伸縮することで消化物が左右へ移動し混ぜ合わされる。

蠕動運動
収縮することで消化物が肛門側へ移動する。

消化器官のはたらき

大腸のはたらき

大腸のはたらき

　大腸の長さは成人で約1.5mあり、盲腸、結腸、直腸の3つにわけられます。人間の盲腸は、特に役割はありません。結腸は、小腸から出て上に向かう上行結腸、右から左へ向かっている横行結腸、上から下へ向かう下行結腸、S字の形をしているS状結腸の4つの部分にわけられます（➡右図）。直腸は20㎝ほどの長さで肛門へつながっています。

　大腸では、小腸で栄養が吸収された後の液状の消化物の水分を吸収し、その残ったカスを大腸にすみついている膨大な数の細菌が発酵して分解します。大腸には消化酵素がないので、一部のビタミンなどをのぞいてほとんど消化はおこないません。そして、粘液などが混ざり合って糞便がつくられます。直腸は消化吸収せず、便が排出するまでの留まる場です。

便のでき方

　大腸には、小腸末端から1日約1.5〜2.0ℓの液状の消化物が入ります。水分が吸収されて上行結腸で液状の消化物が泥状になり、横行結腸でかゆ状になり、下行結腸で半かゆ状、S字結腸で半固形になり、直腸で固い塊となり、1日あたり約100〜250gだけが糞便として排出されます（➡P66）。下痢のときは、水分を多くふくむため約200ml以上に増えます。

　便の約75%は水分で、残り約25%が固形成分です。固形成分の中には多くの細菌がふくまれています。他には脂肪、小腸までで消化されなかった繊維、タンパク質、消化酵素、粘液、剥離細胞、腸内細菌などがあります。剥離細胞とは、消化器官の表面から剥離した細胞です。

用語解説

盲腸
草食動物や鳥などでは消化機能のある部位として発達している。盲腸の先端にある虫垂にはしばしば細菌が感染し虫垂炎がおこる。炎症がおきて切除しても内臓機能に影響はない。

糞便
消化器官から排出されるもの。糞便の臭気は腸内細菌の生産物によって異なる。

剥離細胞
新陳代謝により不要になった小腸などの腸管の細胞が剥がれたもの。

病気ミニ知識

大腸がん
脂肪や動物性タンパク質の摂り過ぎなどの生活習慣が関与すると考えられている。早期は良性ポリープとの見極めが難しい。早期であれば内視鏡下切除が可能。

大腸の構造

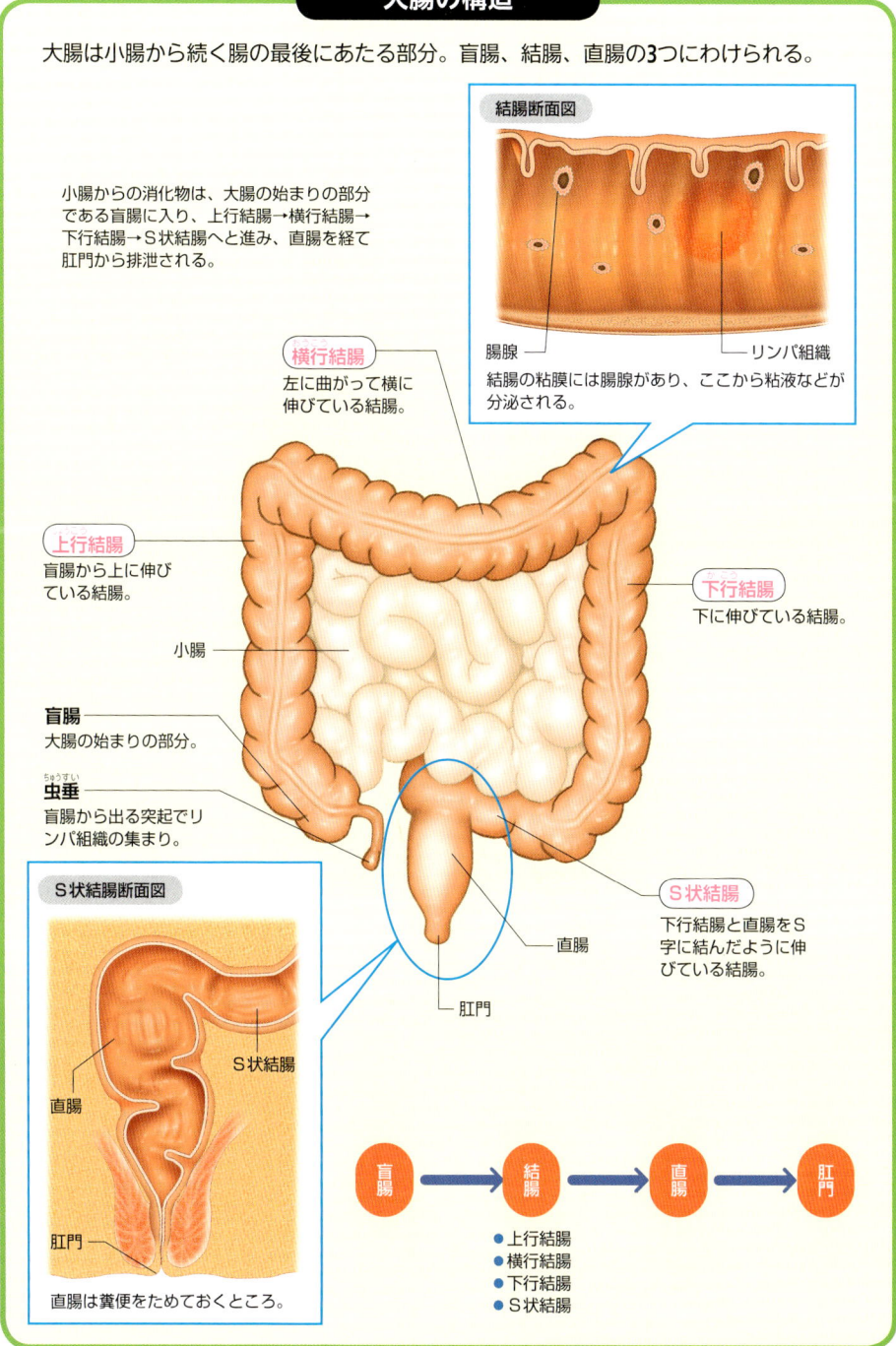

大腸は小腸から続く腸の最後にあたる部分。盲腸、結腸、直腸の3つにわけられる。

小腸からの消化物は、大腸の始まりの部分である盲腸に入り、上行結腸→横行結腸→下行結腸→S状結腸へと進み、直腸を経て肛門から排泄される。

結腸断面図

腸腺 ─ リンパ組織

結腸の粘膜には腸腺があり、ここから粘液などが分泌される。

横行結腸
左に曲がって横に伸びている結腸。

上行結腸
盲腸から上に伸びている結腸。

下行結腸
下に伸びている結腸。

小腸

盲腸
大腸の始まりの部分。

虫垂
盲腸から出る突起でリンパ組織の集まり。

S状結腸断面図

S状結腸
直腸
肛門

直腸は糞便をためておくところ。

直腸
肛門

S状結腸
下行結腸と直腸をS字に結んだように伸びている結腸。

盲腸 → 結腸 → 直腸 → 肛門

- 上行結腸
- 横行結腸
- 下行結腸
- S状結腸

PART 3 消化のしくみ

腸内細菌のはたらき

　大腸の中には、1000種類100兆以上ともいわれる腸内細菌の**善玉菌**と**悪玉菌**がいます。善玉菌は、主に小腸から送りこまれた**糖**の未消化物を分解し、発酵させます。**ビフィズス菌**、**乳酸菌**などの善玉菌は、腸の運動を促して便通をよくする、悪玉菌の繁殖を抑える、**免疫力**を高めるなどのはたらきをします。

　悪玉菌は、**大腸菌**や**腸球菌**、**ウェルッシュ菌**などがあります。悪玉菌はアミノ酸を分解し、有毒ガスをつくります。これは発酵ではなく、**腐敗**といいます。ガスには臭気があり、おならや便で排出されますが、ほとんどは吸収されて血液に溶けこみます。それらのうち有毒な成分は、**肝臓**で**解毒**されます。この両方の菌のバランスは、**抗生物質**の使用や**老化**などで崩れることがあります。

用語解説

内肛門括約筋
肛門のごく近くにある、腸のまわりをとりまくような方向に走る筋肉。

外肛門括約筋
皮下部、浅部、深部からなる筋肉で、内肛門括約筋をとり囲むようにある。

重要語句

骨盤内臓神経
自律神経の副交感神経の1つ。排便を促すはたらきをする。逆に排便を抑制する交感神経は下腹神経という。

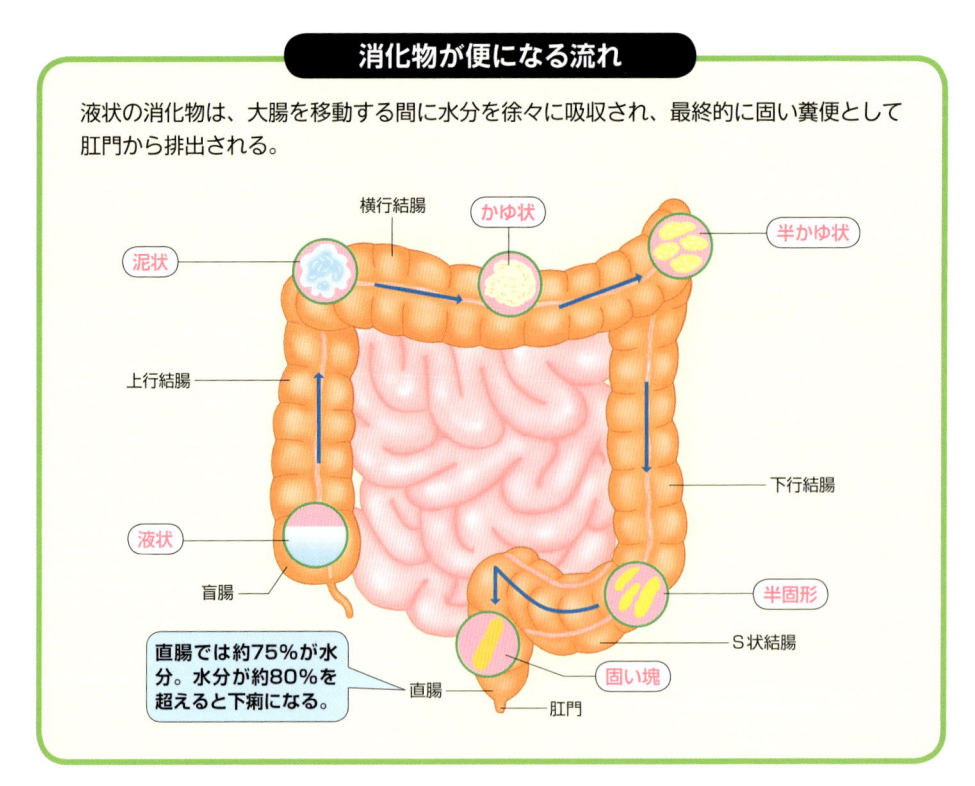

消化物が便になる流れ

液状の消化物は、大腸を移動する間に水分を徐々に吸収され、最終的に固い糞便として肛門から排出される。

- 横行結腸
- かゆ状
- 泥状
- 半かゆ状
- 上行結腸
- 下行結腸
- 液状
- 盲腸
- 半固形
- S状結腸
- 固い塊
- 直腸
- 肛門

直腸では約75％が水分。水分が約80％を超えると下痢になる。

排便のメカニズム

1日に1～2回下行結腸やS状結腸にある糞便が一気に直腸に入る総蠕動がおこります。すると、直腸の壁が伸びてその刺激が骨盤内臓神経を伝わり、直腸の蠕動運動を促します。これを排便反射といいます。そして内肛門括約筋を緩めます。同時に外肛門括約筋が収縮して排便は中断します。

排便可能であれば、この外肛門括約筋の収縮が解除されて排便がおこります。これを随意性排便といいます。排便反射を我慢ばかりしていると、慢性的な便秘になることもあります。逆に、便が液状かそれに近い状態が下痢です。下痢の原因は、①腸管運動の促進や低下による腸管内運動の異常、②水分が腸管内に多くあることによるもの、③細菌やウイルス感染によって腸管内の水分が増えるものなどがあります。

下痢は食中毒や風邪などいろいろな病気に伴っておこる症状です。また、暴飲暴食、不規則な食生活、ストレス、気温の低下などが原因でおこることもあります。

病気ミニ知識

過敏性腸症候群
主にストレスなどが原因で腹痛や下痢、便秘、ガス過多による下腹部の張りなどの症状がおこる。レントゲン検査や内視鏡検査をしても、明らかな異常がみつからない。

便秘
便が大腸を通過する時間が遅延し、通常の排便習慣より排便回数が少ない状態。便の量が少ない、固い、残った感じがするなどの症状がある。

肛門の構造

直腸に便がたまるとその刺激が神経を伝わり、便意を生じさせる。内肛門括約筋と外肛門括約筋のどちらも収縮が解除されて排便はおこる。

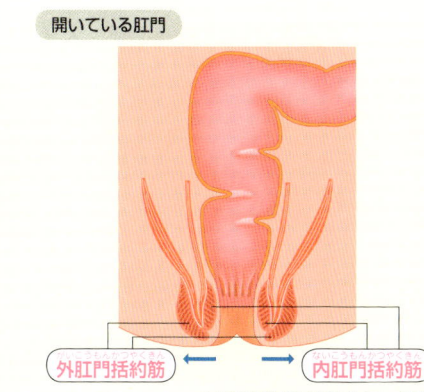

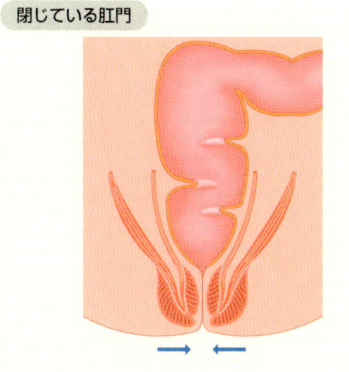

開いている肛門　　**閉じている肛門**

外肛門括約筋　　内肛門括約筋

内肛門括約筋は自動的に、外肛門括約筋は意思によって収縮する。

消化器官のはたらき

肝臓のはたらき

肝臓の役割

　肝臓は、成人で約1〜2.5kgもの重さがある人体で最大の臓器です。小腸で消化された栄養素のほとんどが肝臓に運ばれ、代謝、解毒、貯蔵がおこなわれます。必要なものとそうでないものを分別する肝臓は、とても重要なはたらきをします。

　肝臓は、70％くらいを切除しても元の大きさに戻り、機能も完全に回復する珍しい臓器です。これを肝再生といいます。黙々とはたらき、異常があってもなかなか痛みを発しないので、「沈黙の臓器」ともよばれます。

　肝臓の60％は肝細胞でできています。肝臓は、肝鎌状間膜によって大きく右葉と左葉にわけられます。下の部分に門脈、肝動脈、胆管が出入りしています。小腸で消化された栄養素のほとんどが門脈をとおって肝臓に運ばれ、肝細胞内のはたらきにより合成、分解、貯蔵、解毒されます。必要なものは貯蔵され、不要または有害物質も胆汁中に分泌し、腸管に送りこみ排泄します。これらの機能については、以下に詳しく説明しましょう。

機能1：栄養素を体が利用できるようにする

　肝臓は摂取した栄養分を体が利用できる形に変えるという化学処理工場の役割を果たしています。

　ご飯やパン、芋類にふくまれる炭水化物は、十二指腸や小腸などで消化されて、分子がひとつの単糖類になります。単糖類のひとつであるグルコースは肝臓から全身へ運ばれて細胞のエネルギーとなります。グルコースはグリコーゲンという単糖類のつながった集合体の形で肝臓に貯蔵され、血液中に糖が足りなくなるとグルコースに分解されて血液に運ばれます。

用語解説

肝再生
肝細胞は核が2つあるものが多く、染色体の数が多いので、驚異的な再生能力があるといわれている。そのため生体移植が可能。

右葉と左葉
肝臓は右葉、左葉、方形葉、尾状葉の4つにわけられるが、機能に差はない。

門脈
消化管を流れた血液が集まって肝臓へ注ぎこむ血管。

肝動脈
肝細胞に必要な酸素エネルギーを運ぶ血管。

胆管
肝臓から十二指腸に胆汁を運ぶ管。

胆汁
肝臓で生成され、十二指腸に分泌される消化液。一度胆嚢に集められ、必要に応じて分泌される。脂肪酸の消化・吸収をスムーズにする。

肝臓の構造

肝臓は、肝鎌状間膜を境に右葉と左葉にわけられる。肝臓には門脈や肝動脈などの血管が張り巡らされていて、胃や膵臓など各消化器官からの血液が流れこんでくる。胃腸で吸収された栄養素は肝臓に集まり、ここから全身へ運ばれたり、また貯蔵されたりする。

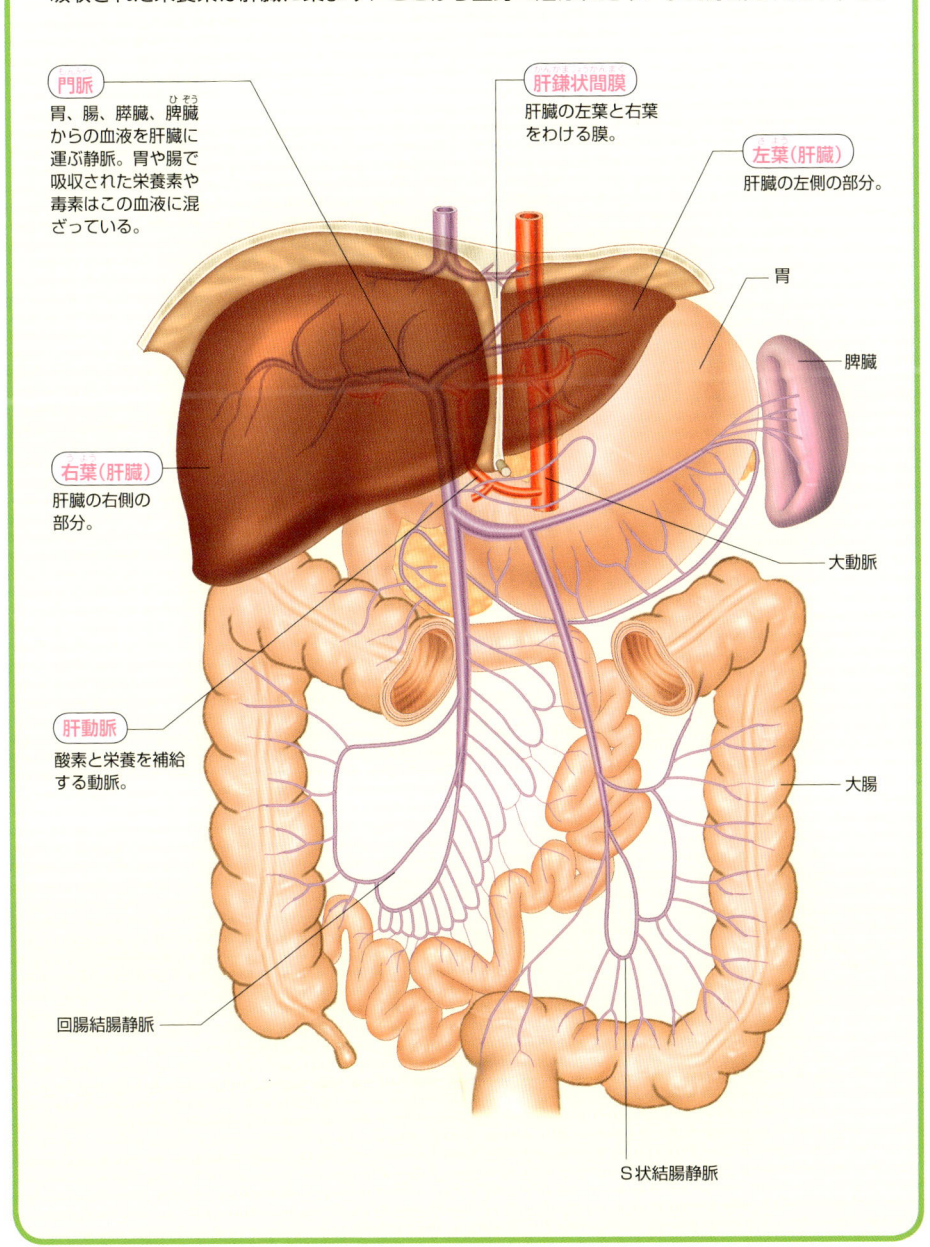

門脈
胃、腸、膵臓、脾臓からの血液を肝臓に運ぶ静脈。胃や腸で吸収された栄養素や毒素はこの血液に混ざっている。

肝鎌状間膜
肝臓の左葉と右葉をわける膜。

左葉（肝臓）
肝臓の左側の部分。

右葉（肝臓）
肝臓の右側の部分。

肝動脈
酸素と栄養を補給する動脈。

- 胃
- 脾臓
- 大動脈
- 大腸
- 回腸結腸静脈
- S状結腸静脈

PART 3 消化のしくみ

肉や魚、大豆製品にふくまれるタンパク質は、胃、十二指腸、小腸でアミノ酸の小さい分子となって吸収され、肝臓で血漿タンパクなどを生成し、全身に運ばれます。

また、肝臓に運ばれた脂肪は、細胞膜を構成する成分やコレステロールをつくる原料になります。

機能2：解毒作用

肝臓は、アルコールや薬物などの有毒物質を無毒にします。これを解毒といいます。例えば、アミノ酸を代謝（➡P74）するときに生じるアンモニアなどの有毒物質を尿素に変え、腎臓をとおって尿として排泄します。また、アルコールは主に胃で吸収されますが（➡P52）、肝細胞がアルコールをアセトアルデヒドに酸化し、さらにアセトアルデヒド脱水素酵素がこれを酸化して酢酸にして代謝します（➡P78）。

さらに、肝臓は古くなった赤血球の処理もおこないます。赤血球内のヘモグロビンのカスをビリルビンという色素として胆汁に捨てますが、糞便の色はこのビリルビンの色です。胆汁は、脂肪や脂溶性ビタミンなどの消化と吸収に必要な消化液です。肝臓は胆汁を合成し、分泌しています。胆汁は胆管の途中で膵管と合流し、十二指腸から分泌されます。

機能3：脂肪・鉄・ビタミンなどの貯蔵

小腸で吸収された栄養素は血液に入り、門脈をとおって肝臓に入り、全身に使われる形になって、心臓に向かいます。心臓にきれいな血となって入るように、肝臓では解毒し、また必要な栄養素は必要なときに出せるように貯蔵しておきます。造血のために必要な鉄、脂溶性ビタミンや、心臓にいく血液を調整するために多量の血液が貯蔵されています。

健康な肝臓は約5％の脂肪を貯蔵していますが、肥満症や代謝疾患になると、肝細胞に脂肪がたまるようにな

用語解説

血漿タンパク
血漿の7％を占めるタンパク質。抗体としての役割、血液凝固、毛細血管内の水のろ過量の調整などをおこなう。

コレステロール
脂質の一種。性ホルモン、副腎皮質ホルモンなどのステロイドホルモンの原料、ビタミンDの原料にもなる。

アセトアルデヒド
血液中のアルコールが肝臓のアルコール脱水素酵素によって分解されてできる物質。さらに酵素により分解されて酢酸になり、最終的には炭酸ガスと水にまで分解される。吐き気、不快感などの二日酔いの原因物質と考えられている。
➡P78

重要語句

胆汁
肝臓で生成されるアルカリ性の液体。消化酵素（リパーゼ）を活性化させ、脂肪を水に溶けやすくすることで、脂質の消化吸収を助ける。一度胆嚢にたくわえられたあと十二指腸から分泌される。

病気ミニ知識

肝硬変
肝障害が慢性的に進行した結果、肝細胞が死滅・減少し、結果的に肝臓が硬く変化し、肝機能が減衰した状態を指す。ウイルス性肝炎によるものが多い。

ります。これは**脂肪肝**という状態です。

また、肝臓は食べ物から摂取する**コレステロール**よりも多くのコレステロールを、必要に応じて常に合成しています。

病気ミニ知識

脂肪肝
肝臓に中性脂肪が増加した状態。肥満、糖尿病、飲酒などが原因になることが多い。

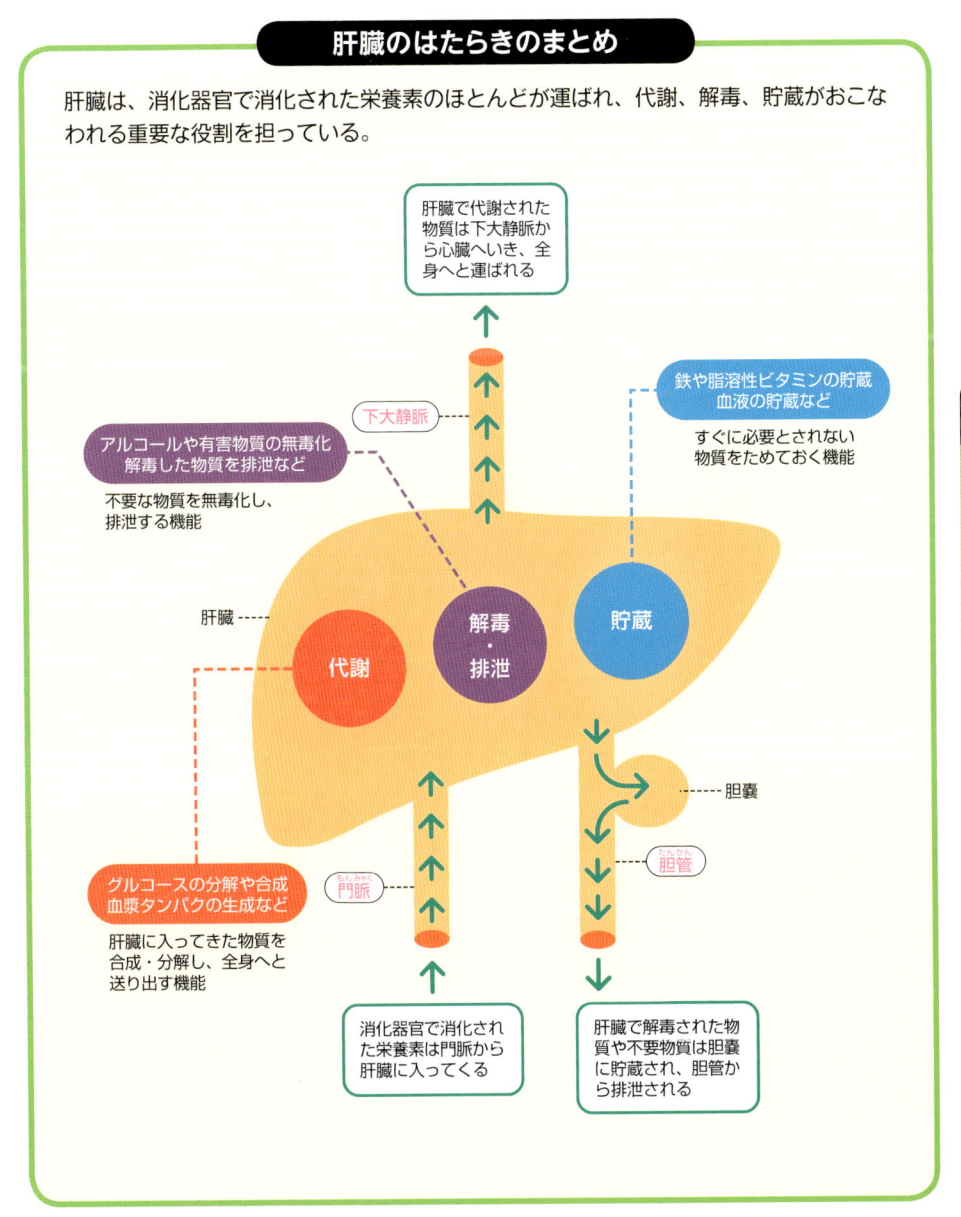

肝臓のはたらきのまとめ

肝臓は、消化器官で消化された栄養素のほとんどが運ばれ、代謝、解毒、貯蔵がおこなわれる重要な役割を担っている。

- 肝臓で代謝された物質は下大静脈から心臓へいき、全身へと運ばれる
- 下大静脈

アルコールや有害物質の無毒化 解毒した物質を排泄など
不要な物質を無毒化し、排泄する機能

鉄や脂溶性ビタミンの貯蔵 血液の貯蔵など
すぐに必要とされない物質をためておく機能

肝臓 — 代謝／解毒・排泄／貯蔵

胆嚢
胆管

グルコースの分解や合成 血漿タンパクの生成など
肝臓に入ってきた物質を合成・分解し、全身へと送り出す機能

門脈

消化器官で消化された栄養素は門脈から肝臓に入ってくる

肝臓で解毒された物質や不要物質は胆嚢に貯蔵され、胆管から排泄される

PART 3 消化のしくみ

代謝のしくみ

炭水化物の代謝

炭水化物の代謝とは

　代謝はろうそくが燃える現象とよく似ています。ろうそくが燃えるとき、ろうそくの炭素と空気中の酸素と化学変化がおきて、二酸化炭素ができます。その過程で火がついて熱エネルギーができます。体内でおこなわれている代謝は、栄養素が酵素と化学変化をおこして化学エネルギーをつくり出すことです。胃や小腸などでおこなわれる消化も代謝の一種です。

　代謝でつくられる化学エネルギーは人が生きていくために必要不可欠です。全身約60兆個の細胞のエネルギー源となっているのは、グルコース（ブドウ糖）です。グルコースはご飯やパン、芋類にふくまれる炭水化物の糖質が口腔や胃で消化され、小腸で吸収され、門脈をとおり、肝臓で代謝されてできる物質です。

炭水化物をグルコースにつくり変えるしくみ

　炭水化物は、デンプン、乳糖などの糖類にわけられます。デンプンは唾液中の消化酵素アミラーゼによってデキストリンという、かゆ状の物質に変えられます。そして十二指腸のアミラーゼで麦芽糖に変わり、小腸のマルターゼによってグルコースになります。デンプン以外の糖類は小腸の消化酵素のスクラーゼやラクターゼによって、ガラクトースやフルクトース（果糖）などの単糖類に変わります。そして単糖類は肝臓に入り、グルコースに変換され、全身の臓器に運ばれます。

　エネルギーとして使われずに余ったグルコースは、必要なときのために肝臓に貯蔵しておかなければなりません。しかしグルコースは貯蔵には向かないので、グリコーゲンという単糖類の集合体となって、肝臓にたくわえ

用語解説

麦芽糖
ブドウ糖が2個結合した二糖類。マルトースともいう。デンプンやグリコーゲンからアミラーゼのはたらきによって生成される。

単糖類
体内で余った単糖類は、グリコーゲンとして再合成されて肝臓で蓄積される。必要なときに再びグリコーゲンがグルコースに変換されて利用される。→P68

フルクトース
単糖類。果物に含まれることが多いので果糖ともいわれる。砂糖の主成分。

重要語句

グルコース
代表的な単糖類。デキストロース、ブドウ糖ともいう。

られます。血液中の糖が減って、体がグルコースを必要とすると、グリコーゲンは**グルコース**の形に戻って、血液に送りこまれます。

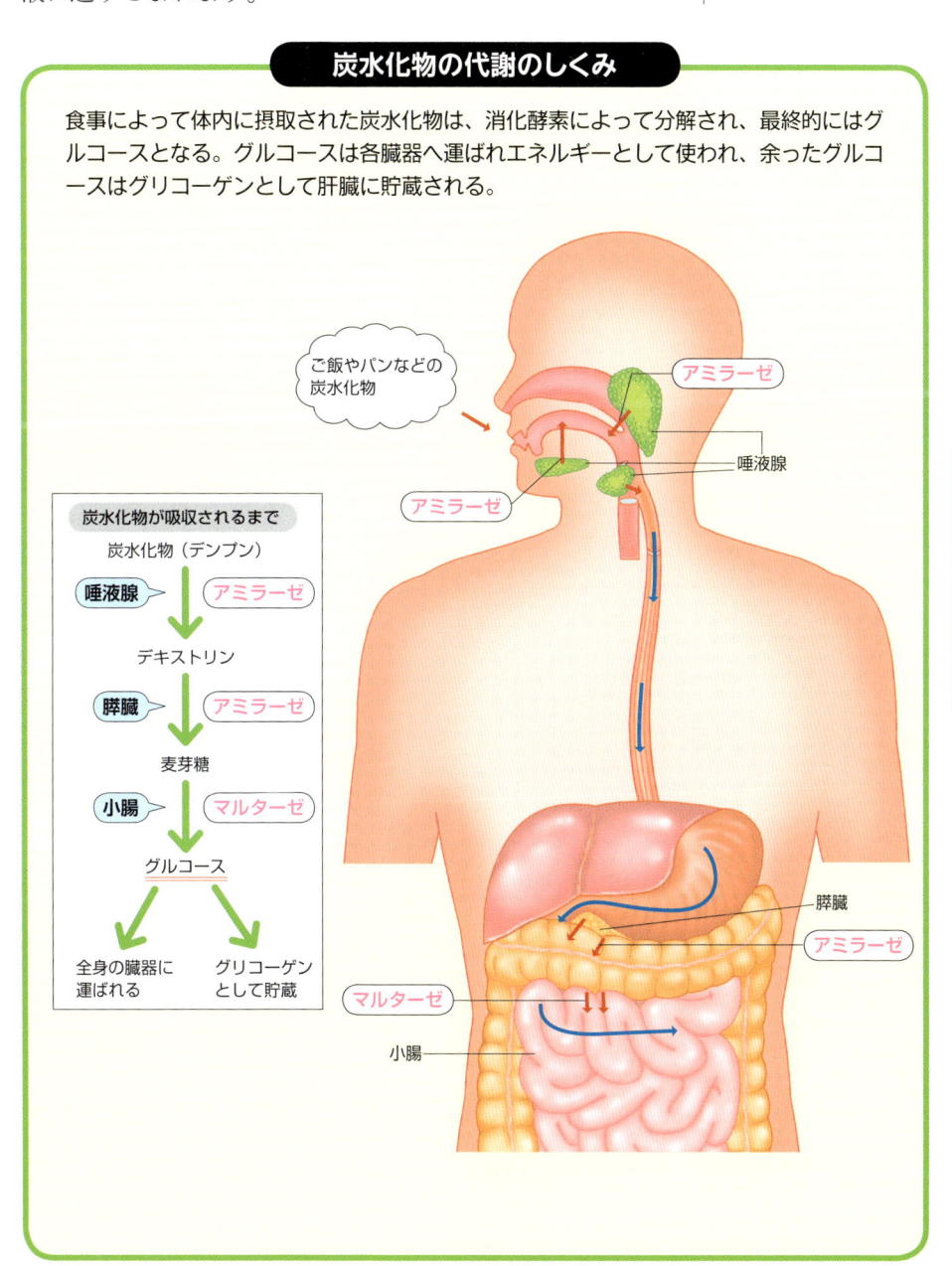

炭水化物の代謝のしくみ

食事によって体内に摂取された炭水化物は、消化酵素によって分解され、最終的にはグルコースとなる。グルコースは各臓器へ運ばれエネルギーとして使われ、余ったグルコースはグリコーゲンとして肝臓に貯蔵される。

ご飯やパンなどの炭水化物

アミラーゼ
唾液腺
アミラーゼ

炭水化物が吸収されるまで

炭水化物（デンプン）
| 唾液腺 | → アミラーゼ |
↓
デキストリン
| 膵臓 | → アミラーゼ |
↓
麦芽糖
| 小腸 | → マルターゼ |
↓
グルコース
↙ ↘
全身の臓器に運ばれる　　グリコーゲンとして貯蔵

膵臓
アミラーゼ
マルターゼ
小腸

PART 3 消化のしくみ

代謝のしくみ
タンパク質の代謝

タンパク質の代謝とは

　人の細胞の主な成分は**タンパク質**です。皮膚、筋肉、消化器などは**タンパク質**でできています。そのため、人は肉や魚、大豆製品などタンパク質をふくむ食品を体外から摂らなくてはいけません。

　しかし、ブタ肉を食べてタンパク質を摂っても、それはブタの体をつくるタンパク質なので、すぐに人の細胞に使えません。食べたブタのコラーゲンがそのまま人のコラーゲンになるのではありません。

　タンパク質を体内で使えるようにするために、食べたタンパク質を**胃**で消化して、より細かいアミノ酸の分子にし、**小腸**で吸収、**肝臓**で代謝、合成します。そしてアミノ酸は皮膚や筋肉だけでなく、**酵素**、**ホルモン**、**受容体**、**筋収縮タンパク**、免疫サイトカイン、**血漿タンパク**などをつくります。

タンパク質の合成

　タンパク質の消化は**胃**ではじまります。胃で消化酵素の**ペプシン**によって、**ペプトン**というより分子の小さい物質に消化されます。十二指腸や小腸では膵液の**トリプシン**が分泌され、さらに**アミノ酸**は小さい分子に変えられて、**小腸**で吸収されて血液に入ります。

　吸収された**アミノ酸**は、それぞれの細胞でタンパク質合成の材料やエネルギーとして利用されます。

　肝臓では、血液中の成分となるアルブミンや、さまざまな**アミノ酸**をつくり出します。

　もし肝臓にたくわえられているグルコースが足りなくなったら、アミノ酸からグルコースがつくられます。これを**糖新生**といいます。

用語解説

ペプシン
胃液にふくまれるタンパク質分解酵素。胃液中の塩酸により活性化される。

ペプトン
タンパク質が胃でペプシンにより消化されたもの。膵臓から分泌される膵液や空腸で分泌される腸液でアミノ酸に消化される。

糖新生
飢餓のときなど脂肪が足りないとき、アミノ酸はグルコースとなってエネルギーになる。

重要語句

アルブミン
血液中のタンパク質の半分以上を占める成分。肝臓病の人はこれを作れなくなり、むくみなどの症状が出る。

必須アミノ酸
トリプトファン、スレオニン、リジン、バリン、メチオニン、ロイシン、フェニルアラニン、イソロイシン、の8種類。体内では合成できず、食べ物として体外から摂取する必要のあるアミノ酸のこと。

アミノ酸は体内で合成できない**必須アミノ酸**と合成できる**非必須アミノ酸**にわけられます（→P32）。アミノ酸の種類によって、はたらきはさまざまです。

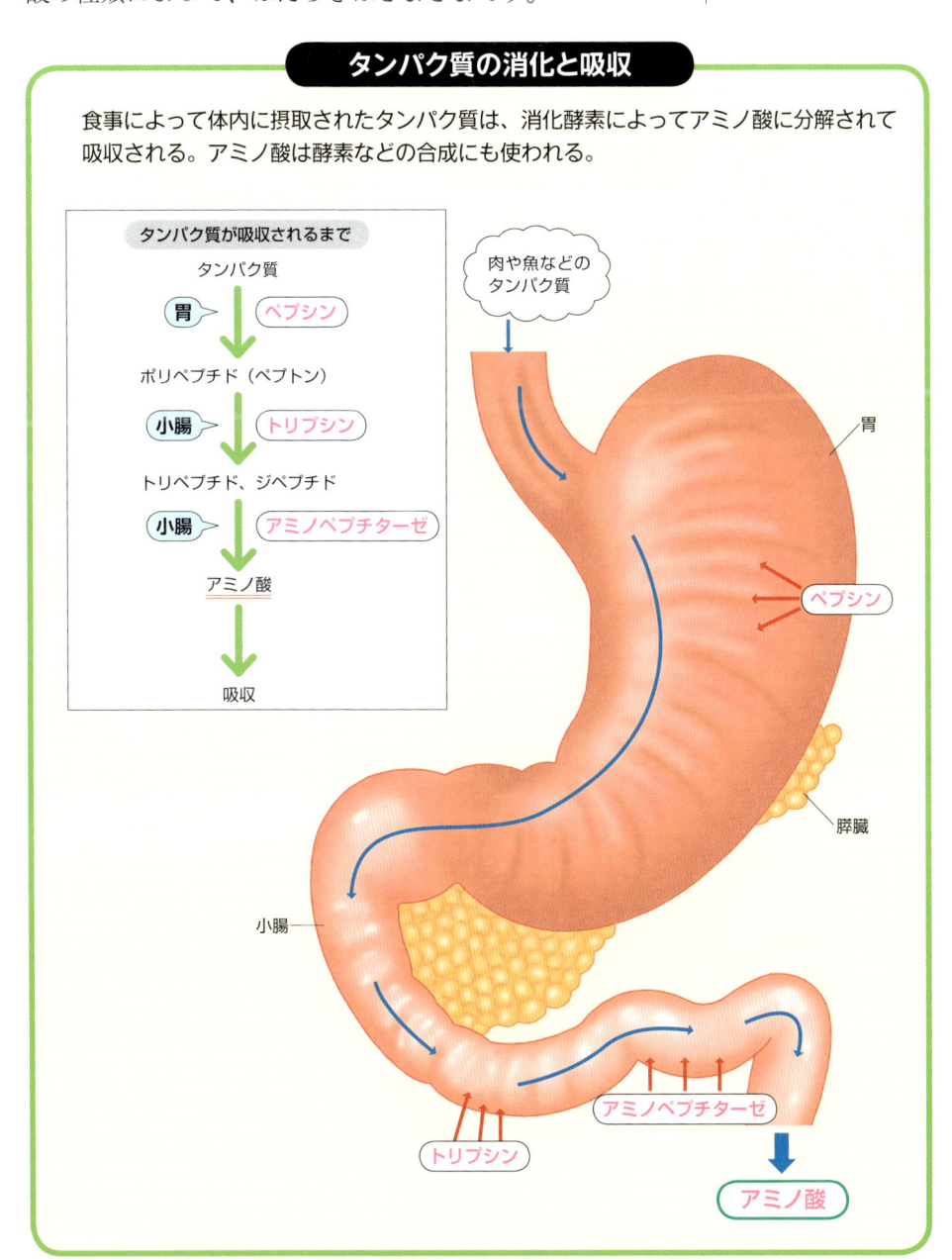

タンパク質の消化と吸収

食事によって体内に摂取されたタンパク質は、消化酵素によってアミノ酸に分解されて吸収される。アミノ酸は酵素などの合成にも使われる。

タンパク質が吸収されるまで

タンパク質
- 胃 → ペプシン

ポリペプチド（ペプトン）
- 小腸 → トリプシン

トリペプチド、ジペプチド
- 小腸 → アミノペプチターゼ

アミノ酸

吸収

肉や魚などのタンパク質

胃　ペプシン　膵臓　小腸　トリプシン　アミノペプチターゼ　アミノ酸

代謝のしくみ

脂質の代謝

脂質の代謝とは

　肉の脂身や油脂類の脂肪は、まず唾液から分泌される少量のリパーゼで分解されます。しかし、脂質は胃では消化されません。

　脂質はそのままでは水に溶けないため、消化されやすい形に乳化する必要があります。そのため胆汁が十二指腸で脂質を乳化して、膵液中のリパーゼの作用を受けやすくします。これをミセル化といいます。

　脂質は、小腸で消化酵素の腸リパーゼのはたらきによりグリセロールと脂肪酸に分解された後に吸収され、肝臓へ運ばれて再び脂肪に合成されます。肝臓では主に脂質を代謝してコレステロールを合成します。

用語解説

乳化
互いに混ざり合わない液体の一方を微粒子にして他方に分散させること。

グリセロール
脂肪の構成成分。グリセリン。化粧品や医薬品の基剤にもなる。

重要語句

リパーゼ
中性脂肪を分解して脂肪酸とグリセリンにする酵素。

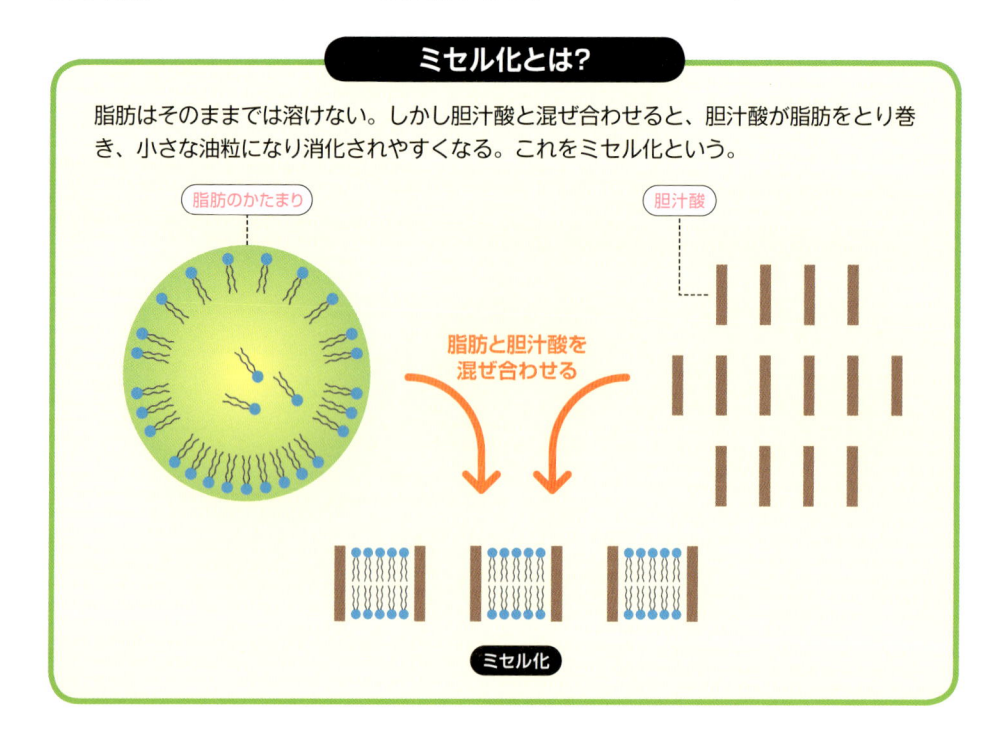

ミセル化とは?

脂肪はそのままでは溶けない。しかし胆汁酸と混ぜ合わせると、胆汁酸が脂肪をとり巻き、小さな油粒になり消化されやすくなる。これをミセル化という。

脂肪のかたまり　　　胆汁酸

脂肪と胆汁酸を混ぜ合わせる

ミセル化

空腹時などに蓄積されたグリコーゲンがなくなると、脂肪を分解し、脂肪酸とグリセロールにします。

コレステロールの種類

小腸から吸収された血液中の脂肪は、そのままでは血管内でつまるなど不都合がおきるので、血液に溶けるように血漿中のタンパク質と結合しています。脂質とタンパク質の結合体をリポタンパク質といいます。

コレステロールは、比重の軽いリポタンパク質のLDLと結合したLDLコレステロールと、比重の重いリポタンパク質のHDLと結合したHDLコレステロールがあります。LDLコレステロールは、動脈の細胞などの末梢組織にコレステロールを置いてくるはたらきをします。逆にHDLコレステロールは、コレステロールを除去します。LDLコレステロールは悪玉コレステロールとよばれたりしますが、細胞膜や副腎皮質ホルモンなどの成分になり、体にとって非常に大事な成分です。

重要語句

ミセル
油になじみやすい部分と水になじみやすい部分を持つ分子が、水の中で油になじみやすい部分を内側にして球状に集まったもの。水に溶けない物質も、水に溶けたようにふるまう。

コレステロール
血管壁に多量に沈着すると動脈硬化の要因となる。

病気ミニ知識

脂質異常症
LDLコレステロールの高値やHDLコレステロールの低値を示す人は動脈硬化が早く進む可能性が高く、その状態を指す。総コレステロールを基準にした高脂血症という病名は近年使われなくなった。

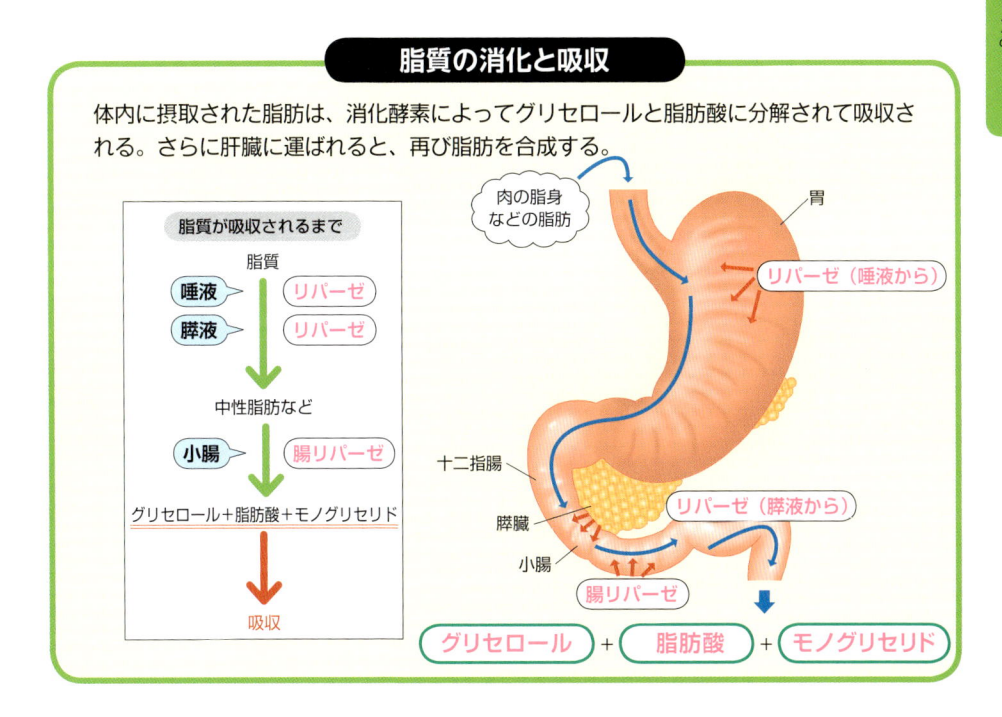

脂質の消化と吸収

体内に摂取された脂肪は、消化酵素によってグリセロールと脂肪酸に分解されて吸収される。さらに肝臓に運ばれると、再び脂肪を合成する。

脂質が吸収されるまで

脂質
- 唾液 → リパーゼ
- 膵液 → リパーゼ

↓

中性脂肪など
- 小腸 → 腸リパーゼ

↓

グリセロール＋脂肪酸＋モノグリセリド

↓

吸収

肉の脂身などの脂肪 → 胃
リパーゼ（唾液から）
十二指腸
膵臓
リパーゼ（膵液から）
小腸
腸リパーゼ

↓

グリセロール ＋ 脂肪酸 ＋ モノグリセリド

代謝のしくみ

アルコールの代謝

アルコールの代謝とは

　お酒に強い人と弱い人がいますが、アルコールの代謝は人によって違いがあるのでしょうか。

　飲んだお酒にふくまれている**アルコール**は、胃や小腸に入ると、**消化**されずにそのまま**吸収**されて静脈内の血液に入ります。そして、腸管の静脈が集まった**門脈**から**肝臓**へ運ばれます。これは、肝臓で**分解・解毒**してアルコールを害のない形にするためです。

　肝細胞にはアルコールを分解する**アルコール脱水素酵素**があり、アルコールを酸化して**アセトアルデヒド**にします。そして次にアセドアルデヒドの酸化酵素である**アルデヒド脱水素酵素**がはたらき、有害物質のアセトアルデヒドを無害な**酢酸**にします。そして最終的に酢酸は速やかに**二酸化炭素**と**水**に分解されて息や汗、尿として排出されます。

用語解説

アセトアルデヒド
→P70

重要語句

アルコール脱水素酵素
体内に入ったアルコールをアセトアルデヒドに分解する酵素。この酵素のはたらきが弱い人はアルコールに弱い傾向がある。日本人は特にこの酵素が少ない人種。

病気ミニ知識

急性アルコール中毒
大量に飲酒し血液中のアルコール濃度が上がると、急性アルコール中毒で死にいたることもある。

LABORATORY

適量のアルコール量とは？

　日本酒1合程度（ビール1本、ワイングラス1杯程度）の飲酒をしている人は、全く飲まない人に比べて長生きであるとする研究報告がたくさんありますが、少量の飲酒は確かに健康上有益と考えられています。

　ただ飲酒量が増えると、アルコール性肝障害や大腸がんをはじめとするがん疾患にかかる率が増えます。また、もともと体質的に飲めない人が無理に飲酒を長い間続けると食道がんになるリスクは100倍以上になることがわかっています。

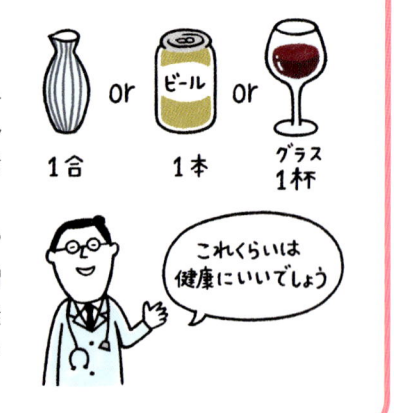

1合 or ビール1本 or グラス1杯

「これくらいは健康にいいでしょう」

二日酔いのしくみ

　アセトアルデヒドはそのままでは体に有害物質です。お酒を多く飲んで、血中アルコール濃度が高くなり肝臓での分解が追いつかないと、アセドアルデヒドが顔を赤くしたり、頭痛、吐き気、動悸(どうき)、千鳥足、**二日酔い**などを引きおこします。上機嫌になったり正常な判断ができなくなったりするのは、アルコールが脳の神経細胞の活動を抑えるからです。麻酔が効いたような状態なので、大量に飲みすぎると知覚や呼吸中枢も抑制され、呼吸不全から死にいたることもあります。

　アセトアルデヒドを分解する酵素活性の強さには、強い・弱い・非常に弱いと3段階あり、個人差があります。日本人は弱い人が約40％、非常に弱い人が約4〜5％と半分近くの人はお酒が弱い人種です。逆に、白人と黒人はほとんどの人がこの酵素活性が強いといわれています。

病気ミニ知識

アルコール依存症
アルコールを常用している結果、精神的にも肉体的にもその作用に支配され、自分自身でコントロールできなくなる状態。

アルコールが分解されるまで

摂取したアルコールの約20％は胃から、約80％は小腸から吸収され、肝臓へ入る。肝臓で酵素のはたらきによって、最終的に二酸化炭素と水に分解され、体外へ排出される。

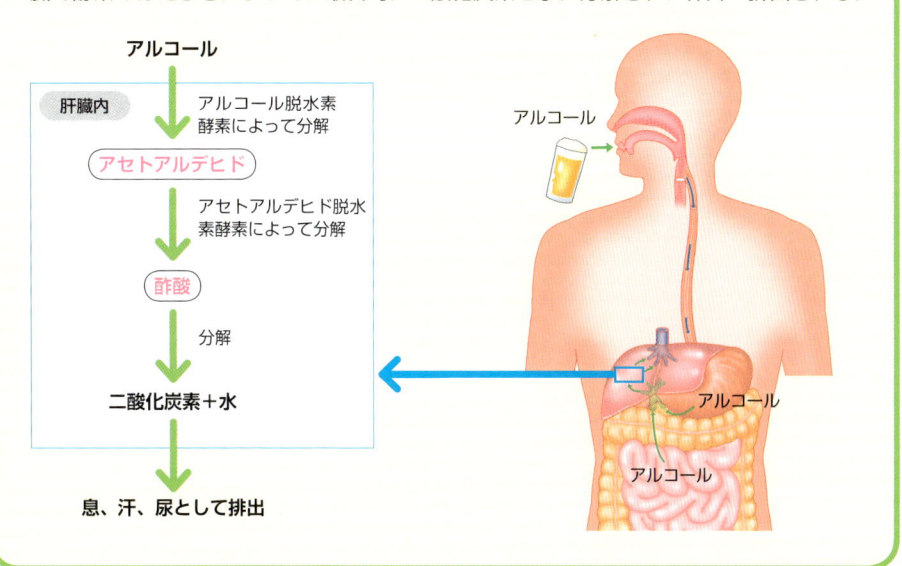

アルコール
↓
[肝臓内]
アルコール脱水素酵素によって分解
↓
アセトアルデヒド
↓
アセトアルデヒド脱水素酵素によって分解
↓
酢酸
↓
分解
↓
二酸化炭素＋水
↓
息、汗、尿として排出

PART 3　消化のしくみ

代謝のしくみ

肥満とやせ

肥満の基準

　一般に体格指数（BMI）が25以上を肥満、18.5未満をやせとしています。肥満では余分なエネルギーは脂肪となり、皮下脂肪や内臓脂肪として、また一部肝臓で脂肪肝となって蓄積します。「やせ」は、体の皮下脂肪や組織のタンパク質が少ない状態をいいます。

　食欲は神経系や内分泌系によって調節されています。血液の血糖値や脂質濃度が少なくなると、その情報が迷走神経などを経て視床下部に伝わり、空腹中枢が刺激され、食欲が出ます。また、食べ物が胃、十二指腸、小腸などに入ると、それらが拡張して運動刺激がおこるのと同じく、迷走神経などをとおって視床下部に伝わり、満腹中枢の指令によって食欲がなくなります。

皮下脂肪型肥満と内臓脂肪型肥満

　肥満は、脂肪が蓄積する身体の部位によって、皮下脂肪型肥満と内臓脂肪型肥満に大きく分類されます。内臓脂肪型肥満とは、腹腔内の腸間膜周囲などの内臓に脂肪が過剰に蓄積することです。これらの脂肪組織は、門脈を介して中性脂肪が分解された遊離脂肪酸やグリセロールを肝臓に送りこみ、肝臓でのインスリンの作用を抑制します。

　また、内臓脂肪が高度に蓄積すると、内臓の脂肪細胞でアディポサイトカインとよばれる炎症性の生理活性物質の産生が促進されます。一方で、抗炎症活性をもち脂肪蓄積を防ぐアディポネクチンというホルモンの産生が減少することがわかってきました。

　同じ体格指数（BMI）でも、内臓脂肪型肥満の人は、皮下脂肪型肥満の人に比べて、糖尿病など動脈硬化性疾

用語解説

BMI
体格指数のこと。
体重と身長の関係から算出した、人の肥満度を表す指数。

重要語句

アディポサイトカイン
脂肪組織から分泌される生理活性物質でTNF-αやレプチンなどがある。多くはインスリンが効きにくくなるなどの作用を引きおこすが、アディポネクチンのようにインスリンが効きやすくするような物質もふくまれる。

アディポネクチン
脂肪細胞から分泌されるホルモン。インスリンを効きやすくする、動脈硬化抑制など多くのはたらきがある。内臓脂肪の量が多い人ではアディポネクチンの分泌は少なくなる。

病気ミニ知識

神経性食思不振症
思春期から青年期の女性に多くみられる疾患。強いやせ願望や肥満への嫌悪感から食事の量を極端に制限し、著しいやせの状態になり、無月経や低体温などの身体症状がおこる。

患の頻度が高くなります。したがって、内臓脂肪型肥満の人は、肥満にならないように一層気をつける必要があります。

皮下脂肪型肥満と内臓脂肪型肥満の違い

皮下脂肪型肥満は下腹部肥満ともよばれ、洋梨のように下半身に脂肪が蓄積するタイプの肥満。一方、内臓脂肪型肥満は、上半身に脂肪が多く蓄積するタイプの肥満で、上腹部肥満ともよばれる。

皮下脂肪型肥満
洋梨型肥満、下腹部肥満ともいう。洋梨のように下半身に脂肪が蓄積し、皮下脂肪が多い。女性に多い。

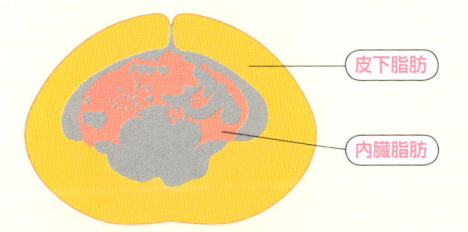

内臓脂肪型肥満
りんご型肥満、上腹部肥満ともいう。上半身に脂肪が蓄積し、内臓脂肪が多く、メタボリックシンドロームになりやすい。男性に多い。

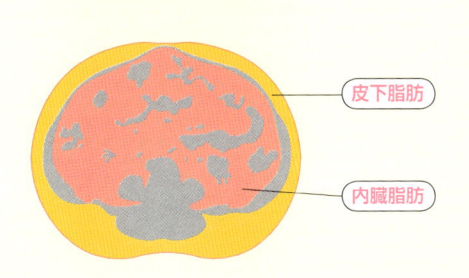

LABORATORY

BMIってなに？

BMIとは、体重と身長の関係から算出した人の肥満度を表す指数のことで、次の計算式から導き出されます。

BMI ＝ {体重[kg]} ÷ {身長[m]}^{2}

例えば、身長が160cm、体重が50kgの人のBMIは、

50÷(1.6×1.6)＝19.5

となります。

標準的な数値は、18.5〜25の間とされていますが、仮にBMIが適正でも内臓脂肪が多ければ糖尿病や高脂血症、高血圧などを合併し、動脈硬化、狭心症や心筋梗塞などのリスクが高まります。

BMI	肥満度
25.0以上	肥満
18.5以上 25.0未満	標準
18.5未満	やせ

MEDICAL COLUMN

メタボリックシンドローム

ウエスト85cmでメタボリックシンドローム？

　日本人の3大死因である「ガン」「脳卒中」「心臓病」のうち、「脳卒中」「心臓病」を引きおこす原因は動脈硬化で、動脈硬化と深く関係しているのがメタボリックシンドロームです。メタボリックシンドロームの診断基準の1つに、ウエストが男性85cm以上、女性90cm以上というものがあります。この数値は身長を考慮せず男性には厳しすぎるのではないかいう論議がありますが、メタボリックシンドロームかどうかを判断する1つの目安にはなります。

　内臓のまわりにつく内臓脂肪は悪玉ホルモンを分泌し、さまざまな病気の原因を引きおこします。そのため、内臓脂肪の量がメタボリックシンドロームの基準となっています。内臓脂肪の量を正確に測るには、ウエストの断面をCTを使って測ることができます。しかし、CT検査は胸部レントゲン写真100枚以上の放射線被曝量があり、内臓脂肪の測定だけのために使うのは不適切です。しかも医療費がかかります。このため、ウエスト計測を、1つの目安としているのです。

　健康に悪いのは内臓脂肪なので、ウエストが85cm以上あったとしても、内臓脂肪ではなく単なる皮下脂肪や筋肉であれば、健康上の問題はありません。逆にウエストが85cm未満でも、高血圧や糖尿病があれば動脈硬化のリスクは大きくなります。今後、男女のウエストの基準については見直しされていくと思われますが、あくまでもウエストだけに着目せず、血圧、糖尿病、脂質異常など他の因子にも気をつけて、生活習慣の改善で一つひとつ解消していくことが大切です。

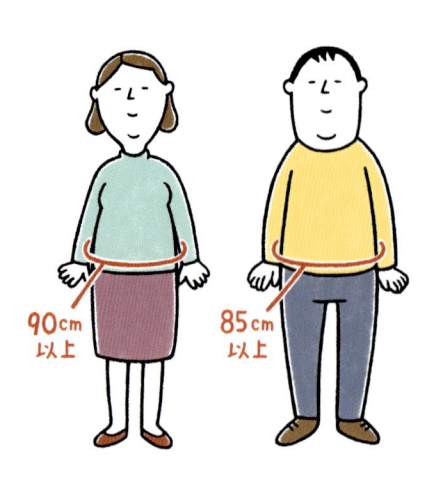

メタボリックシンドロームの基準

　ウエストが男性は85cm以上、女性は90cm以上で、かつ以下の項目に2つ以上該当するかで判断します。

☐ トリグリセライド（中性脂肪）値が150mg/dℓ以上で、善玉（HDL）コレステロール値が40mg/dℓ未満の場合

☐ 収縮期（最大）血圧が130mmHg以上、または拡張期（最小）血圧が85mmHg以上

☐ 空腹時の血糖値が110mg/dℓ以上

PART 4

排泄のしくみ

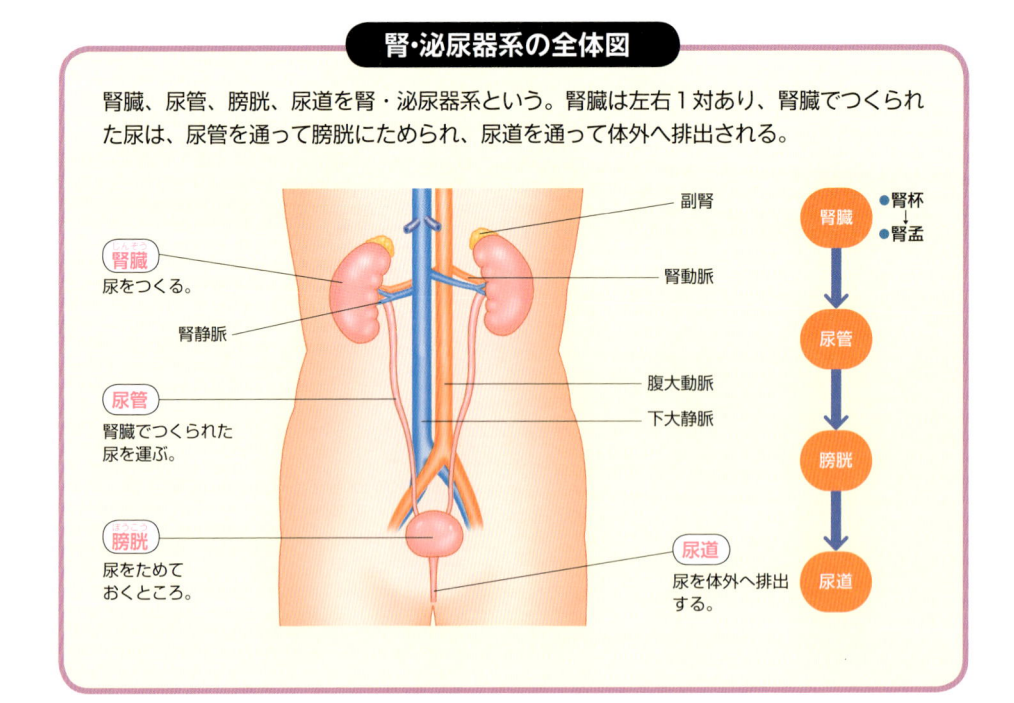

腎臓のはたらき

腎臓のはたらきと構造

腎臓の主なはたらき

　人は毎日尿を出しますが、これは体にとって大変重要です。人は排尿によって、血液中の不要な物質や有害物質を常に体外に出します。このはたらきをするのが腎臓です。

　代謝によってできた分解産物や有毒物質が血液によって腎臓に運ばれると、腎臓でろ過、再吸収、分泌の3つの過程を経て尿となって排泄されます。ろ過は糸球体で、再吸収や分泌は尿細管でおこなわれます。腎臓は体に不要な成分を尿としてとり出す役割だけでなく、体内の水分量を一定に保っています。水分をとらないと尿の回数が減るのは、腎臓が水分量を調節しているためです。

　またそれらの機能以外にも、血液中の塩分量を一定に

用語解説

レニン
血圧調節に関わるアンジオテンシンⅠという酵素を活性化し、血圧・尿量の調節をおこなう。

重要語句

糸球体
➡P88

尿細管
➡P88

腎・泌尿器系の全体図

腎臓、尿管、膀胱、尿道を腎・泌尿器系という。腎臓は左右1対あり、腎臓でつくられた尿は、尿管を通って膀胱にためられ、尿道を通って体外へ排出される。

- 副腎
- 腎動脈
- 腹大動脈
- 下大静脈

腎臓 尿をつくる。
腎静脈

尿管 腎臓でつくられた尿を運ぶ。

膀胱 尿をためておくところ。

尿道 尿を体外へ排出する。

腎臓（●腎杯 ●腎盂）→ 尿管 → 膀胱 → 尿道

保つ機能や、特殊な酵素を分泌して血圧を一定に保つはたらきもあります。腎臓でつくられる酵素として代表的なものにレニンがあります。

腎臓の構造

腎臓はソラマメを大きくしたような形をしていて、縦の長さが約10ｃｍ、幅約５～６ｃｍの臓器で、背中の両脇に２つあります。毎分800～1000mlの血液が腎動脈より入っていて腎静脈へと流れていきます。これは心臓で拍出される血液の約１／５に相当します。

腎組織は被膜におおわれ、表面近くの皮質と内部の髄質にわかれています。腎臓でつくられた尿は、一番内側の腎盂に排出され、尿管から膀胱を通って体外へ出ていきます。

病気ミニ知識

腎不全
腎臓の機能が止まってしまう状態。最終的には尿が出なくなる。

ネフローゼ症候群
腎臓から大きな分子のタンパク質が漏れて、タンパク尿が出る。血液中の主要なタンパク質が失われ、むくみが出る。

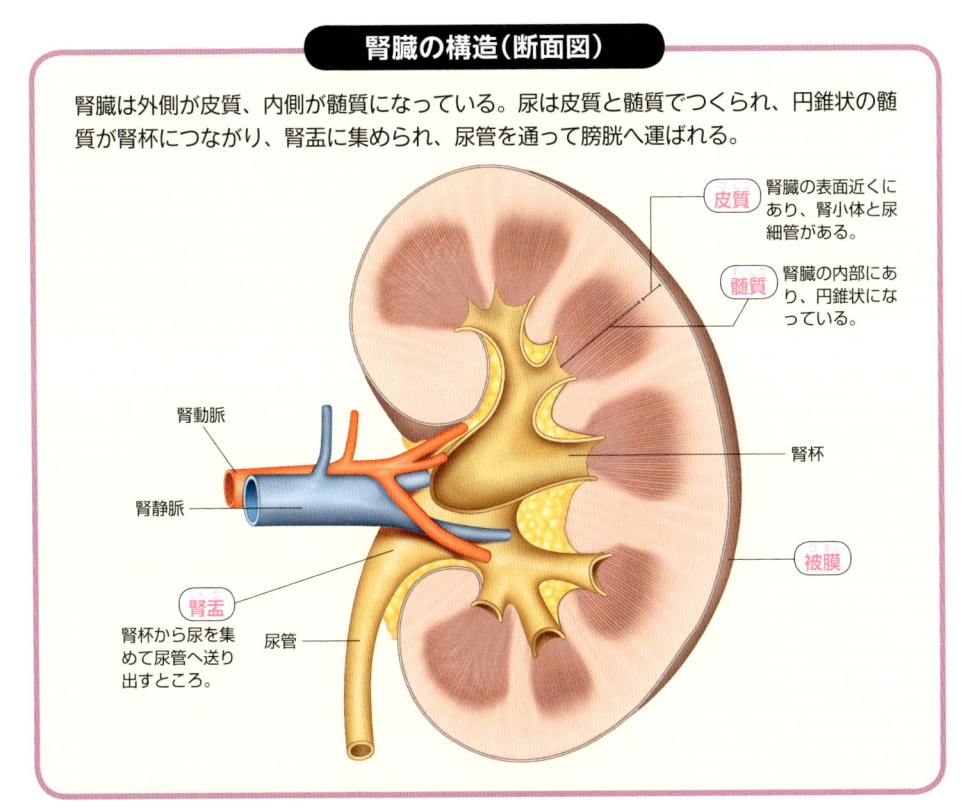

腎臓の構造（断面図）

腎臓は外側が皮質、内側が髄質になっている。尿は皮質と髄質でつくられ、円錐状の髄質が腎杯につながり、腎盂に集められ、尿管を通って膀胱へ運ばれる。

- **皮質**：腎臓の表面近くにあり、腎小体と尿細管がある。
- **髄質**：腎臓の内部にあり、円錐状になっている。
- **腎杯**
- **被膜**
- **腎動脈**
- **腎静脈**
- **腎盂**：腎杯から尿を集めて尿管へ送り出すところ。
- **尿管**

PART 4 排泄のしくみ

尿排泄のしくみ

排尿のプロセス

尿が排泄されるまでの通路

　尿は、**腎杯**、**腎盂**、**尿管**、**膀胱**、**尿道**を経て体外へ排出されます（→P84）。腎杯から尿管までを**上部尿路**、膀胱と尿道を**下部尿路**といいます。腎臓から流れ出た尿は、**腎杯**から**腎盂**へと進み、**尿管**に入ります。尿管は膀胱の背後から斜めに体の背部に沿って走っていて、長さは成人で約**28～30**cm、内腔の直径は約**4～7**mmです。

　尿は、尿管から**膀胱**へ入り、一時的にためられます。腎盂から尿管、膀胱への尿の移動は、周期的におこる尿管の**蠕動運動**によっておこります。

　膀胱は尿がたまるにつれて袋状にふくらみ、通常1cmくらいある膀胱壁が引き伸ばされて3mmほどまで薄くなります。膀胱の許容量は通常500mℓくらいで、最高約800mℓまでためられるといわれていますが、個人差があります。

排尿までのメカニズム

　膀胱に尿が250mlほどたまると、膀胱内壁の中の**末梢神経**が刺激され、知覚神経や脊髄を通って、大脳で排尿の指令が出ます。これを**排尿反射**といい、この反射がおこると、意志とは無関係にはたらく**内尿道括約筋**が自然と緩みます。**膀胱**には意志によるコントロールが可能な**外尿道括約筋**もあり、尿意をもよおしてもある程度我慢することができます。**外尿道括約筋**を緩めることではじめて尿は体外へ排出されます。

　また、排尿準備が整っていないと、大脳皮質からの排尿中枢抑制によって膀胱壁の排尿筋の弛緩と**内尿道括約筋**の収縮がおこり、さらに尿が蓄積されます。これを**蓄尿反射**といいます。

用語解説

蠕動運動
→P44

末梢神経
末梢（周辺）部の神経で、12対の脳神経、31対の脊髄神経とそれらの枝わかれした神経を示す。感覚・運動をつかさどる体性神経系と、主に内臓の機能をつかさどる自律神経系にわけられる。

排尿筋
膀胱壁にある筋肉のことで、排尿と蓄尿に関わる。

重要語句

排尿反射
尿意をもよおす状態。

病気ミニ知識

膀胱炎
膀胱に侵入した大腸菌などの細菌が繁殖して炎症がおこる。尿道の短い女性がなりやすい。

排尿反射のしくみ

腎臓でつくられた尿は膀胱で一時的に貯蔵され、排尿の条件が整うと、大脳皮質から排尿の指令が出て神経を伝わり、尿が排泄される。

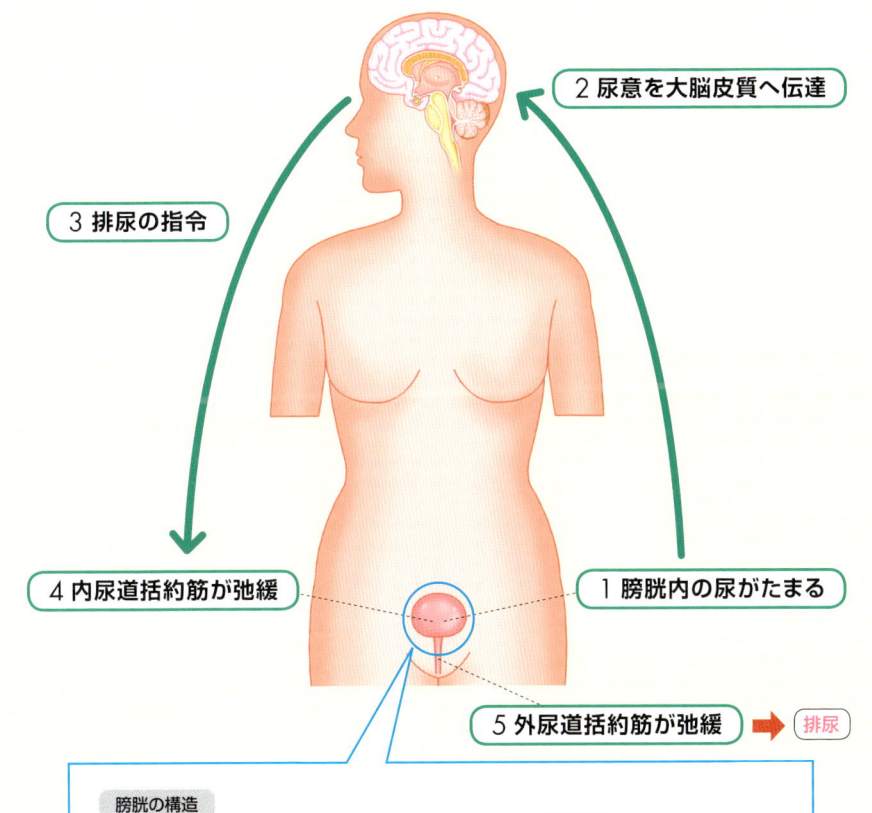

- 2 尿意を大脳皮質へ伝達
- 3 排尿の指令
- 4 内尿道括約筋が弛緩
- 1 膀胱内の尿がたまる
- 5 外尿道括約筋が弛緩 ➡ 排尿

膀胱の構造

膀胱内に尿がたまると内尿道括約筋は自動的に緩み、尿意をもよおす。外尿道括約筋は意思によってある程度コントロールすることができるため、尿意を感じても排尿を我慢することができる。排尿は、内尿道括約筋と外尿道括約筋の2つが緩むことによっておこなわれる。

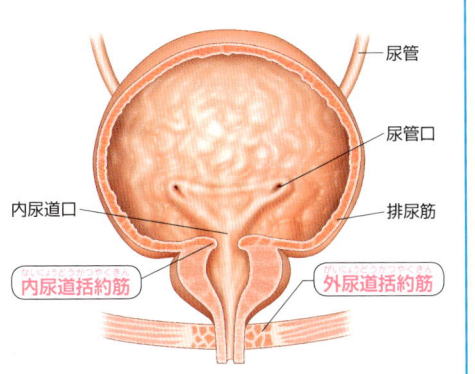

- 尿管
- 尿管口
- 排尿筋
- 内尿道口
- 内尿道括約筋
- 外尿道括約筋

PART 4 排泄のしくみ

尿排泄のしくみ

ネフロンのはたらき

ネフロンの構造

腎臓から尿として排泄されるまでには、ろ過、再吸収、分泌の3つの過程を経なければいけません（→P84）。腎臓には毎分800〜1000mℓの血液が送りこまれてきますが、ネフロンというところで血液をろ過、再吸収、分泌して、尿をつくり出しています。

ネフロンとは腎臓の単位という意味で、腎小体からはじまり、尿細管までの1本道の構造です。腎臓の内部は糸球体という毛細血管の束があり、そのまわりは袋状になったボーマン嚢と尿細管で囲まれています。この糸球体とボーマン嚢が1組になったものを腎小体といいます。尿細管は糸球体から出ている細長い管です。

尿をつくる3つのプロセス

それでは、尿をつくり体外へ排泄する3つのプロセスは、ネフロンのどこでおこなわれているのでしょう。

①ろ過→糸球体（→P90〜91）

まず、血液中にふくまれている不要な物質をとりのぞかなければいけません。その役割をするのが糸球体です。糸球体は自らがフィルターとなって、不要な物質を血管の外に出します。糸球体から出てきた液を原尿といいます。

②再吸収→尿細管（→P92〜93）

次に、原尿は尿細管に流れていきます。原尿は、すべてが不要な物質というわけではなく、栄養素や水など体に必要な物質も混ざっています。この必要な物質を血管に再吸収させることが、尿細管の役割です。

③分泌→尿細管（→P92〜93）

糸球体でろ過されずに血液に溶けこんでしまった不要物質を、尿細管が分泌し、尿として体外に排出します。

用語解説

ろ過
混合物を細かい穴があいたものにとおして、穴よりも大きな分子を分離すること。

腎小体
非常に微小で、左右の腎臓に約100万個ずつある。

糸球体
毛細血管の束で、血液から尿をろ過してボーマン嚢へ送り出す。

ボーマン嚢
糸球体を包む袋状になった構造をしている。糸球体からろ過された血液はボーマン嚢を経て尿細管へと送られる。

原尿
腎臓の糸球体中の血液からろ過された液。尿素、ブドウ糖、アミノ酸などが多くふくまれている。

重要語句

ネフロン
腎臓の単位で、腎小体とそれに続く尿細管までの構造。人は両方の腎臓で約200万個のネフロンがあり、常にはたらいているのは6〜10％と考えられている。

ネフロンの構造

ネフロンは腎小体と尿細管から成り、腎臓に送り込まれる血液はここでろ過され尿となる。ネフロンは左右で約200万個もあるといわれている。

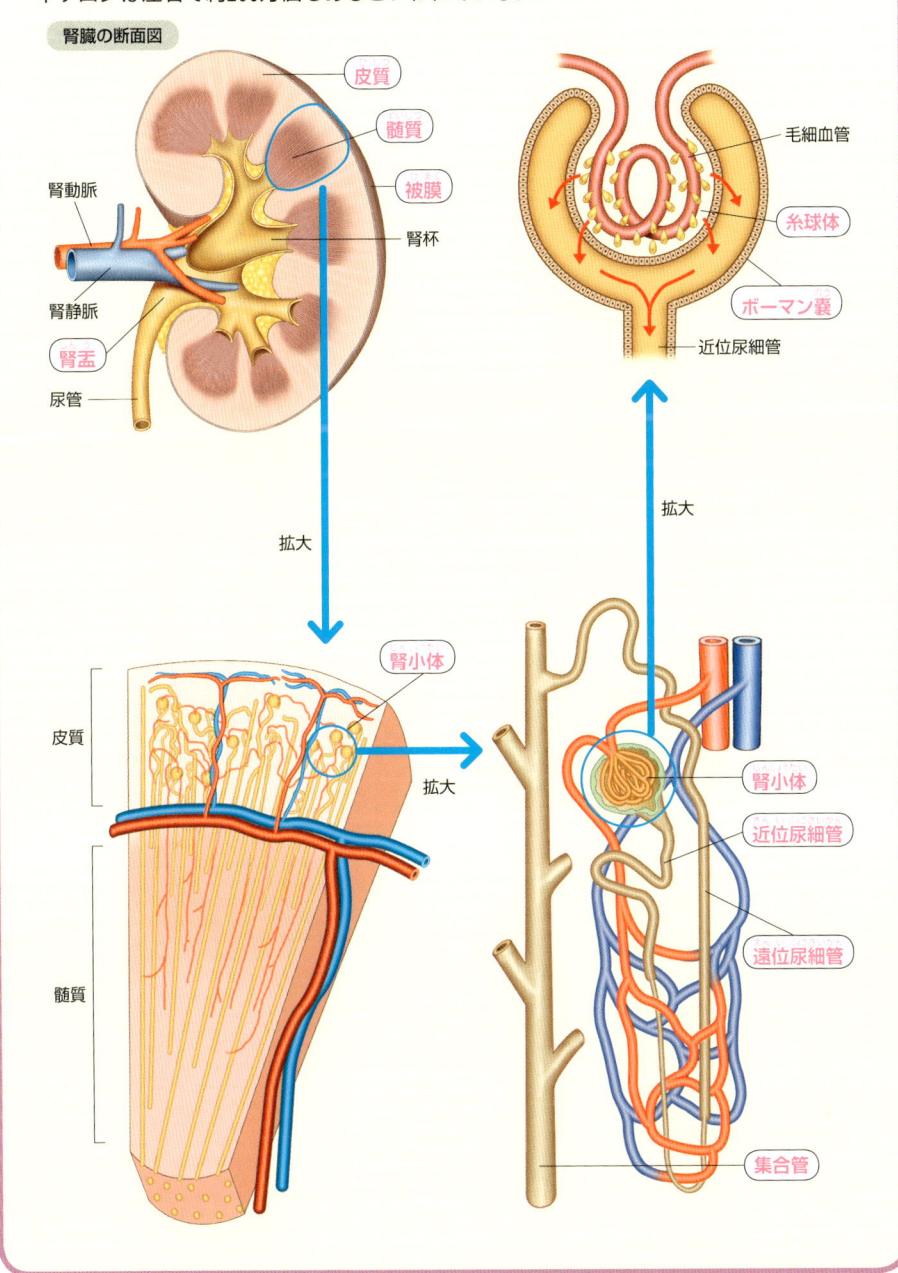

腎臓の断面図

尿排泄のしくみ

糸球体でのろ過

糸球体でのろ過のしくみ

腎臓に入ってきた血液は糸球体でどのようにろ過されているのかを詳しくみてみます。

血液中の老廃物や余分な水分をろ過するのは、毛細血管の束である糸球体です。糸球体にはフィルターの役割があると説明しましたが（➡P88）、これはその構造によるものです。

糸球体の壁は、内側から毛細血管内皮細胞、基底膜、足細胞の順で構成されています。毛細血管内皮細胞は、直径50〜100nmの小さな孔が多く開いているため、透過性が高くなっています。基底膜は網状の形をしていてかなり細く、また足細胞は小さな孔（5〜10nm）があるため、大きな物質は通過できません。このように段階的にフィルターの機能がはたらき、1日約160ℓの血液をろ過します。

糸球体でろ過される量の99％以上は、近位尿細管と遠位尿細管で再び吸収するため、最終的には1日約1.5ℓだけが尿として排泄されます。

糸球体でろ過されるもの

血液の主な成分には、赤血球、白血球、血小板などがあります（➡P108）。これらは体内で重要な役割を果たします。したがって、糸球体ではこれらを通さないようにろ過しなければいけません。体内の老廃物は、血液の液体成分である血漿の中に溶けこんでいるため、血漿だけを除去すればいいのです。赤血球などは比較的大きいため、糸球体がフィルターとなり、ろ過されません。

こうして、糸球体の壁を通過した血漿成分は、血管の外に出され、原尿となります。

用語解説

近位尿細管
腎臓の尿細管のうち、腎小体と直接つながった部分。原尿が最初に通る。

遠位尿細管
ネフロンの尿細管のヘンレループから集合管までの部分。電解質と水の再吸収（約15％）をおこなう。

原尿
➡P88

重要語句

基底膜
腎臓の糸球体で毛細血管内皮細胞と足細胞の間にある膜。プロテオグリカンと膠原線維からできている。

足細胞
糸球体を構成する毛細血管は腎小体内部に直接露出しているのではなく、足細胞というシダの葉状の細胞に表面をおおわれていて、球状に糸球体をとり囲む構造になっている。

糸球体ろ過膜の構造

糸球体は毛細血管の束で、直径50〜100nmの孔が多数開いた構造をしており、透過性が高く基底膜と足細胞がある。

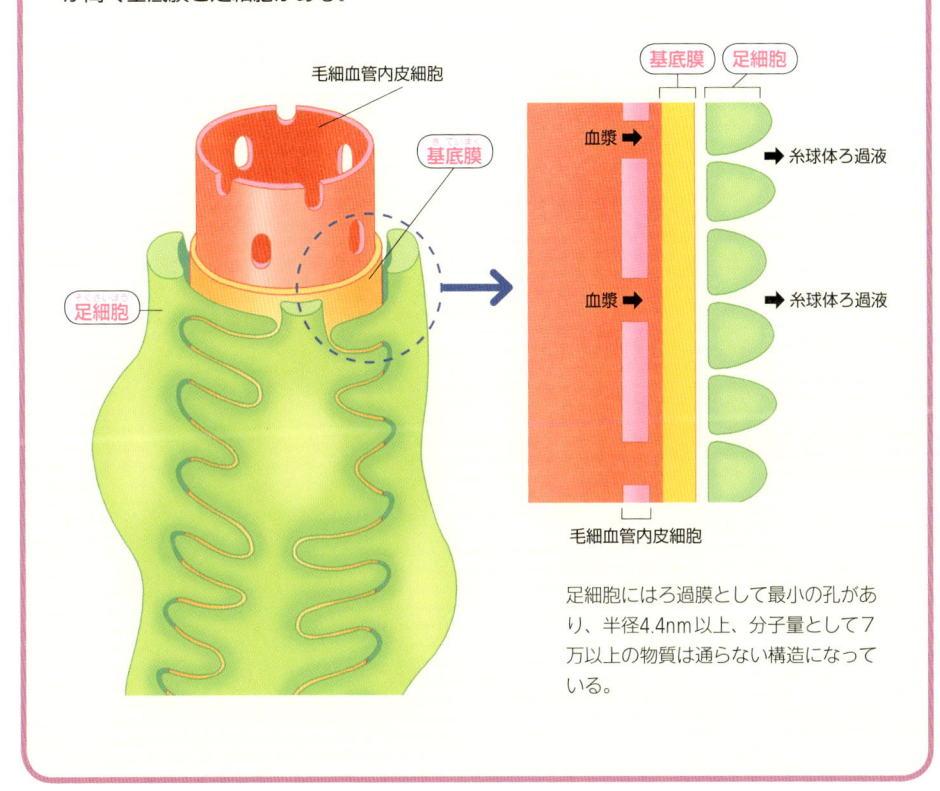

図中ラベル：毛細血管内皮細胞、基底膜、足細胞、血漿、糸球体ろ過液

足細胞にはろ過膜として最小の孔があり、半径4.4nm以上、分子量として7万以上の物質は通らない構造になっている。

LABORATORY

血液検査でクレアチニンが高いといわれたら？

人間ドックなどで血液検査をするときに、腎機能を評価する目安としてクレアチニン（Cr）の値があります。クレアチニンは、筋肉などでタンパク質を燃やしたときに出る老廃物で、腎臓から尿として排泄されます。血液中での値が高いと、腎臓のろ過機能が落ちているということです。窒素が成分となっているアミノ酸が腎臓で排泄される最後の形である尿素窒素（BUN）とともに腎臓機能の目安として重要です。

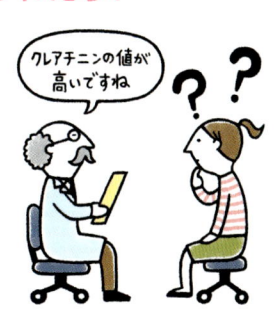

PART 4　排泄のしくみ

尿排泄のしくみ

尿細管での再吸収

尿細管での再吸収のしくみ

　糸球体でろ過された原尿には、ブドウ糖やアミノ酸など体に必要な栄養素がまだ多くふくまれているため、再び血液中に回収する必要があります。その役割を果たしているのが尿細管です。

　とくに近位尿細管は、血液のリサイクル装置ともよばれ、ブドウ糖やアミノ酸などの栄養素がここで吸収されます。つまり、体内に必要な栄養素は、尿細管をとり巻く毛細血管を通して血液内に再吸収されます。このとき再吸収されなかった残りの水分や塩分、老廃物などが、その先の集合管へと出ていきます。

　糸球体から続く細長い管の尿細管（近位尿細管、遠位尿細管、集合管）を流れる間に必要な栄養素は再吸収され、ろ過できなかった不要なものが分泌され（つまり尿細管によって捨てられる）、尿をつくります。尿細管の合流点が集合管です。

体内の塩分を一定に保つのも尿細管

　人の体の約２／３は水分でできていて、水の中には塩分が溶けこんでいます。人が生きるために塩分は必要不可欠ですが、少なすぎても多すぎてもいけません。この塩分濃度を一定に保つことも腎臓の役割のひとつで、尿細管が調節しています。

　腎臓の尿細管は、体内に塩分が増えすぎるとそれを排出し、逆に塩分が少なすぎると水分を多く排出して、血液の塩分の濃度を一定に保つはたらきがあります。

　尿細管は原尿から体内に必要な栄養素を再吸収し、さらに体内の塩分バランスを調整する、大切な役割を担っています。

用語解説

原尿
➡P88

ブドウ糖
グルコースのことで、細胞が活動するのに必要なエネルギーとなる物質。

アミノ酸
タンパク質をつくるもととなる物質。必須アミノ酸と非必須アミノ酸がある。

集合管
尿を排泄する管で、水の吸収などをおこなう。尿細管の最後の部分でもあり、皮質と髄質を貫いている。

重要語句

近位尿細管
➡P90

遠位尿細管
➡P90

原尿の再吸収の流れ

原尿は糸球体から尿細管へ入る。尿細管には近位尿細管、遠位尿細管、集合管があり、ここで必要な栄養分や水が吸収され、不要なものは尿となって排泄される。

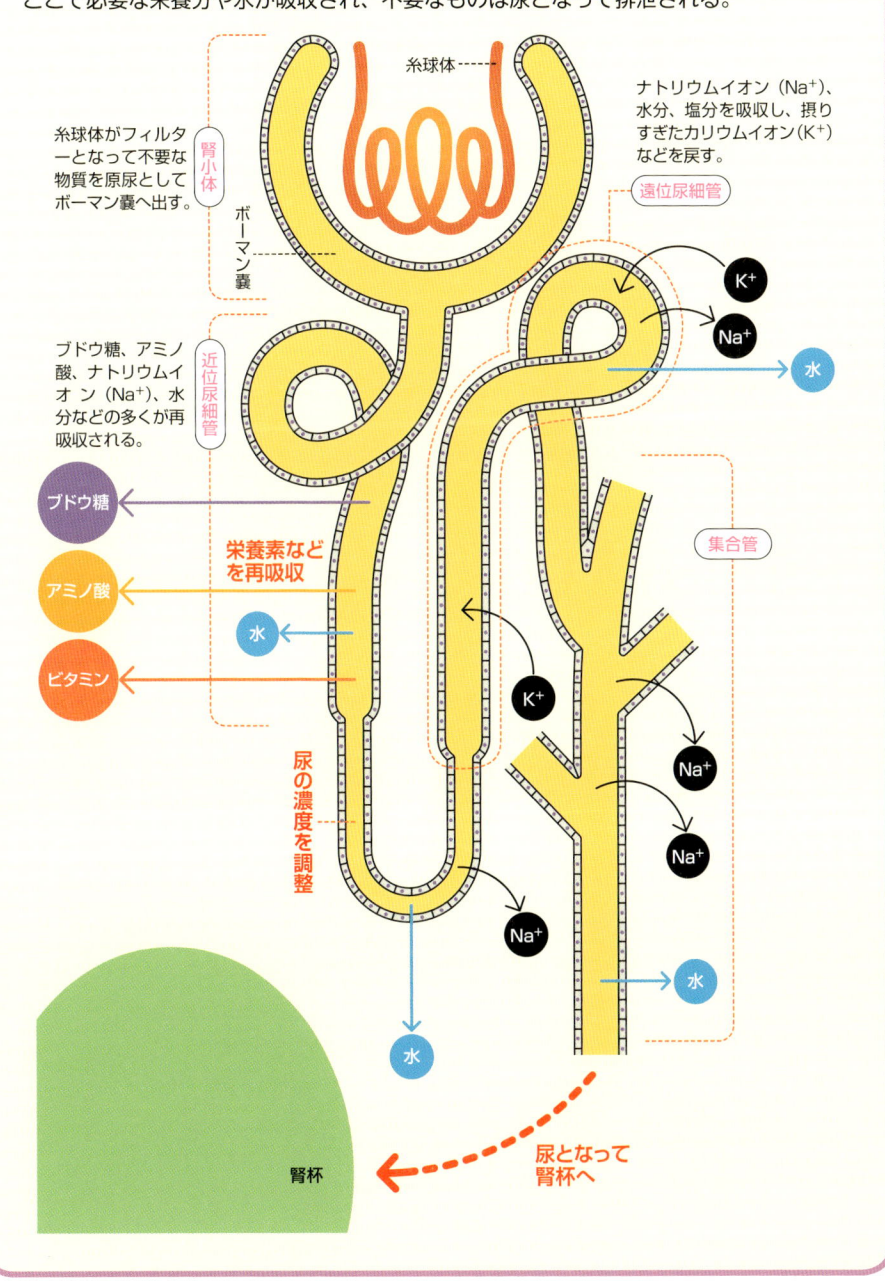

腎小体
糸球体がフィルターとなって不要な物質を原尿としてボーマン嚢へ出す。
- 糸球体
- ボーマン嚢

近位尿細管
ブドウ糖、アミノ酸、ナトリウムイオン(Na^+)、水分などの多くが再吸収される。
- ブドウ糖
- アミノ酸
- ビタミン
- 水

栄養素などを再吸収

遠位尿細管
ナトリウムイオン(Na^+)、水分、塩分を吸収し、摂りすぎたカリウムイオン(K^+)などを戻す。
- K^+
- Na^+
- 水

集合管
- K^+
- Na^+
- Na^+
- Na^+
- 水

尿の濃度を調整

尿となって腎杯へ

腎杯

PART 4 排泄のしくみ

MEDICAL COLUMN
腎機能障害

腎臓にまつわるさまざまな病気とは?

　腎臓の病気として多いのは結石です。大きいと1cmを超える石が、尿と一緒に4〜5mm前後の細い尿管を通過するときに激しい痛みがおこります。腎結石や尿管結石などを合わせて、尿路結石とよびます。

　石は、尿に溶けこんでいるカルシウムやシュウ酸、リン酸などのミネラル物質がなんらかの原因で結晶となり、有機物質も巻きこんで固まってできます。なかでも結石の主な成分はシュウ酸カルシウムです。尿中へのシュウ酸カルシウムの排泄量は、動物性タンパク質や塩分の過剰摂取が原因で増加することが知られています。そのため、サプリメントでのカルシウムや、最終的な代謝産物がシュウ酸であるビタミンCの過剰摂取は、尿中での結石形成を促す可能性があります。治療法は、衝撃波を結石に集中させて腎臓結石を破砕させます。

　腎結石を繰り返すことで腎機能が低下していくことはほとんどありませんが、結石が尿管を通過できず詰まった状態になると、水腎症とよばれる状態がおき、非常に稀ですが腎機能が低下していくこともあります。

　腎機能が低下しても、腎臓は2個あるので1個の腎臓が機能していれば、生きていくのに支障はありません。しかし両方の腎臓の機能が極端に低下した場合は、腎臓透析という治療が必要です（腎結石が原因で透析になる人はほとんどいません）。

　透析は、およそ週に2〜3日、全身の血液を抜いて腎臓のはたらきをする器械を用い、身体に不必要な老廃物を除去し血液を浄化して戻す治療です。かつては、慢性腎炎で透析をする患者さんが多かったのですが、近年は糖尿病による腎障害で透析治療になる人が半数以上を占めています。

　糖尿病になると、長い経過で腎臓の細い血管が徐々に傷害され、いつの間にかひどく腎機能が低下してしまっていることがあります。糖尿病の早期発見と早期治療の開始は、腎不全の結果の透析治療を防ぐことにつながります。そのためには、健診で空腹時の血糖値や血液中のＨｂＡ１ｃが高い場合には、早い段階で医療機関にかかることが重要です。

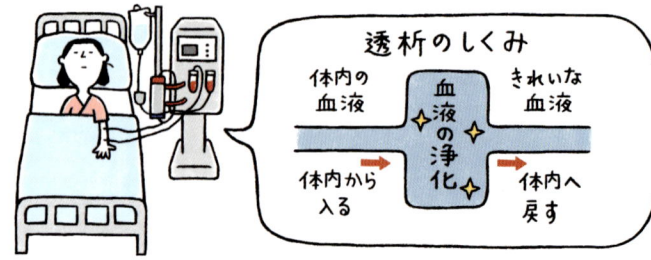

透析のしくみ

体内の血液 → 血液の浄化 → きれいな血液
体内から入る → → 体内へ戻す

PART

5

呼吸のしくみ

呼吸の意味

呼吸とは

呼吸をすることの意味

息を吸ったり吐いたりすることを**呼吸**といいます。息を吸うことを**吸息**、息を吐くことを**呼息**といい、吸い込まれる息のことを**吸気**、吐き出される空気のことを**呼気**といいます。

呼吸は、細胞がエネルギーをとり出すために必要な**酸素**を空気中からとりこみ、エネルギー産生のときに発生する**二酸化炭素**を体外に排出するためにおこなわれます。

肺でとりこまれた酸素は、肺静脈を通って心臓に送られ、心臓から**大動脈**を通って全身の細胞に運ばれます。また、エネルギーをつくる際に発生した二酸化炭素は、大静脈を通って心臓に運ばれ、心臓から**肺動脈**を通って肺に運ばれ、体外に排出されます（➡右図）。

呼吸がおこなわれる場所

呼吸は**肺**を中心とした呼吸器系の臓器でおこなわれています。呼吸をすると、空気は鼻腔、口腔から咽頭、喉頭を経て気管に入り、左右にわかれた**気管支**へ入り、最終的に肺へ到達します。気管と気管支の壁には**軟骨**があり、外圧で押しつぶされないようになっています。

肺は左右一対あり、気管支が枝わかれして肺全体をおおっています。気管支の先端を**肺胞**といいます。**肺胞**は**気管支**の最後の2〜3つに枝わかれしたところとその末端に分布し、両肺で3億個ほどあります。**肺胞**では、空気と血液の間で**酸素**と**二酸化炭素**の交換がおこなわれます。これを**ガス交換**（➡P102）といいます。肺の中のほとんどは肺胞でできていて、**毛細血管**などをふくんでいますが、実際は**肺胞中**にふくまれる空気がかなりの部分を占めています。

用語解説

呼吸器系
➡P18

重要語句

吸息
肺が拡張して、空気を吸うこと。

呼息
肺が縮小して空気を吐き出すこと。呼吸は吸息と呼息を繰り返すこと。

肺胞
肺の中に伸びる気管支の先端についている小さな袋。

病気ミニ知識

気胸
肺の中の袋が破れて胸腔に空気がもれてしまう状態。若い男性にみられることが多い。約8割は自然に治る。

呼吸のしくみ

呼吸器は、鼻・咽頭・喉頭・気管・気管支・肺などから成る。吸った酸素は気管を通って肺へと入り、二酸化炭素は肺から気管を通って排出される。酸素や二酸化炭素は血液に溶けこんで運搬される。

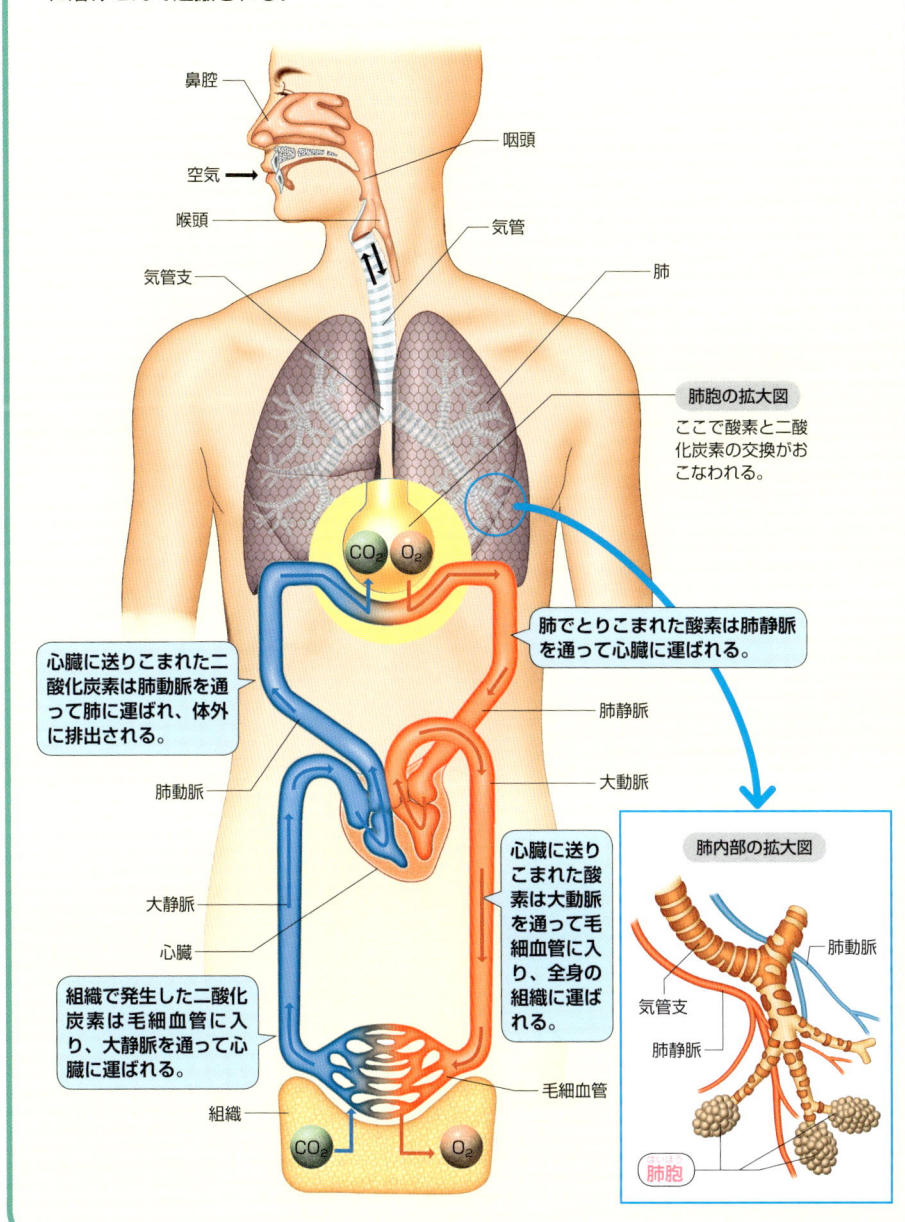

- 鼻腔
- 空気 →
- 咽頭
- 喉頭
- 気管
- 気管支
- 肺

肺胞の拡大図
ここで酸素と二酸化炭素の交換がおこなわれる。

肺でとりこまれた酸素は肺静脈を通って心臓に運ばれる。

心臓に送りこまれた二酸化炭素は肺動脈を通って肺に運ばれ、体外に排出される。

- 肺動脈
- 肺静脈
- 大動脈
- 大静脈
- 心臓

心臓に送りこまれた酸素は大動脈を通って毛細血管に入り、全身の組織に運ばれる。

組織で発生した二酸化炭素は毛細血管に入り、大静脈を通って心臓に運ばれる。

- 組織
- 毛細血管

肺内部の拡大図
- 肺動脈
- 気管支
- 肺静脈
- 肺胞

PART 5 呼吸のしくみ

呼吸運動のしくみ

呼吸は肺の伸縮によっておこなわれる

呼吸はどのようなしくみでおこなわれているのでしょうか。呼吸は、肺の伸縮によっておこなわれますが、肺自体に筋肉はないため、自ら伸縮することはできません。つまり、風船のように伸び縮みはできても、膨らんだ風船が縮むのと同じように外からの圧力が加わらなければ縮小します。では、どのようにして肺は伸縮しているのでしょう。

肺のまわりは、脊椎、肋骨、肋間筋、横隔膜などに囲まれています。この肺をおさめている空間のことを胸腔といいます。胸腔内は胸腔の外側にある肋間筋のはたら

用語解説

横隔膜
胸腔と腹腔の間にある線維筋肉性の隔膜。

肺胞
➡ P96

吸息
➡ P96

呼息
➡ P96

呼吸運動のしくみ

呼吸は横隔膜の上下運動によって吸息と呼息を繰り返すこと。吸息では横隔膜が下がり、呼息では横隔膜が上がる。

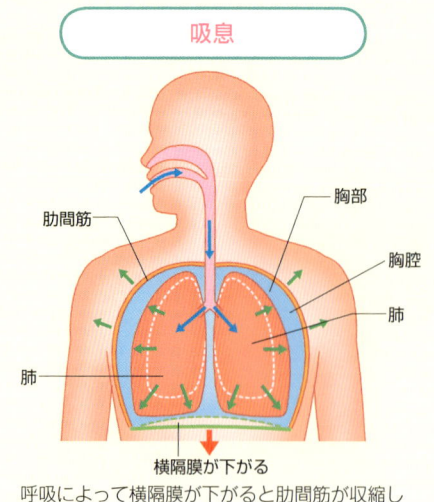

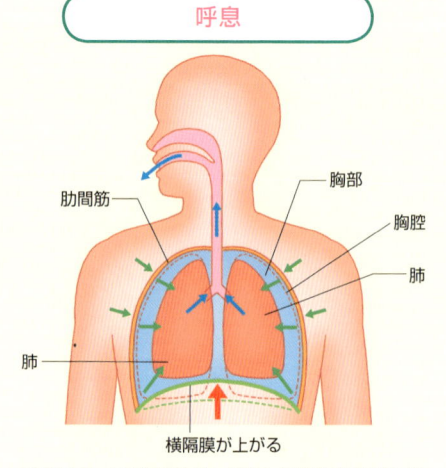

吸息

肋間筋／胸部／胸腔／肺／肺／横隔膜が下がる

呼吸によって横隔膜が下がると肋間筋が収縮し胸郭が広がり、肺の中に空気が流れこむ。

呼息

肋間筋／胸部／胸腔／肺／肺／横隔膜が上がる

呼吸によって横隔膜が上がると肋間筋が弛緩し胸郭が小さくなり、肺の中の空気が外へ出ていく。

きや肺の下にある横隔膜が上下する運動によって、陰圧になっています。

　肋間筋や横隔膜が収縮すると胸郭が広がり、さらに陰圧となって、肺は膨張します。肺が膨らむと肺の中にある肺胞も膨らみ、空気は気管支をとおって肺胞へ入ります。これが吸息です。

　逆に、肋間筋や横隔膜が弛緩すると、胸郭は弾性によって元に戻ります。このため肺も風船がしぼむように元の大きさに戻り、肺胞内の空気は外に吐き出されます。これが呼息です。

　このように呼吸は、肺胞を膨らませようとする力が外からはたらくことで、肺が伸縮しておこなわれます。

　通常、安静時には主に横隔膜のはたらきによる腹式呼吸をしています。一方、深呼吸をするときなどは肋間筋のはたらきによる胸式呼吸をしています。

用語解説

陰圧
物体の内部の圧力が外部より低い状態。

病気ミニ知識

肺炎
気管支の炎症が肺におよぶ疾患。細菌・ウイルス・マイコプラズマ・クラミジアなどの感染によるものや、放射線・薬剤などに原因するものがあり、発熱・咳・痰・呼吸困難などの症状が出る。

腹式呼吸と胸式呼吸

人の呼吸は、腹式呼吸と胸式呼吸とを複合しておこなわれる。腹式呼吸は横隔膜の上下運動、胸式呼吸は肋間筋の収縮運動による。

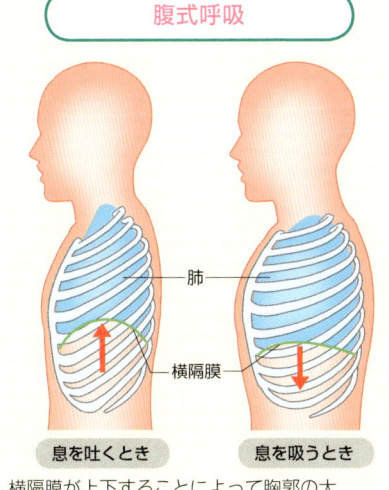

腹式呼吸

息を吐くとき／息を吸うとき
横隔膜が上下することによって胸郭の大きさが変わり、肺も収縮・拡大する。

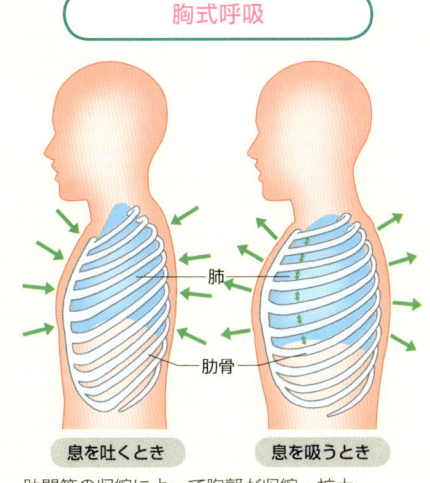

胸式呼吸

息を吐くとき／息を吸うとき
肋間筋の収縮によって胸郭が収縮・拡大し、肺も収縮・拡大する。

PART 5　呼吸のしくみ

呼吸運動の調節

呼吸はどのように調節されている？

　私たちは、息を止めたり呼吸を速くしてみたり、意識的に呼吸を調節することができます。また、安静時・睡眠時には無意識で呼吸をしていますが、これらは脳の一部である**脳幹**とよばれる部分にある**呼吸中枢**のはたらきによって調節されています。

　呼吸は、体の酸素の要求度と二酸化炭素の蓄積度によって変化しますが、これらの血液濃度は、1回の呼吸の深さ（1回換気量）と1分間あたりの呼吸数の両方で決まります。

　また呼吸の状態は、動脈血の**酸素分圧**と**二酸化炭素分圧**を感知する**化学受容器**とよばれるセンサーによって監視されています。このセンサーは、脳内（**脳幹**）と**頸動脈**と**大動脈**の3カ所にあります。

　頸動脈の化学受容器は頸動脈小体とよばれ、**舌咽神経**を通って伝達されます。大動脈の化学受容器は大動脈小体とよばれ、**迷走神経**を通ってそれぞれ**呼吸中枢**に情報

用語解説

分圧
混合気体の成分気体が、単独で全体積を占めると仮定したときの圧力。

化学受容器
化学物質の刺激を受けとる器官。

頸動脈小体
頸動脈の分岐部にある、米粒大の化学受容器。

吸息
➡P96

呼息
➡P96

LABORATORY

睡眠時無呼吸症候群（SAS）とは？

　睡眠時に10秒以上の換気の停止が繰り返し（1時間に平均5回以上）生じる状態です。呼吸が再開すると激しいいびきを伴うことが多く、一時的に目が覚めたり睡眠が分断されたりします。昼間の眠気や居眠りを引きおこすケースも多く、高血圧などのリスクも高まります。肥満の場合には肥満の解消が重要ですが、肥満でなくても症状がおこる人もいます。治療には、睡眠中に特殊な器具を使う持続陽圧補助呼吸法(CPAP)が用いられます。

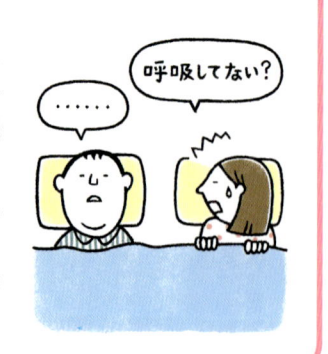

が伝達されます。どちらの小体も**酸素分圧**の低下を感知します。一方、脳内（脳幹）の化学受容器は**二酸化炭素**の上昇に反応します。

呼吸中枢は、吸息と呼息のリズムをつくっている場所です。ここからの指令が横隔膜や肋間筋を刺激する神経を通って呼吸のリズムをつくります。化学受容器からの情報が呼吸中枢に伝えられると、呼吸中枢が呼吸を速くしたり遅くしたりすることによって、**酸素分圧**と**二酸化炭素分圧**がちょうどよいレベルになるように調節しています。

病気ミニ知識

嚥下性肺炎
飲食物などを口腔内の細菌とともに気管や気管支に入れてしまったためにおこる肺の炎症。高齢者に多い。

過換気症候群
急に呼吸が激しくなり、身体に一時的な変調をきたす症状。ストレスや疲労などが原因にあげられるが、身体的には特に原因となる異常はみられない。

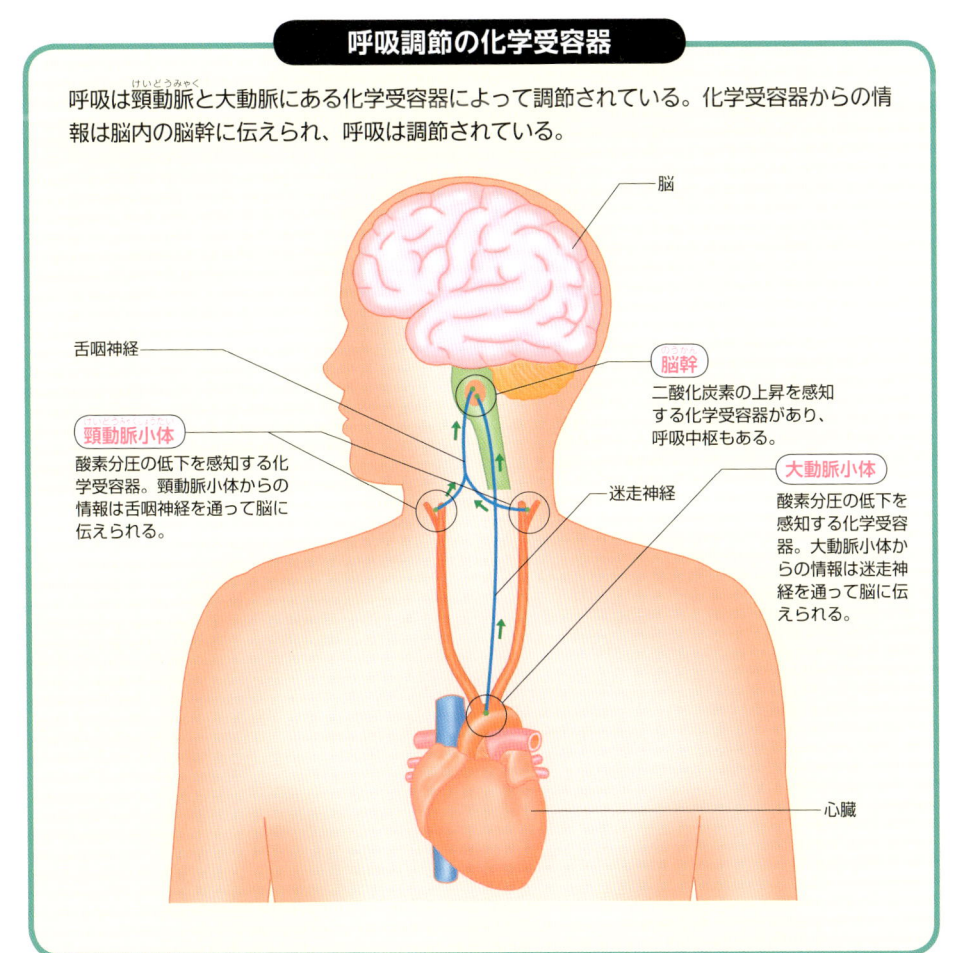

呼吸調節の化学受容器

呼吸は頸動脈と大動脈にある化学受容器によって調節されている。化学受容器からの情報は脳内の脳幹に伝えられ、呼吸は調節されている。

- **脳**
- **脳幹**：二酸化炭素の上昇を感知する化学受容器があり、呼吸中枢もある。
- **舌咽神経**
- **頸動脈小体**：酸素分圧の低下を感知する化学受容器。頸動脈小体からの情報は舌咽神経を通って脳に伝えられる。
- **迷走神経**
- **大動脈小体**：酸素分圧の低下を感知する化学受容器。大動脈小体からの情報は迷走神経を通って脳に伝えられる。
- **心臓**

ガスの交換
肺胞でのガス交換

肺胞でのガス交換

　肺胞ではガス交換がおこなわれていますが、このしくみについて詳しくみてみましょう。**肺胞**は、肺胞上皮細胞を介して、血液と接しています。ここで、酸素や二酸化炭素のやりとりをしています（**ガス交換**）。

　呼吸によって肺胞内に送りこまれる空気は酸素を多くふくむため、**酸素**が少ない血液の中に**拡散**します。逆に、空気には**二酸化炭素**がほとんどふくまれていないため、血液中の**二酸化炭素**が肺胞内の空気中に拡散されます。すると肺胞内の空気は、酸素が減って、二酸化炭素が増えますが、呼吸を常にすることで肺胞内には酸素が入りこみ、二酸化炭素は吐き出されています。

　このように、酸素と二酸化炭素のガス交換は、その**濃度差**によって引きおこされます。酸素や二酸化炭素のような気体（ガス）の場合は、その濃度差のことを**ガス分圧**の差といいます。

ガス分圧と拡散との関係

　空気のように酸素や二酸化炭素がまざっている混合気体では、その成分となる気体の割合（濃度）は、それぞれの生じる圧力に**比例**します。

　例えば、大気圧が760mmHgとすると、空気にふくまれる酸素の割合は約21％の割合なので、酸素ガス分圧は760mmHg×約21％で159mmHgと計算されます。

　また、**肺胞**内の空気は、呼吸によって常に酸素分圧が**100**mmHgに保たれています。一方、肺に入りこむ**静脈血**の酸素分圧は**40**mmHg程度なので、**肺胞壁**をはさんで酸素分圧差が生じ、酸素は常に酸素の多い**肺胞**から酸素の少ない**血液**へと拡散します。

用語解説

肺胞壁
肺胞の表面の壁。

mmHg
圧力の単位。高さ1mmの水銀柱が与える圧力。

重要語句

拡散
物質がエネルギー平衡に向かって移動する現象のこと。酸素や二酸化炭素は濃度の高い方から低い方に向かって移動する。

ガス交換
呼吸器官により体内に酸素を取り入れ、体内から二酸化炭素を排出すること。二酸化炭素を失い酸素を受け取った血液は、動脈血となって心臓に戻り、左心室から全身に向かって拍出される。この血液は末梢に達し、毛細血管に入って、体組織との間で呼吸ガスの交換をおこなう。

一方、**静脈血**の二酸化炭素分圧は**46**mmHgで、肺胞気は**40**mmHgに抑えられていますので、二酸化炭素は二酸化炭素の多い静脈血から、二酸化炭素の少ない肺胞へと出ていってしまいます。このように、肺胞において酸素と二酸化炭素のガス交換は、常におこなわれています。

酸素の拡散は比較的速く、肺胞への血液流入後、約0.25秒で**酸素分圧**は平衡になります。血液が肺胞を抜けるまで約0.75秒かかりますので、その前に酸素は**ガス交換**を終えます。二酸化炭素も拡散速度は速く、血液が肺胞を抜ける前にはガス交換を終了します。よって、体内で酸素が不足したり二酸化炭素が溜まることはありません。

用語解説

平衡
2つの逆の反応速度がつり合って、変化しなくなる状態のこと。

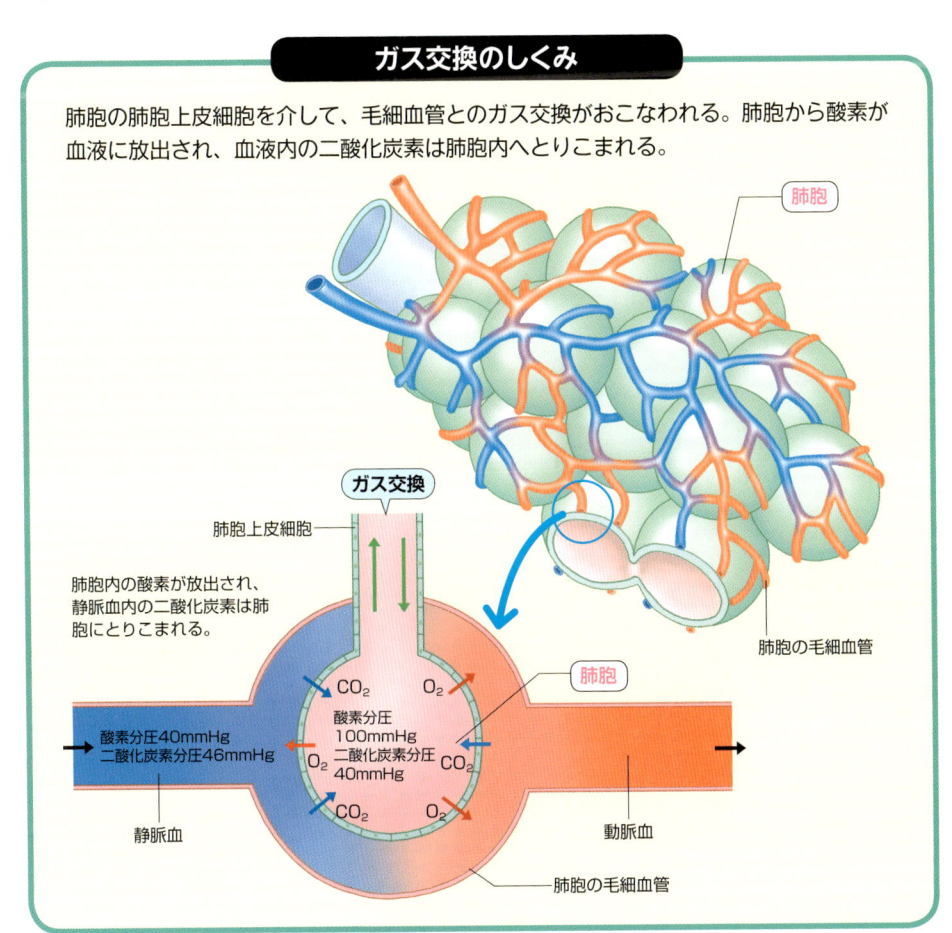

ガス交換のしくみ

肺胞の肺胞上皮細胞を介して、毛細血管とのガス交換がおこなわれる。肺胞から酸素が血液に放出され、血液内の二酸化炭素は肺胞内へとりこまれる。

- 肺胞
- ガス交換
- 肺胞上皮細胞
- 肺胞内の酸素が放出され、静脈血内の二酸化炭素は肺胞にとりこまれる。
- 肺胞の毛細血管
- 肺胞
- 酸素分圧40mmHg
- 二酸化炭素分圧46mmHg
- 酸素分圧100mmHg
- 二酸化炭素分圧40mmHg
- 静脈血
- 動脈血
- 肺胞の毛細血管

PART 5 呼吸のしくみ

ガスの運搬
酸素や二酸化炭素の運搬

酸素や二酸化炭素はどう運ばれる？

すでに説明したように、肺と肺のまわりの血液との間では効果的にガス交換がおこなわれています（➡P102）が、もともと気体である酸素を液体の血液が運ぶためには、酸素を運ぶための物質が必要です。この役割を果たすのが、赤血球にふくまれているヘモグロビンです。

ヘモグロビンは肺で酸素と結合し、組織に運ばれると酸素を放出します。ヘモグロビンはタンパク質で、ヘムという鉄の一種が結合しています。

一方、二酸化炭素の血液中での運搬には3通りあります。赤血球中の炭酸脱水素酵素によるもの、タンパク質に結合するもの、直接血液に溶けるものです。大部分は炭酸脱水素酵素によるもので、赤血球中の二酸化炭素は重炭酸イオンとなり、血漿に溶解して肺へ運ばれます。肺で炭酸脱水素酵素は逆反応で重炭酸イオンを二酸化炭素に戻し、拡散して排出します。

用語解説

炭酸脱水素酵素
二酸化炭素と水を炭酸水素イオンと水素イオンとに変換する酵素。

重炭酸イオン
二酸化炭素は水と反応し重炭酸イオンと水素イオンを発生する。炭酸水素イオンともいう。

逆反応
2つの逆向きの反応が同時におこるような反応。可逆反応ともいう。

重要語句

ヘモグロビン
赤血球内にふくまれているタンパク質で、グロビンタンパクが2本ずつ折り畳まれた球状の構造をしている。

二酸化炭素の運搬

二酸化炭素（CO_2）の大部分は、重炭酸イオン（HCO_3^-）となって血液中を運ばれる。

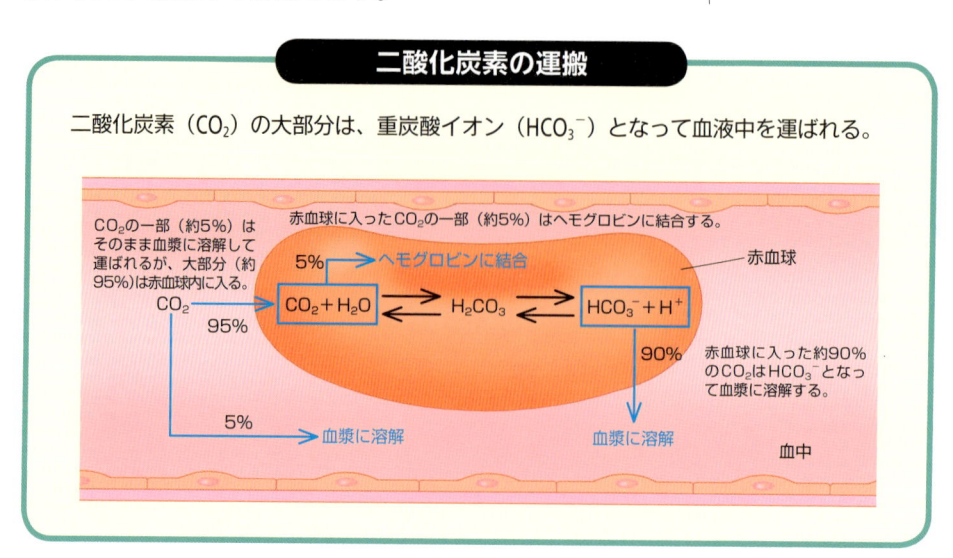

CO_2の一部（約5%）はそのまま血漿に溶解して運ばれるが、大部分（約95%）は赤血球内に入る。

赤血球に入ったCO_2の一部（約5%）はヘモグロビンに結合する。

CO_2 95% → $CO_2 + H_2O$ ⇌ H_2CO_3 ⇌ $HCO_3^- + H^+$

5% → ヘモグロビンに結合

赤血球に入った約90%のCO_2はHCO_3^-となって血漿に溶解する。

5% 血漿に溶解　　90% 血漿に溶解　　血中

ヘモグロビンの酸素解離曲線

酸素を運ぶヘモグロビンの性質を示すグラフを酸素解離曲線という。ヘモグロビンは酸素分圧の高い肺では酸素を結合するため、酸素結合度が97.5％となる。また、酸素分圧の低い末梢では酸素結合度が75％となる。この2つの差の22.5％の酸素が組織で使われている。

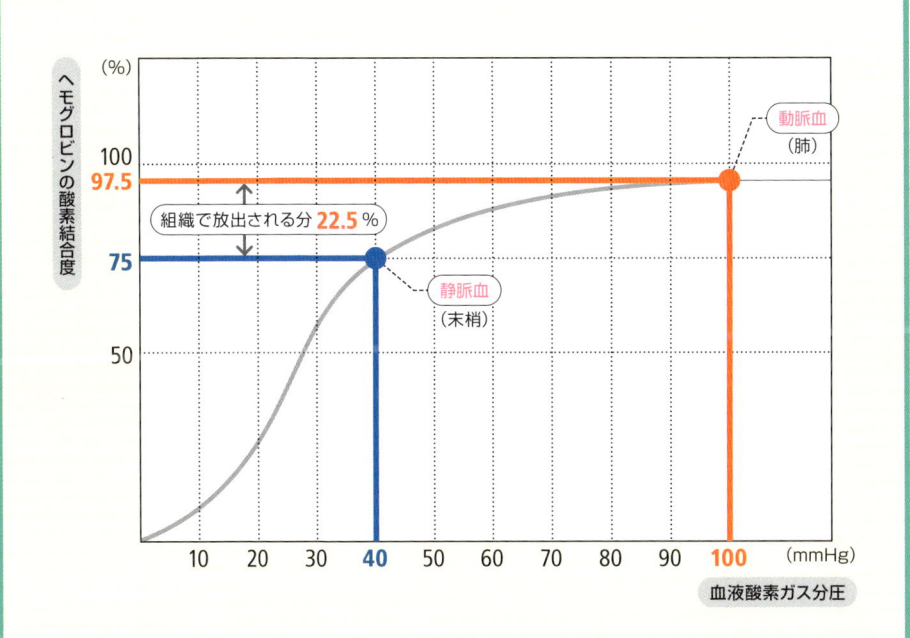

```
ヘモグロビンの酸素結合度 (%)
100 ─ 97.5 ……………………………… 動脈血（肺）
         組織で放出される分 22.5 %
 75 ─ ─────●
                 静脈血（末梢）
 50
     10  20  30  40  50  60  70  80  90  100 (mmHg)
                                      血液酸素ガス分圧
```

LABORATORY

酸化と抗酸化

酸素と反応して酸化物をつくることを酸化といいますが、体のいたるところでこの反応はおきています。この過程で活性酸素ができ、フリーラジカルという物質が細胞に障害を引きおこします。これらの酸化を防ぐための抗酸化物質は、細胞障害やさまざまな疾患の進展、老化などを防止できるのではないかと研究がおこなわれていますが、現在のところまだ十分に解明されていません

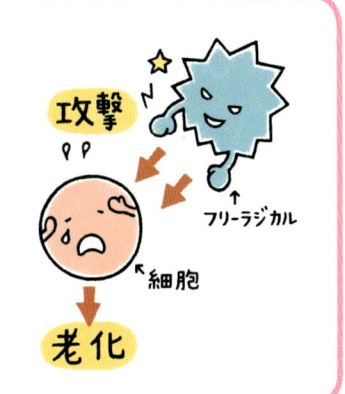

PART 5　呼吸のしくみ

MEDICAL COLUMN
たばこにまつわる疾患

たばこを止めると太る？

　たばこの煙は、発がん性物質をふくんでいます。肺がんをはじめとして口腔がん、喉頭がん、食道がん、胃がんなど多くのがんの発症リスクが高まることがわかっています。また、たばこ病というCOPD（慢性閉塞性肺疾患）など呼吸器系の病気を引きおこし、糖尿病や高血圧、動脈硬化といった生活習慣病の原因となったり悪化させる要因となります。脳卒中や心臓病なども、喫煙者の発症率は高くなります。女性であれば、流産や低体重児の可能性が禁煙者に比べて2倍以上高くなります。

　たばこは吸っている本人だけでなく、まわりにいる人の健康も害します。厚労省の調査によると、日本で受動喫煙が原因で肺がんや心臓病で死亡する人は、毎年約6800人にものぼります。受動喫煙により、肺がんや虚血性心疾患などの病気になるリスクは1.2倍～1.3倍に増えます。

　たばこを吸っている人は、「習慣で」「ストレスが減るような気がする」「手持ちぶたさで」というようなことをいいますが、どれも単なる癖か、もしくは科学的根拠はないことです。たばこでストレスは減りませんし、むしろたばこを吸えなければイライラしてストレスが増すでしょう。タバコの禁断症状であるストレスを和らげるために再びタバコを吸う、というニコチン依存症の典型的な悪循環が繰り返されます。

「たばこを止めると太るから吸う」という人もいますが、確かに喫煙後に代謝の状態が変化し、一時的に体重が3～5kg増加することがわかっています。禁煙により口が寂しくてお菓子などを口にしたら、それは太ります。しかし、その後禁煙を継続して減量すれば、もとの体重に戻ります。世界的にみても公共の場やホテル、レストランでの喫煙は禁止される傾向にあり、日本でもこれらの施策が実施されてきています。禁煙はさまざまな病気の予防にとって最も重要な対策です。

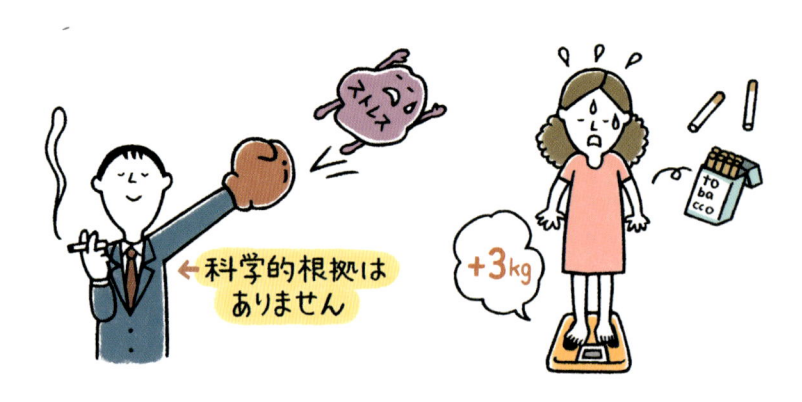

PART

6

血液と循環のしくみ

血液の組成

血液の成分

血液をつくる成分

全身を循環している血液は、**血漿**という液体成分と赤血球などの細胞成分からつくられています。血漿の中には、水分だけでなくタンパク質がふくまれていて、その約60％が**アルブミン**、約40％が**グロブリン**です。他にも280種類以上の**タンパク質**が存在し、**ビタミン**や**ミネラル**などの微量元素もふくまれています。これらは必要な臓器へと運ばれます。**アルブミン**はアミノ酸を供給する栄養源だけでなく、血漿の**浸透圧**を一定に保ち、血液を血管の中に留めておくなど多くのはたらきをします。

血漿から、血液を凝固させるフィブリノゲンというタンパク質をとり除いたものを**血清**といいます。

細胞成分は、赤血球、白血球、血小板などです。これらの血球は骨髄の**幹細胞**という細胞から分化してつくられます。赤血球は**酸素**や**二酸化炭素**を運び、白血球は異

用語解説

アルブミン
肝臓でつくられるタンパク質。アルブミン濃度が低下すると肝疾患や栄養失調になりやすい。

グロブリン
抗原と結合する抗体としてはたらくタンパク質の総称。グロブリンの中の免疫グロブリンは抗体をふくんでおり、免疫系として重要なはたらきがある。

幹細胞
➡P110

血液の分類

血液の成分は液体成分と細胞成分から成る。

- 赤血球
- 白血球
- 血小板

血液
- 細胞成分 45%
- 液体成分 55%（血漿）
  - タンパク質（アルブミン、グロブリンなど）
  - ビタミン
  - ミネラル など

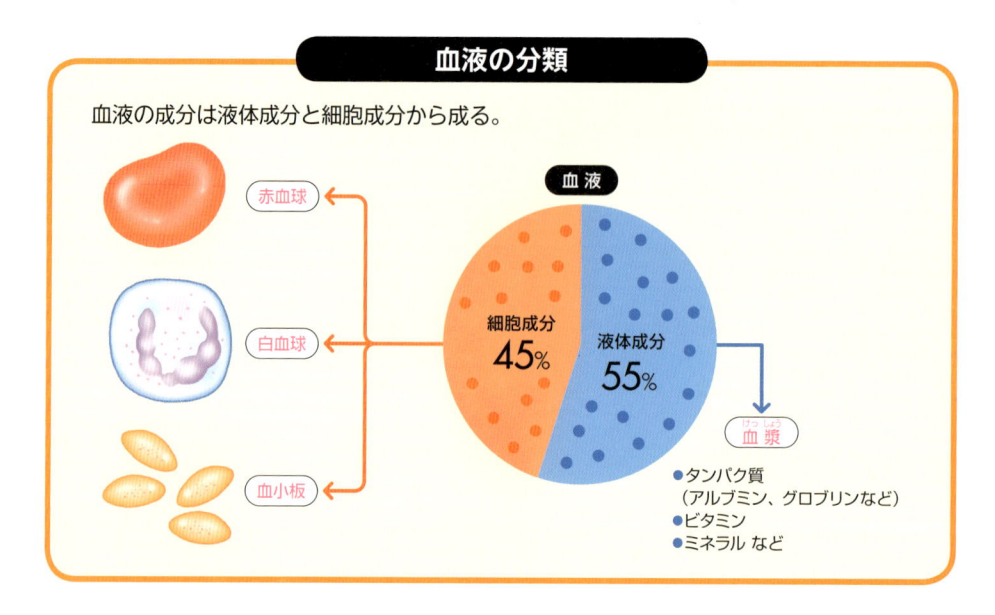

物が血液内に侵入したときに**免疫グロブリン**といっしょに生体を防御するはたらきをしています。血小板はケガをしたときなどの止血に重要な役割をします。

【赤血球の役割】
酸素の運搬をおこないます（➡P110）。

【白血球の役割】
免疫に関与します（➡P114）。

【血小板の役割】
止血に深く関わります（➡P116）。

重要語句

血漿
血液の55〜60％を占める。血漿の90％は水分だが、少量のタンパク質、ブドウ糖、塩分、カルシウム、ホルモンがふくまれ、物質を全身に運ぶ。老廃物をもち去るはたらきもある。

細胞成分の血球ができるまで

血球は骨の中心部にある骨髄というところで、幹細胞とよばれる細胞から細胞分裂を繰り返してそれぞれの血球がつくられる。

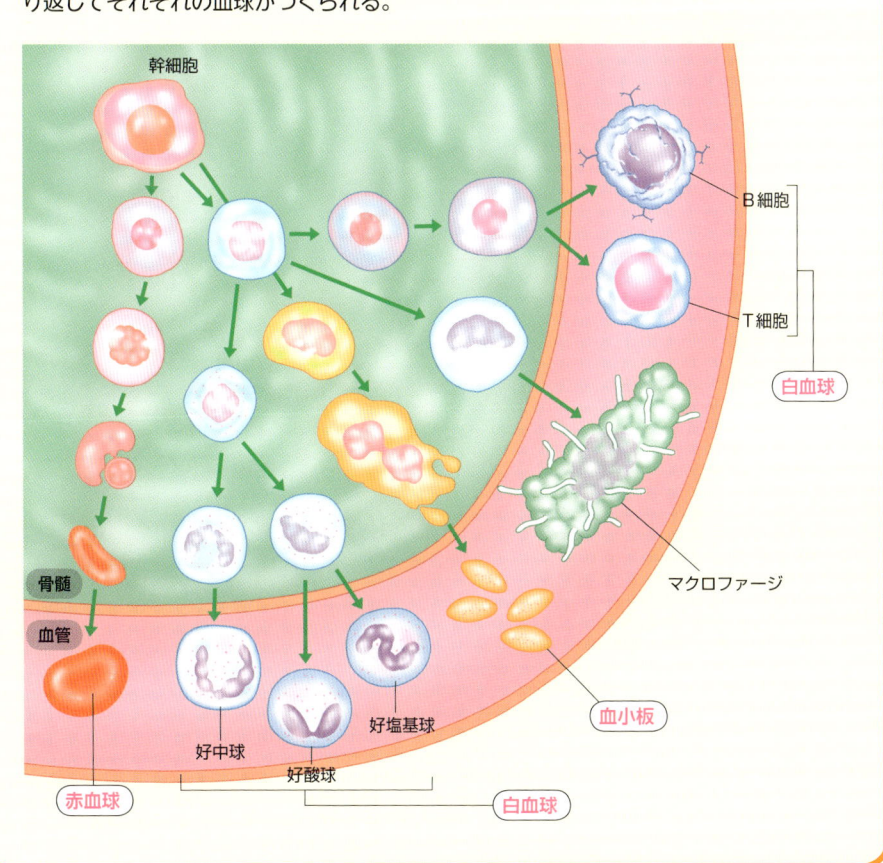

幹細胞 / 骨髄 / 血管 / 赤血球 / 好中球 / 好酸球 / 好塩基球 / B細胞 / T細胞 / マクロファージ / 血小板 / 白血球

血液の機能

赤血球のはたらき

赤血球の役割は酸素を運ぶこと

　赤血球は直径約8μm の中央がくぼんだ円盤状の形をしています。他の細胞とちがって核がなく、その中には水分やヘモグロビンという鉄をふくむ色素が入っています。赤血球の最も重要な役割は酸素を運ぶことです。これはヘモグロビンの鉄に酸素が結合するからです。ヘモグロビンは酸素の多いところでは酸素を結合しますが、酸素の少ないところでは酸素を放出します。ヘモグロビンから離れた酸素は、組織の活動のエネルギーとして使われます。

　また、血液が赤いのはこのヘモグロビンの鉄の色によるものです。鉄というと銀黒色を思い浮かべるかもしれませんが、鉄をふくんだヘムは酸素と結合すると赤くみえます。ちなみに、酸素の豊富な動脈血は鮮やかな赤い色、二酸化炭素の多い静脈血は紫色に変わります。

赤血球の寿命

　赤血球は白血球などの他の血球成分などと同じように骨髄でつくられます。骨髄の中では幹細胞といって血球の元になる細胞があり、そこから赤血球や白血球、血小板がつくられます（➡P108、109）。幹細胞が赤血球へ分化していくためには、腎臓でつくられるエリスロポエチンというホルモンが必要です。

　赤血球の寿命は約120日です。一度つくられた赤血球は全身の血管をめぐり、酸素や二酸化炭素の運搬を繰り返します。老化した赤血球は脾臓や肝臓を通過するときに白血球の一種であるマクロファージにとらえられて破壊され、ヘモグロビンが放出されてヘムとグロビンに分解されます。さらにヘムから鉄が離れ、残りはビリルビ

用語解説

マクロファージ
生体内に侵入した細菌やウイルスを捕食する細胞。白血球と同じ系統の細胞。

重要語句

ヘモグロビン
タンパク質のグロビンと、鉄をふくむ色素ヘムとが結合した色素タンパク質。

幹細胞
ある細胞に変化するようにという指令が出ると、特定の細胞に変身できる細胞。分化する能力をもつ起源となる細胞のこと。

病気ミニ知識

貧血
赤血球やヘモグロビン濃度が少なすぎて酸素運搬機能が低下した状態。

ン（胆汁色素）となります。ビリルビンは肝臓内で消化液の胆汁の成分となり、十二指腸に排出されます。胆汁は腸管内で腸内細菌によってさらに分解され、尿や大便の色成分であるステルコビリンとして体の外に排泄されます。血液の色をつけている成分が尿や便の色を決めているのです。

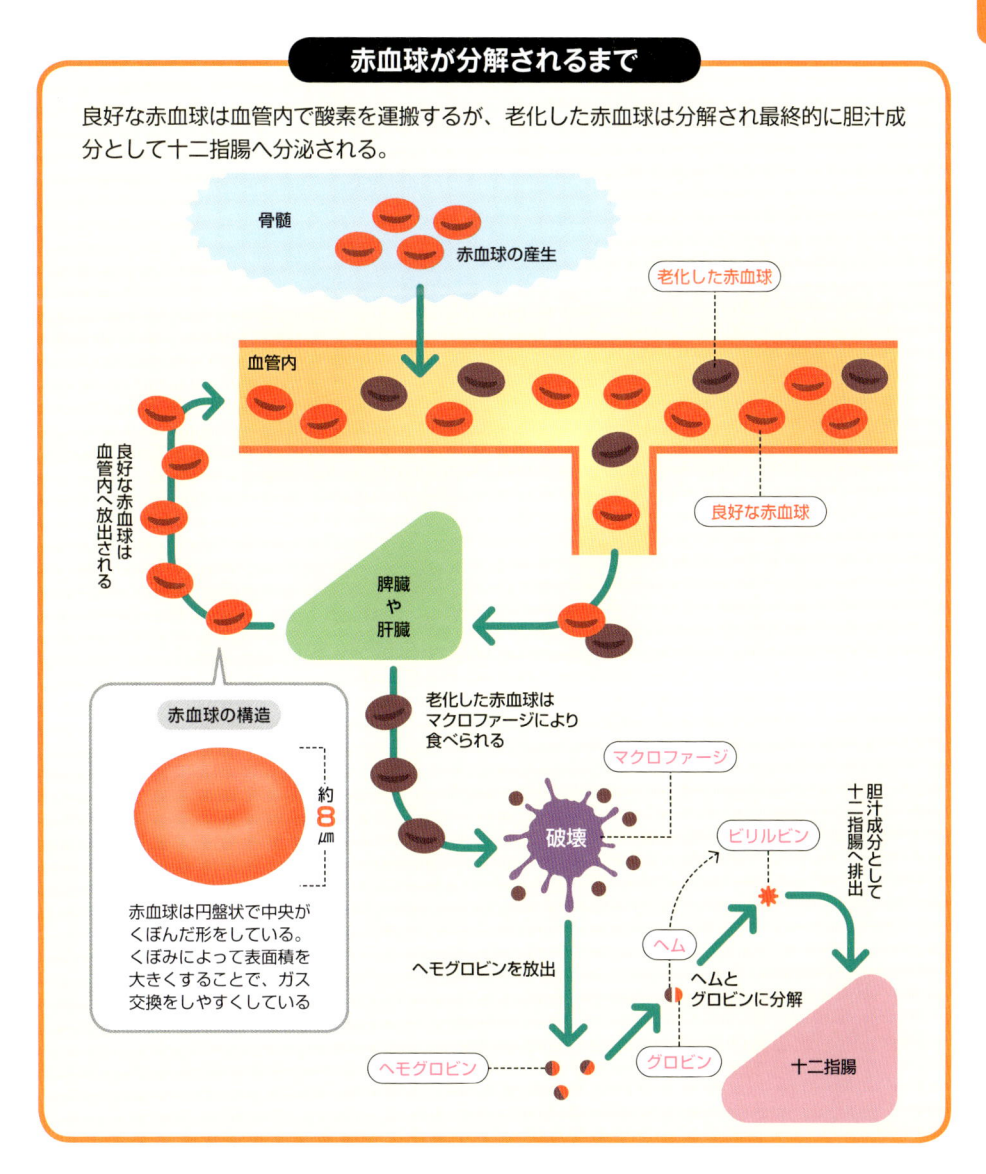

赤血球が分解されるまで

良好な赤血球は血管内で酸素を運搬するが、老化した赤血球は分解され最終的に胆汁成分として十二指腸へ分泌される。

- 骨髄：赤血球の産生
- 血管内：良好な赤血球／老化した赤血球
- 良好な赤血球は血管内へ放出される
- 脾臓や肝臓
- 老化した赤血球はマクロファージにより食べられる
- 破壊 → ヘモグロビンを放出
- ヘモグロビン → ヘムとグロビンに分解
- ヘム → ビリルビン → 胆汁成分として十二指腸へ排出
- グロビン → 十二指腸

赤血球の構造
約 8 μm

赤血球は円盤状で中央がくぼんだ形をしている。くぼみによって表面積を大きくすることで、ガス交換をしやすくしている。

PART 6 血液と循環のしくみ

血液の機能

血液内の鉄のはたらき

鉄はヘモグロビンをつくる大切な成分

　赤血球のヘモグロビンをつくる重要な成分は鉄です。身体にふくまれている鉄の総量は男性では約5g、女性では約2gで、その約2／3がヘモグロビンの中にふくまれています。全体の約1／4はフェリチンという貯蔵鉄としてたくわえられ、鉄が少なくなったときに使われます。残りは、鉄をふくむ酵素などの機能性タンパクの一部として使われています。

　人は肉や魚などの食べ物から鉄を摂っています。鉄の吸収は主に十二指腸でおこなわれ、健康な人では食べた鉄分の3〜15％が吸収されますが、これには個人差があります。

鉄はわずかしか吸収されない

　鉄は酸素と結びつきやすい性質があるので、酸素を身体のすみずみまで運ぶことができます。これを機能鉄といいます。機能鉄が体の約60兆個のほとんどの細胞に酸素を供給し、細胞内でエネルギーがつくられます。

　ヘモグロビンと結合している鉄分を二価鉄といいます。二価鉄は主に肉や魚にふくまれていて、消化されて鉄をふくむタンパク質が分解を受けた後、ヘム鉄というヘムと二価鉄の結合したものになって吸収されます。しかし大部分（約85〜97％）は吸収されず、大腸から便として体外へ排出されてしまいます。

　野菜・乳製品などは、ヘモグロビンと結合していない非ヘム鉄を多くふくみます。非ヘム鉄は体内ではヘム鉄の約1／5程度しか吸収されません。消化管内の粘膜細胞で消化酵素やビタミンC、胃酸などの還元物質により、ヘム鉄に還元されて吸収されます。

用語解説

鉄
鉄の消費は男性で約1mg/日、女性では月経や妊娠、出産などで平均約2mg/日。

非ヘム鉄
体内やタンパク分子中にふくまれるヘム鉄以外の鉄イオンの総称。野菜、穀類、鶏卵、乳製品に多くふくまれ、吸収率が非常に低い。二価鉄より酸素がひとつ多く付いているので三価鉄ともいう。吸収されるには、ビタミンCが必要。

重要語句

ヘモグロビン
タンパク質のグロビンと、鉄をふくむ色素ヘムとが結合した色素タンパク質。

トランスフェリン
肝臓でつくられる糖タンパク質。血中で鉄を運ぶ。トランスフェリン1分子につき、鉄が2個くっつく。血清中にある鉄はすべてトランスフェリンと結合するので、貧血の指標となる。

吸収されたヘム鉄は、次に消化管の中で三価鉄へと酸化され、血漿中の鉄輸送タンパク質であるトランスフェリンと結合して血液の中を運ばれ全身の細胞へ届けられます。

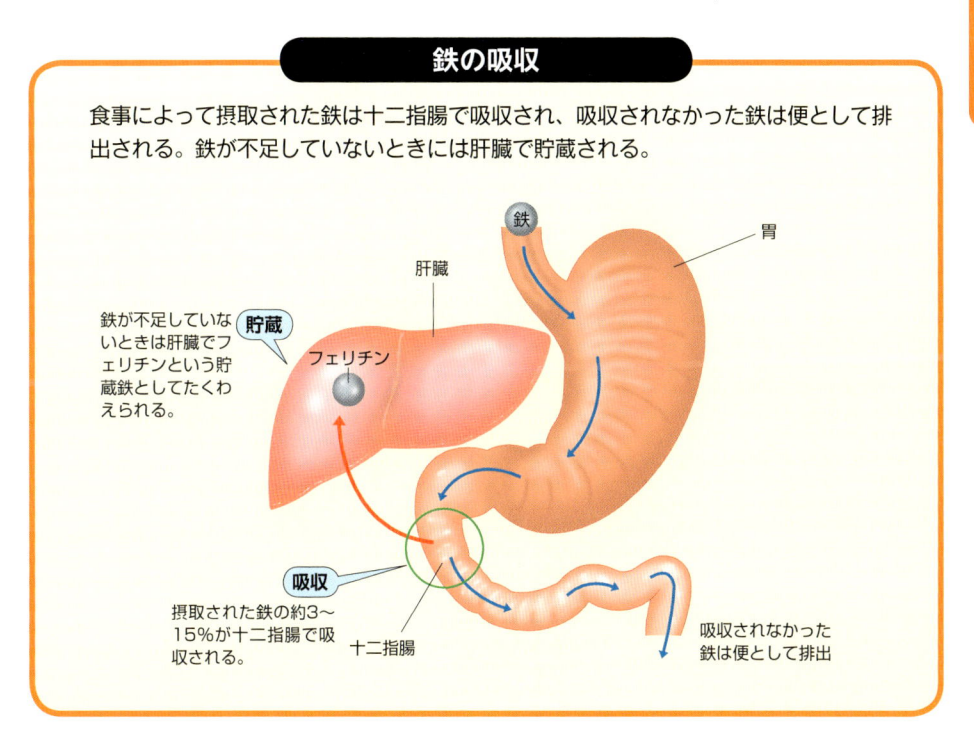

鉄の吸収

食事によって摂取された鉄は十二指腸で吸収され、吸収されなかった鉄は便として排出される。鉄が不足していないときには肝臓で貯蔵される。

鉄

胃

肝臓

貯蔵
鉄が不足していないときは肝臓でフェリチンという貯蔵鉄としてたくわえられる。

フェリチン

吸収
摂取された鉄の約3〜15%が十二指腸で吸収される。

十二指腸

吸収されなかった鉄は便として排出

LABORATORY

鉄が不足すると赤血球が小さくなり貧血になる

　ヘモグロビンはプロトポルフィリンと鉄がいっしょになったヘムとグロビンというタンパク質からできています。鉄分が不足すると、ヘモグロビンの合成が不十分となり、赤血球のサイズは小さくヘモグロビン含量は少なくなります。また、赤血球あたりの酸素の結合量も減り、全身の細胞へ送られる酸素の量は少なくなるため、貧血が進み息切れやだるさが生じてきます。これを小球性低色素性貧血といいます。慢性的に貧血の人は自覚症状がほとんどない場合もあります。

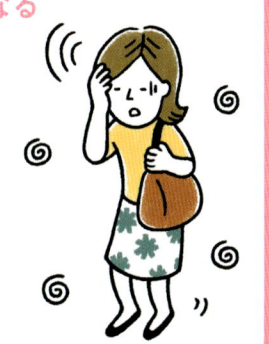

PART 6 血液と循環のしくみ

血液の機能

白血球のはたらき

白血球による免疫のしくみ

白血球は**好中球**、**リンパ球**、**好酸球**、**好塩基球**、**単球**と大きく5つにわけられます。好中球、好酸球、好塩基球の3つは**顆粒球**ともいいます。白血球中の割合が一番高いのは好中球で60〜70％以上を占めます。次に多いのはリンパ球で約30％、単球は約5％で、それ以外は通常数％以下です。

白血球の大きな役割は免疫です。免疫とは身体の中に侵入した異物を排除して生体を守るはたらきのことです。好中球は、生体がなんらかのウイルスに感染すると増え、細菌を食べて破壊します。これを**食作用**といいます。好中球の数は感染の有無の指標となります。

用語解説

抗原
外から侵入してきた異物。ウイルスや細菌など。

抗体
生体内に抗原が侵入したとき、それに対応してつくられ、その抗原に対してのみ反応するタンパク質。

重要語句

液性免疫
抗原に対して、B細胞からつくられた抗体が反応する免疫。抗原の破壊や白血球の食作用をおこなわない。

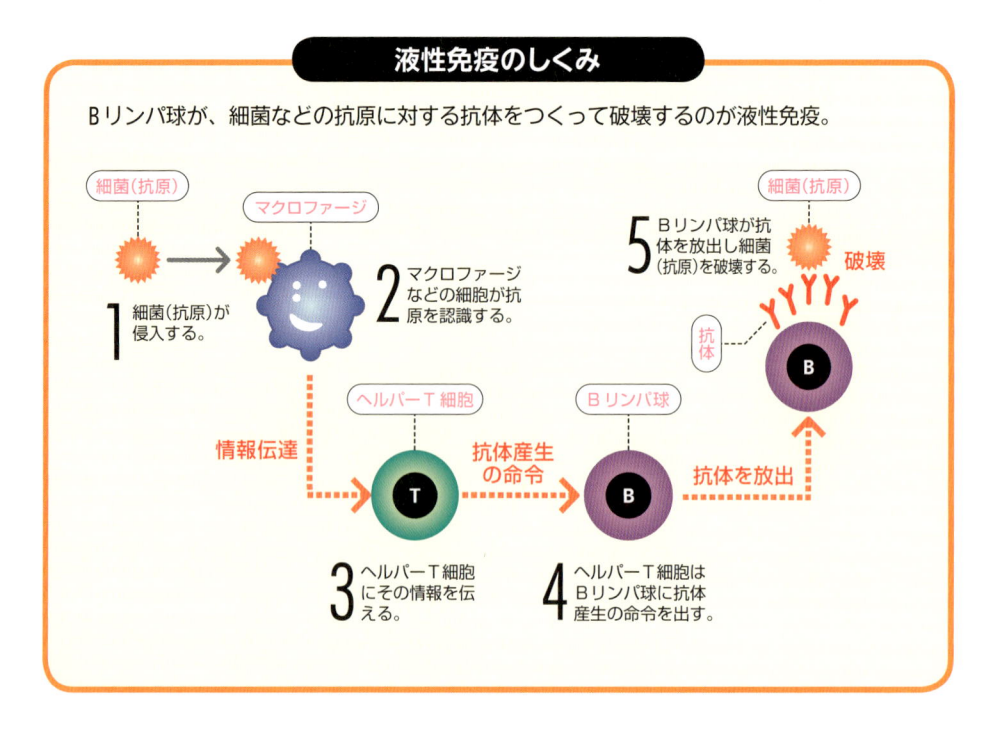

液性免疫のしくみ

Bリンパ球が、細菌などの抗原に対する抗体をつくって破壊するのが液性免疫。

1. 細菌(抗原)が侵入する。
2. マクロファージなどの細胞が抗原を認識する。
3. ヘルパーT細胞にその情報を伝える。
4. ヘルパーT細胞はBリンパ球に抗体産生の命令を出す。
5. Bリンパ球が抗体を放出し細菌(抗原)を破壊する。

一方リンパ球は、細菌やウイルスが侵入すると、抗体をつくり防御します。体内に細菌やウイルスが次に侵入したときにはこの抗体が素早く退治してくれます。このように、白血球にはそれぞれに作用するはたらきが少し異なります。

液性免疫と細胞性免疫のしくみ

リンパ球には**Bリンパ球（B細胞）**と**Tリンパ球（T細胞）**の2種類があります。感染した細菌や血液中のウイルスなどに対して、Bリンパ球が抗原を攻撃するタンパク質をつくって放出し、破壊します。このタンパク質を抗体または免疫グロブリンといいます。このしくみを**液性免疫**といいます。

一方、細胞内に侵入した細菌やウイルスに対しては、Tリンパ球が細胞傷害性T細胞（キラーT細胞）となり、ウイルスに感染した細胞を殺します。これを**細胞性免疫**といいます。

重要語句

細胞性免疫
抗原に、T細胞などが直接反応する免疫。がん細胞の溶解、臓器移植の拒絶反応などがある。

病気ミニ知識

後天性免疫不全症候群（AIDS）
ヒト免疫不全ウイルス（HIV）がT細胞に感染し、T細胞の情報伝達、マクロファージの活性化などをするヘルパーT細胞が破壊される病気。

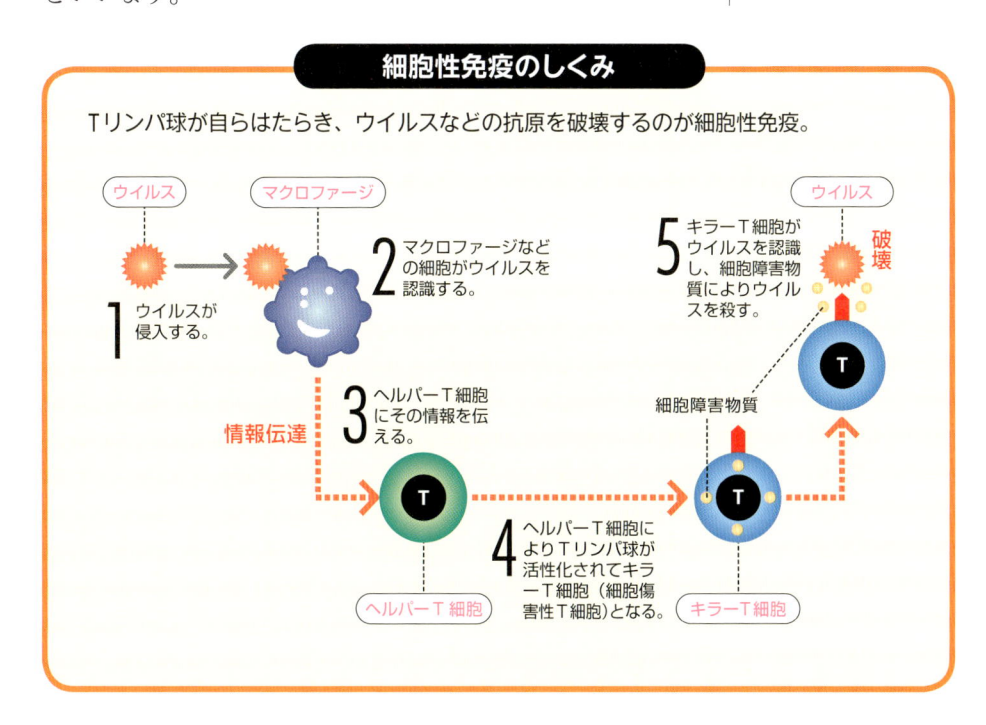

細胞性免疫のしくみ

Tリンパ球が自らはたらき、ウイルスなどの抗原を破壊するのが細胞性免疫。

1. ウイルスが侵入する。
2. マクロファージなどの細胞がウイルスを認識する。
3. ヘルパーT細胞にその情報を伝える。（情報伝達）
4. ヘルパーT細胞によりTリンパ球が活性化されてキラーT細胞（細胞傷害性T細胞）となる。
5. キラーT細胞がウイルスを認識し、細胞障害物質によりウイルスを殺す。（破壊）

血液の機能

血小板のはたらき

血小板の役割は止血

　血小板は、出血を止めるときの血液凝固に重要なはたらきをします。血小板は赤血球（→P110）と同じく骨髄内の血液幹細胞からつくられ、核がありません。

　血小板は血液中を常に循環しているので、血管が傷つけられるとすぐにその場ではたらきます。その寿命は約3〜10日で、赤血球の120日に比べると短い寿命です。血管は傷つけられるとまず収縮し、血液が失われないようにします。血小板は、血管の穴が開いた部分に集まります。これを凝集といいます。さらに多くの血小板が重なることで、止血します。血小板が少なくなると、この止血のはたらきができなくなるため、血管からもれた血液が皮下にたまりあざがたくさんできるようになります。

止血のしくみ

　血管の内皮細胞が傷つくと血小板が凝集し、血小板血栓をつくって出血を止めます。これにかかる時間は約2〜4分です。血小板血栓がつくられると、さらに出血しないように、凝固系タンパク質とよばれるフィブリンなどの凝固因子やビタミンKなどのはたらきでフィブリン網が形成され、凝血塊（血栓、フィブリン塊）ができます。血栓はそのままにしていると血管を閉塞してしまう可能性があるため、止血が完了すると線溶とよばれるしくみによって、凝血塊は溶かされ、閉塞していた血管は再開通します。

　このように、血管が傷つけられるとまず血小板が凝集して止血をおこない、凝固系のタンパク質が止血を仕上げ、最後に線溶のしくみによって元の血管の状態に戻すはたらきをしています。

用語解説

凝集
分子やイオンが集まり、固まりをつくること。

重要語句

フィブリン
血液の凝固に関わるタンパク質。傷口などに血小板とともに重なり、血球をくるみこんで塊をつくる。止血や血栓形成に重要な役割を担う。

線溶
固まった血栓を溶かして分解すること。止血が完了した後におこなわれる。

病気ミニ知識

血友病
血液凝固に関与する因子が欠乏していて、わずかな傷にもすぐ出血し、出血が止まりにくくなる。遺伝性で主に男性に現れる。凝固因子製剤を点滴して治療するが、以前はこの点滴でHIVや肝炎の感染がおこった。

止血のしくみ

出血を止めるのは血小板だが、止血後はフィブリンなどのタンパク質（凝固因子）も重要な役割を担う。

❶血管に傷がついて血液がもれ出す。

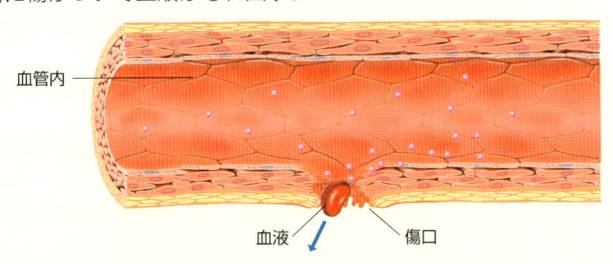

血管内／血液／傷口

❷傷口に血小板が引きよせられていく。

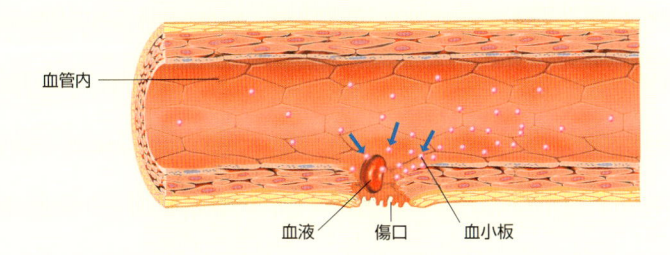

血管内／血液／傷口／血小板

❸血小板がくっついて血が固まり、血小板血栓をつくる。

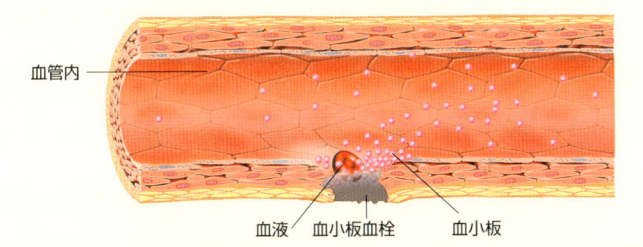

血管内／血液／血小板血栓／血小板

❹フィブリンが血小板や赤血球を巻きこんで凝血塊をつくり、傷口をふさぐ。

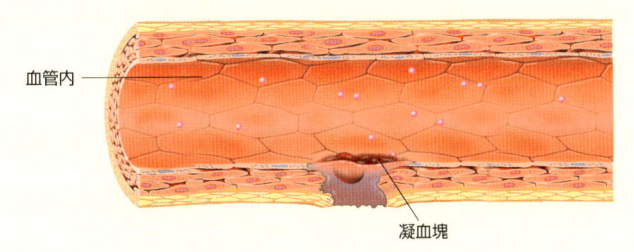

血管内／凝血塊

血液の機能

ABO式血液型

ABO式血液型は抗原が異なる

　ABO式血液型は赤血球膜にある抗原（凝集原）のちがいによって決められています。赤血球にA抗原がある血液はA型、赤血球にB抗原がある血液はB型、AとBの両方があればAB型、AもBもなければO型です。

　一方、血漿中には抗体（凝集素）がふくまれていて、これらはA抗原に対する抗A抗体（αともいう）とB抗原に対する抗B抗体（βともいう）の2種類があります。異なった血液が混ざると、赤血球の抗原と血漿中の抗体が反応し、血液凝固などの現象を引きおこします。これによっておこる状態を血液不適合といいます。この現象を引きおこすのは、主にABO式血液型とRh式血液型の不適合です。

　人の赤血球には数十〜数百もの抗原があり、ABO式だけでなく、さまざまな分類方法があります。

血液の凝集

　同じ血液の血漿中には、抗原と凝集をおこさない抗体がふくまれています。つまりA型にはβが、B型にはαが、AB型にはαもβもふくまれていませんが、O型にはαとβが両方ふくまれています。このため、輸血をする際には血液を与える人（供血者）と血液を受けとる人（受血者）の血液が凝集しない組み合わせを選びます。

　ABO式血液型はメンデルの法則で遺伝します。AとBに優劣はなく、AとBはOに対して優性です。両親から1つずつ受けとるので、表現型A型の遺伝子はAAとAO、B型ではBBとBOで、O型はOOのみ、AB型はABのみとなります。血液型の出現頻度は日本人ではA型40%、O型30%、B型20%、AB型10%程度です。

用語解説

凝集原
赤血球の膜上や細菌の体表にある抗原で、抗体と結合する。ABO式血液型ではAとBの2種類がある。
赤血球などの抗原と結合し、集まった状態にする抗体のこと。

表現型
外見で観察できる生物個体の形態的・生理的な形状。

Rh式血液型
ABO式と同様に輸血の際に重要。Rh^+とRh^-の2種の血液型がありRh^+の血液をRh^-の人に輸血すると凝集がおきるが、逆の場合は凝集がおこらない。日本人の大部分はRh^+だが、欧米白人ではRh^+は約85%でRh^-の人が約15%。

重要語句

メンデルの法則
親の形質は遺伝子によってある規則性をもって子に伝わるということ。優性の法則・分離の法則・独立の法則の3つの法則からなる。

ABO式血液型の判定

ABO式血液型を判定するには、A型血液の血清（抗A血清）とB型血液の血清（抗B血清）を準備し、それぞれに赤血球を付着させ、凝集反応の有無から調べる。

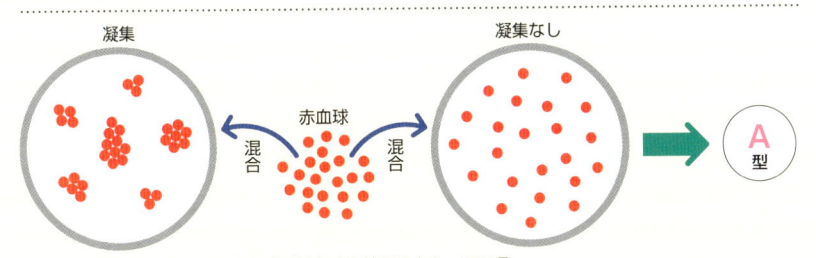

抗A血清（α） / **抗B血清（β）**

凝集 / 凝集なし → **A型**

抗A血清で凝集するのは、赤血球が対応する抗原Aをもっている。

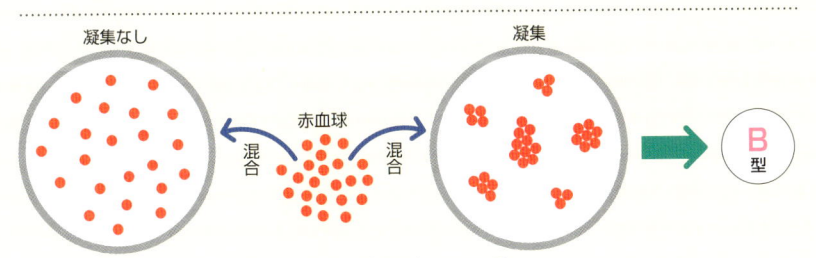

凝集なし / 凝集 → **B型**

抗B血清で凝集するのは、赤血球が対応する抗原Bをもっている。

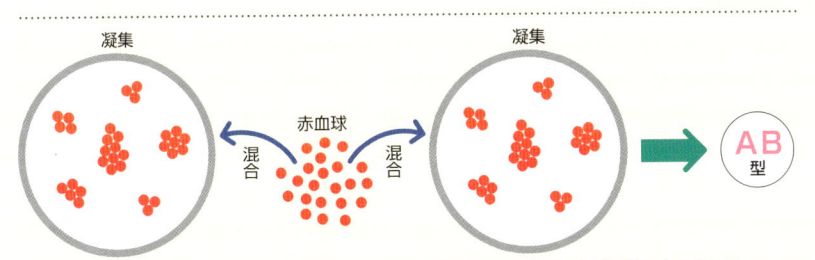

凝集 / 凝集 → **AB型**

抗A血清と抗B血清のどちらにも凝集するのは、赤血球が対応する抗原Aと抗原Bをもっている。

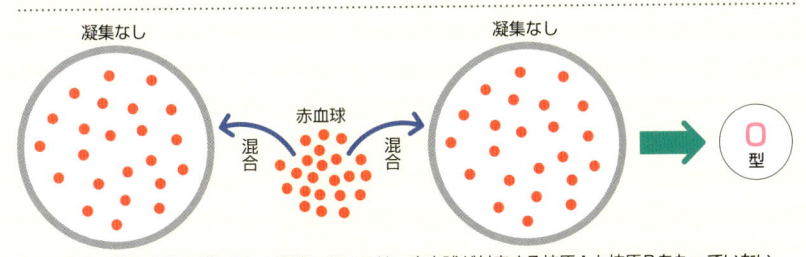

凝集なし / 凝集なし → **O型**

抗A血清と抗B血清のどちらにも凝集しないのは、赤血球が対応する抗原Aと抗原Bをもっていない。

血液の循環

循環のしくみ

血液は体を循環する

　生きるために心臓から酸素や栄養素を十分にふくんだ血液が全身にくまなく運ばれています。血液を送り出す役割は、にぎりこぶし大の心臓が担っています。血液は**心臓のポンプ作用**により、動脈を通って全身の組織や細胞に運ばれ、静脈を通って再び**心臓**に戻ります。

　血液は、心臓の**左心室**（→P123）から**酸素**濃度の高い**動脈血**として全身に運ばれます。まず、**左心室**から大動脈→動脈→細動脈を経て、全身の毛細血管まで運ばれます。**毛細血管**で酸素や二酸化炭素の交換（→P128）をおこなうと、酸素濃度が低く**二酸化炭素**濃度の高い静脈血となって、細静脈→静脈→大静脈を経て、右心房へ戻ってきます。このように血液が体を循環することを、**体循環**または**大循環**といいます。

用語解説

動脈
心臓から押し出される血液が流れる血管。

静脈
心臓へ入りこむ血液が流れる血管。

動脈血
肺で得られた酸素を多くふくむ血液。

静脈血
全身に酸素を運んだ後の二酸化炭素を多くふくむ血液。

重要語句

ポンプ作用
心臓はポンプのように毎分60～70回ぐらい収縮を繰り返し、血液を送り出す。この収縮のことで、拍動ともいう。

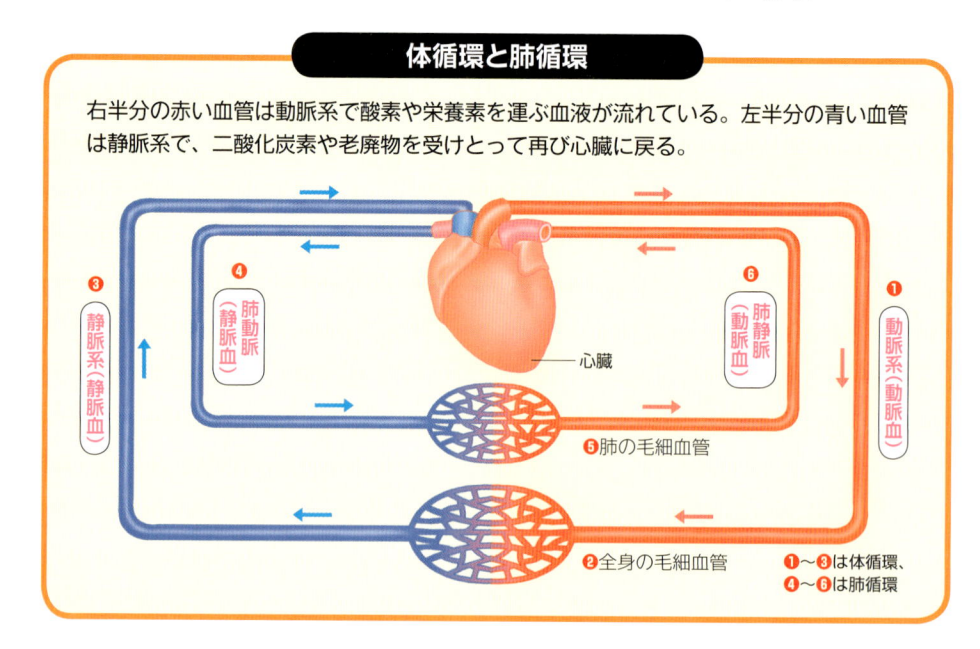

体循環と肺循環

右半分の赤い血管は動脈系で酸素や栄養素を運ぶ血液が流れている。左半分の青い血管は静脈系で、二酸化炭素や老廃物を受けとって再び心臓に戻る。

❶動脈系（動脈血）
❷全身の毛細血管
❸静脈系（静脈血）
❹肺動脈（静脈血）
❺肺の毛細血管
❻肺静脈（動脈血）
心臓

❶～❸は体循環、❹～❻は肺循環

各臓器への血液配分

　右心房に戻ってきた血液は二酸化炭素が多くふくまれているので、これをとりのぞいてきれいにする必要があります。すべての血液が肺動脈（静脈血）を経て、肺の毛細血管に入ります。ここで外界からとり入れた酸素と静脈血中の二酸化炭素を交換し、酸素濃度の高い静脈血として肺静脈から左心房に戻ります。この循環では肺をとおるので、肺循環または小循環といいます。血液は体循環と肺循環で全身をめぐっています。

　安静時に心臓から出る血液量の約15％は脳に、約25％は腎臓に、25～30％は消化器系に、約15％が全身の骨格筋に、約5％が冠状動脈に、10～15％が全身の皮膚その他へ送られます。激しい運動をすると、骨格筋への配分量が増えますが、逆に消化器系への配分量は減ります。

病気ミニ知識

高血圧
血圧が正常範囲を超えて高く維持されている状態。長く続くと血管が硬くなる動脈硬化や虚血性心疾患（狭心症や心筋梗塞）や脳卒中などの発作をおこすおそれがある。

心不全
心臓弁膜症・心筋梗塞・高血圧・慢性肺疾患などが原因で、心臓のポンプ機能が低下して、肺や全身に必要な量の血液を送り出せなくなった状態。

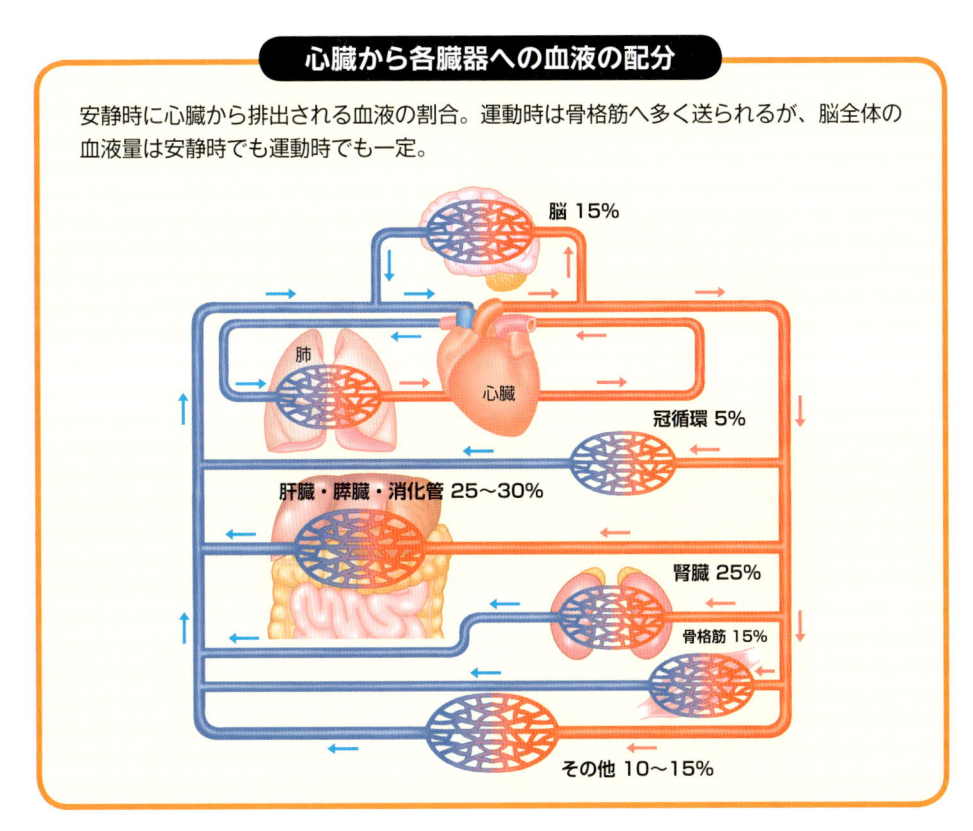

心臓から各臓器への血液の配分

安静時に心臓から排出される血液の割合。運動時は骨格筋へ多く送られるが、脳全体の血液量は安静時でも運動時でも一定。

- 脳 15％
- 冠循環 5％
- 肝臓・膵臓・消化管 25～30％
- 腎臓 25％
- 骨格筋 15％
- その他 10～15％

心臓の機能

心臓の構造とはたらき

心臓のしくみ

　人の心臓は2心房2心室といって、**右心房**、**左心房**、**右心室**、**左心室**と4つの部屋があります。心房と心室は、**心筋**とよばれる丈夫な筋肉でできています。心筋は、特殊心筋と固有心筋と2種類あります。心臓は常に十分な量の**血液**を全身に送らなければならないので、心筋は他の筋肉、特に骨格筋に比べて特殊なはたらきと構造をしています。

　特殊心筋は電気刺激をつくり出し、それを心臓全体に伝達します。心臓に固有な興奮を発生し、**心房筋**や**心室筋**に伝えて心拍数の調節、心房、心室の収縮タイミングの調節などをおこなっています。**固有心筋**は**心房**や**心室**をつくり、**収縮・弛緩**を繰り返すことで血液を全身に**拍出**するはたらきがあります。

心臓の自動性

　心臓は、**収縮**と**拡張**（弛緩）を規則正しく繰り返し、**血液**を全身に送り続けます。1分間に左心室から送り出される血液の量は、およそ5ℓです。1日あたり7200ℓにもなり、休まずはたらいています。

　体外に心臓をとり出しても、心臓が単独で動き続けることができるのは、心臓の**自動性**によるものです。心臓は、神経の命令など他からの刺激を受けなくても、自動的に興奮し拍動することができ、規則正しい脈をつくり出せるのです。これは、特殊心筋の中にある刺激伝導系という信号の流れる道があるためです（➡P126）。

　心臓には、規則正しく動くように管理する部位が数カ所あります。この部位を通らずに心筋を収縮するような刺激が発生すると、**不整脈**になります。

用語解説

心筋
➡P198

拍出
心臓が拍動するごとに血液を心臓から送り出すこと。

重要語句

特殊心筋
興奮を心臓全体に伝え、同時に心筋全体が収縮したり弛緩したりするシグナルを送り続ける心臓の心筋部分。特殊心筋の洞房結節、房室結節、ヒス束などの集まりを刺激伝導系とよぶ。

固有心筋
特殊心筋からの刺激を受けて実際に心臓の収縮にはたらく心臓の筋肉。

病気ミニ知識

不整脈
心臓の規則正しい拍動が乱れた状態。症状としては、動悸、めまい、失神、息切れ、胸痛などがある。心電図で診断する。

心臓の構造

心臓は、右心房、左心房、右心室、左心室の4つの部屋から成る。血液は上大静脈と下大静脈から右心房に入り、右心室から肺へ送りこまれる。肺からの血液は左心房から入り、左心室から大動脈を通って全身へ送られる。血液の逆流を防ぐために弁で仕切られている。

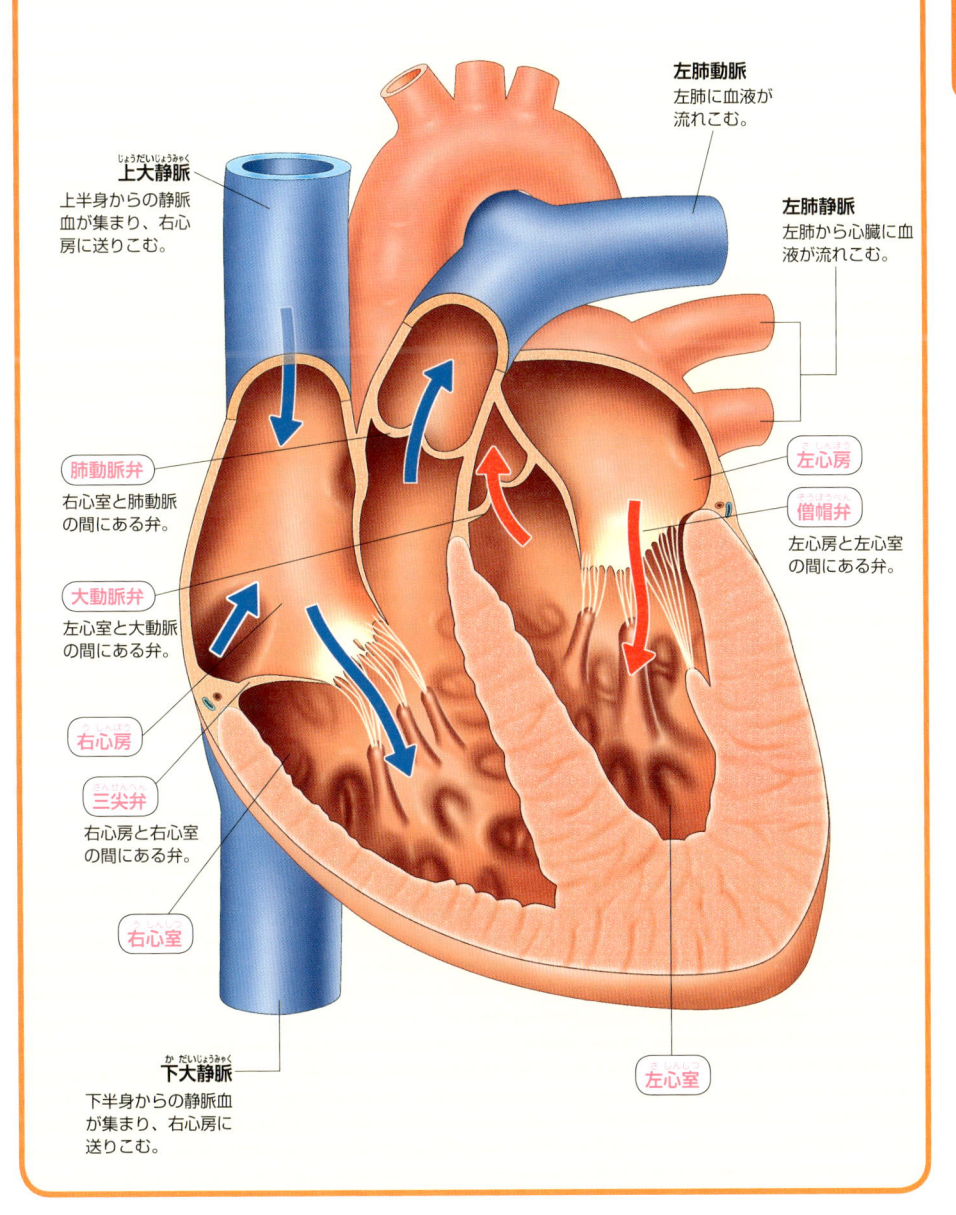

PART 6 血液と循環のしくみ

左肺動脈
左肺に血液が流れこむ。

上大静脈
上半身からの静脈血が集まり、右心房に送りこむ。

左肺静脈
左肺から心臓に血液が流れこむ。

肺動脈弁
右心室と肺動脈の間にある弁。

左心房

僧帽弁
左心房と左心室の間にある弁。

大動脈弁
左心室と大動脈の間にある弁。

右心房

三尖弁
右心房と右心室の間にある弁。

右心室

下大静脈
下半身からの静脈血が集まり、右心房に送りこむ。

左心室

心臓の機能

心臓のポンプ作用

ポンプ作用のしくみ

　心臓は**収縮**と**拡張**を規則正しく繰り返し、血液を全身に送り続けます。これを心臓の**ポンプ作用**といいます。1回の拍動の経過を**心周期**といい、心周期には**収縮期**と**拡張期**があります。

　血液を送り続けるためには、収縮だけでなく、心臓内に血液をためるために**拡張**の時間を十分にとらなければなりません。**拡張期**に心室内に入りこんだ血液を**収縮期**に押し出すため、**拡張期**が短いと少量の血液しか送れなくなってしまいます。

　では、心臓のポンプ作用はどのようにおこなわれているのでしょう。まず**洞房結節**に興奮が生じる（➡P126）と、**心房**に興奮が伝わり、心房が収縮します。これにより、拡張期の心室に血液が送りこまれます。

心周期のサイクル

　心臓は**心周期**にしたがって、規則正しく**収縮**と**拡張**を繰り返します（➡右図）。心室内の血液がほぼ押し出されて心筋が収縮を終えると、弛緩して心臓内の圧力が急に低くなり、**大動脈弁**と**肺動脈弁**が閉じられます。この後、弛緩は進みますが、内容量は変化しません。弛緩するので心室内の圧力が心房内より低くなり、**三尖弁**と**僧帽弁**が再び開き、心房内の血液が心室の拡張により引き込まれます(充満期)。すると次の心周期が始まります。心臓はこのサイクルを繰り返しています。

　心臓は**拡張期**が長くなると、心室内に流入する血液量が増えて、より大きな力で**収縮**して、1回の**拍出量**が増えるしくみがあります。これをスターリングの心臓法則といいます。

用語解説

ポンプ作用
➡P120

拍動
心臓が自動的に収縮・弛緩し、脈を打つこと。

弁
心臓には4つの弁があり、血液を逆流させないはたらきがある。

三尖弁
心臓の右心房と右心室の間にある弁。

僧帽弁
心臓の左心房と左心室の間にある弁。その形状がカトリックの司教冠に似ているとしてこの名がついた。

重要語句

心周期
心臓はほぼ1秒ごとに1回拍動していて、この1秒間の最初から最後までをいう。この拍動する回数を心拍数という。心拍数は平均して1分間に60〜70回なので、1秒に1回以上の心周期がある。

洞房結節
心臓右心房付近にあるペースメーカーの役目をする部分。➡P126

心臓ポンプ作用のしくみ

心臓は収縮と拡張を繰り返すことで全身に血液を送る。例えば60kgの人であれば、血液量4.5〜4.8ℓは、1分足らずで体内を1周する。

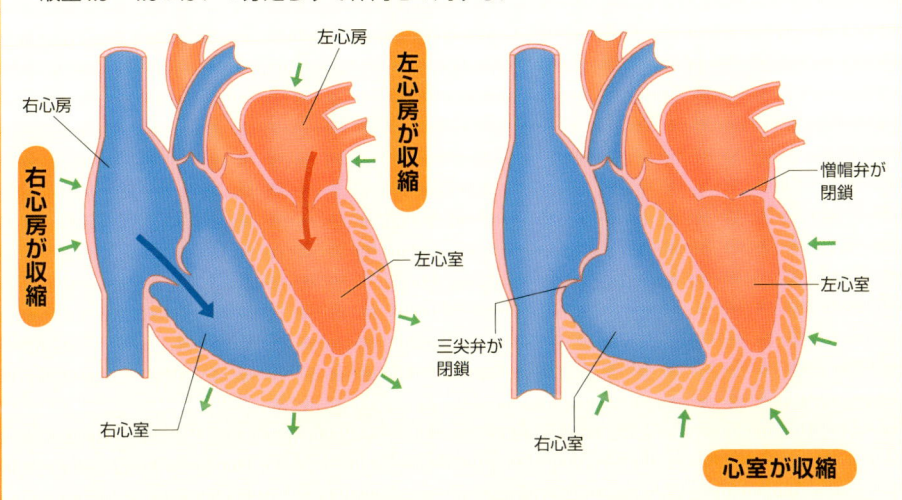

1 洞房結節の興奮により心房が収縮。その結果、心房内の圧力が高まり血液が心室内へ流れこむ。

（右心房が収縮／左心房が収縮、右心房、左心房、右心室、左心室）

2 心室が収縮をはじめると三尖弁と僧帽弁が閉鎖し心室内圧が急激に上昇。心室内の圧力が肺動脈と大動脈内の圧力を越えるまで続く。

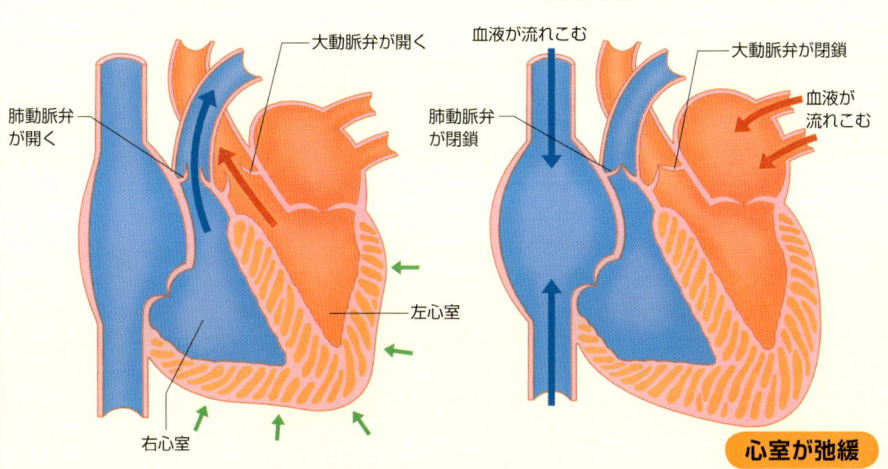

（心室が収縮、僧帽弁が閉鎖、三尖弁が閉鎖、右心室、左心室）

3 心室内圧が動脈圧を越えると大動脈弁と肺動脈弁が開き、心室内の血液が動脈へ流れる。

（大動脈弁が開く、肺動脈弁が開く、右心室、左心室）

4 心室内圧が低下し肺動脈弁と大動脈弁が閉鎖。心室内圧がさらに低下し、心房に血液が流れこむ。

（心室が弛緩、血液が流れこむ、大動脈弁が閉鎖、肺動脈弁が閉鎖、血液が流れこむ）

PART 6　血液と循環のしくみ

心臓の機能
心臓の電気的興奮

心臓の自動性はどう伝わる？

　心臓のリズムをつくるのは神経ではなく、心臓自身が動いてリズムをとっています。この心臓の自動性は、特殊心筋（→P122）のはたらきによるもので、心臓が収縮する前に電気的な興奮を心臓に伝えています。この一連の興奮の経路を刺激伝導系といいます。

　電気的興奮は、まず上大静脈の右心房の出入り口部にある洞房結節（洞結節）というところで発生します。これは筋繊維のかたまりで、心臓が自動的に動くように自発的な興奮を発生し、拍動のリズムをつくるペースメー

用語解説

房室結節
刺激伝導系の一部。右心房の中隔壁にある特殊な心筋。洞結節からの刺激を受けて、下方のヒス束に伝える。洞結節に障害があると自動的に興奮し、刺激を伝える。

洞調律
心臓が房室結節から収縮の信号を受けて、心臓が一定のリズムで収縮を繰り返すこと。

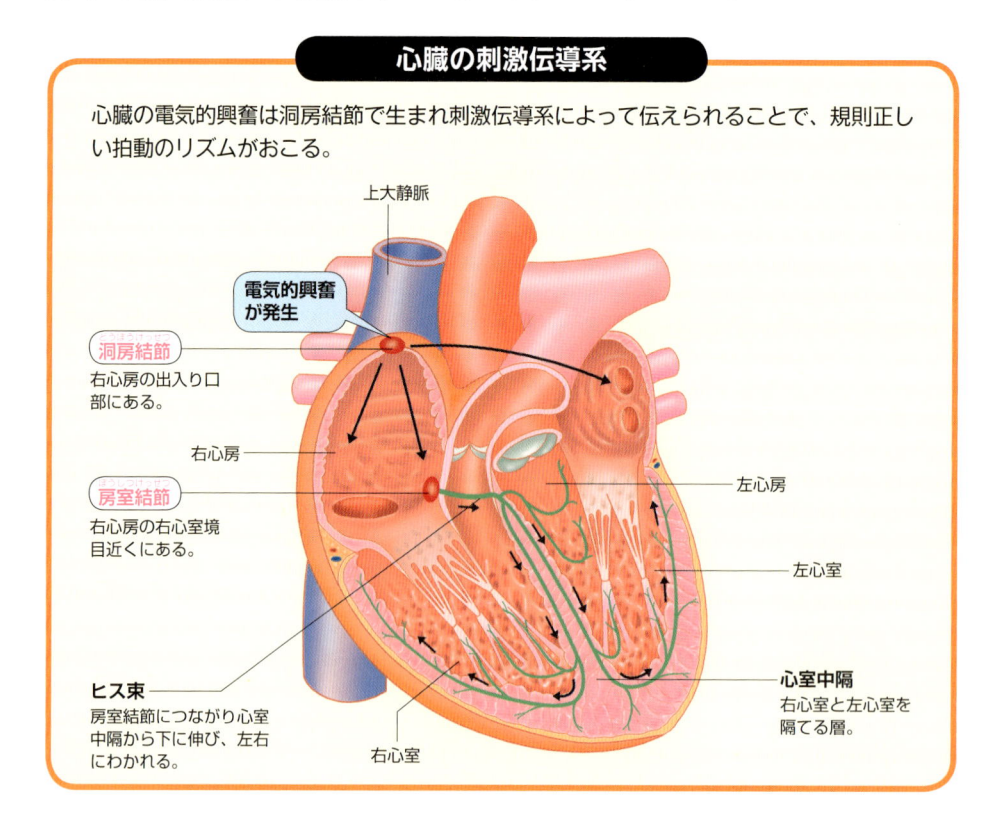

心臓の刺激伝導系

心臓の電気的興奮は洞房結節で生まれ刺激伝導系によって伝えられることで、規則正しい拍動のリズムがおこる。

- 上大静脈
- 電気的興奮が発生
- **洞房結節**：右心房の出入り口部にある。
- 右心房
- **房室結節**：右心房の右心室境目近くにある。
- **ヒス束**：房室結節につながり心室中隔から下に伸び、左右にわかれる。
- 右心室
- 左心房
- 左心室
- **心室中隔**：右心室と左心室を隔てる層。

カーとしてはたらいています。

洞房結節で生じた興奮は、左右の心房筋に伝えられ収縮させます。心房筋の収縮は、続いて右心房と右心室境界部近くにある房室結節を興奮させます。その興奮は、房室結節からヒス束へと続き、心室中隔上部で右と左にわかれて下へ流れていきます。

心電図は刺激伝導系を記録したもの

正常な心臓では、興奮は必ず洞房結節から発生して、刺激伝導系によって心室の規則正しいリズムがおこります。これらの電気信号の広がりを、体の表面に装着して電極で記録したものが心電図です。心電図は、心臓の興奮の様子を観察できるので、心臓の病気の診断に使われています。

まれに洞房結節以外の心筋に興奮が生じることがありますが、そのときは心室筋が洞調律とは異なるときに収縮してしまいます。この収縮を期外収縮といいます。心電図は不整脈の診断だけでなく、心筋に生じた梗塞性変化や虚血性変化を診断することができます。

用語解説

期外収縮
不整脈の一種。心筋の興奮が高まることによって、規則的な心臓の収縮以外に新たな収縮がおこること。

梗塞性変化
冠状動脈がつまって心筋が一部壊死をおこすこと。

虚血性変化
冠状動脈が一時的に細くなりその先の心筋に十分な血液がいかない状態。

重要語句

洞房結節
→P124

心電図の波形

洞房結節で発生した興奮は心房から心室へと伝わる。この伝導が血液の流れを決めるため、その波形を心電図として観察できる。QTが長い人は不整脈をおこしやすい傾向がある。

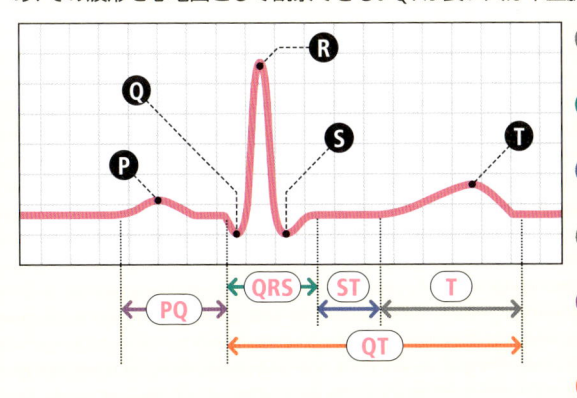

P 心房の興奮を表す。
QRS 心室の興奮開始を表す。
ST 心室全体が興奮している時期。
T 心室の興奮終了を表す。
PQ 興奮が心房から心室に伝わるのにかかる時間。
QT 心室の興奮から終了までを表す。

血管の機能

血管のはたらき

血管の種類

　血管は、心臓が押し出した血液を効果的に全身に運ぶ役割をしています。血管は血液の流れ、つまり血流をつくります。血流によって血液が運ばれることで、末梢での物質交換が可能になり、循環系の機能が果たされます。この役割を果たすために、血管をつくる筋肉は血管の太さによって性質が異なります。

　大動脈のような太い血管は、心臓による強くて断続的な血液の流れを受け止めるため、弾性組織と平滑筋が豊富な弾性血管です。細動脈は平滑筋が豊富で、内径を大きくさせて心臓からの圧力に抵抗する血管です。これが血圧をつくり出します。抵抗を変化させることにより、組織への血液量の調節をおこなうため、抵抗血管とよばれます。静脈系は大量の血液をためることができるため、容量血管とよばれています。

毛細血管での物質交換

　心臓から出ている動脈は次々と枝わかれをして段々と細くなり細動脈になります。この細動脈から、さらに枝わかれをしているのが毛細血管です。

　毛細血管は細く、平滑筋がありません。血管の壁の細胞間のすきまが大きいので血液からは水分、栄養素、酸素が供給され、組織からは二酸化炭素と老廃物、余分な水が渡されます。このため毛細血管は交換血管ともよばれます。

　この物質交換は、血流があってはじめておこなわれるものなので、血流が停止すると物質交換も停止します。毛細血管は、体のすみずみでこれら物質交換の重要な役割を担っています。

用語解説

物質交換
酸素と二酸化炭素のガス交換や、糖やアミノ酸のとりこみのこと。

弾性組織
弾性繊維を多くふくみ、弾性のある組織。動脈などにある。

平滑筋
➡P198

重要語句

細動脈
毛細血管に入る前にある細い血管。

毛細血管
動脈と静脈をつなぐ網目状の細い血管。ガス交換などをおこなう重要な役割を担っている。

血管の構造

血管は、心臓から出る動脈と心臓へ送りこまれる静脈にわけられる。動脈と静脈は末梢へ向かうにつれて細くなり、中動脈、小動脈、細動脈となり、毛細血管へとつながる。

動脈の構造（断面図）

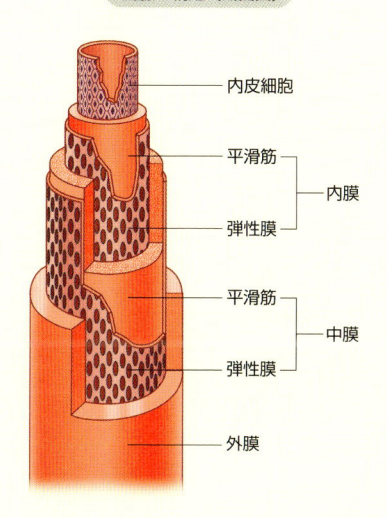

- 内皮細胞
- 平滑筋 ─┐
- 弾性膜 ─┴ 内膜
- 平滑筋 ─┐
- 弾性膜 ─┴ 中膜
- 外膜

動脈は何層にもなっていて壁が厚く、弾性に富んでいる。断面は丸い。

静脈の構造（断面図）

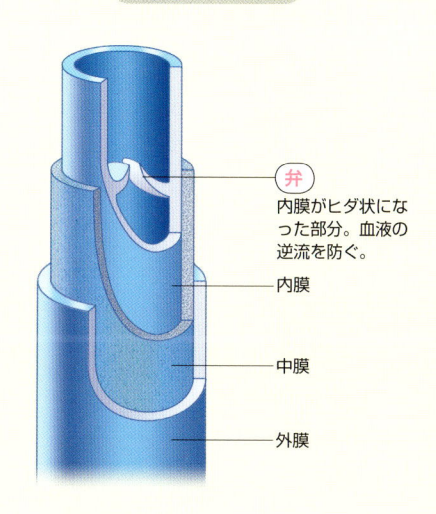

- 弁：内膜がヒダ状になった部分。血液の逆流を防ぐ。
- 内膜
- 中膜
- 外膜

静脈は壁が薄く、動脈にくらべて弾性がない。断面は扁平。

毛細血管の構造

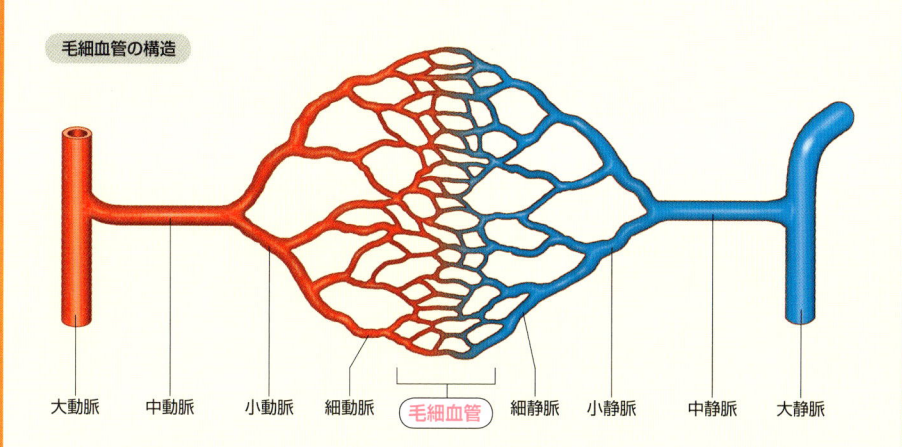

大動脈　中動脈　小動脈　細動脈　毛細血管　細静脈　小静脈　中静脈　大静脈

大動脈は心臓から出て、頭部や手足に伸びる中動脈、各内臓に血液を運ぶ小動脈、細動脈へとつながり、最終的に毛細血管となる。毛細血管でガス交換した血液は、細静脈、小静脈、中静脈、大静脈へと徐々に太い静脈へと集まる。

PART 6 血液と循環のしくみ

血管の機能

冠状動脈のはたらき

冠状動脈は心臓に酸素を送り込む血管

体中に血液を送り出す心臓のポンプ作用を担うのは心筋（➡P122）ですが、心筋がはたらくには酸素やエネルギーが必要です。そこで、心筋に酸素やエネルギーを補給する役割をするのが**冠状動脈**です。

冠状動脈は心臓壁にあり、**左冠状動脈**と**右冠状動脈**に枝わかれしています。どちらも大動脈弁から出ています。**左冠状動脈**は大動脈の左側から出て、その枝わかれしたところは大部分の心臓前壁（前室間枝）と左心室壁（回旋枝）に血液を送りこみます。**右冠状動脈**は、主に右心室に血液を送りこみます。冠状動脈は心臓自身が血液を循環させるための栄養血管なので、他の臓器に比べて多くの血液（重量比で約10倍）が流れています。

用語解説

虚血
動脈血量の減少による局所の貧血。

ニトログリセリン
血管拡張作用のある薬。

カテーテル
細い管状の医療器具。

ステント
人体の管状の部分（血管など）を管腔内部から広げる医療機器。

冠状動脈造影
冠状動脈をフィルムに撮影し、冠状動脈の状態を詳しく調べること。

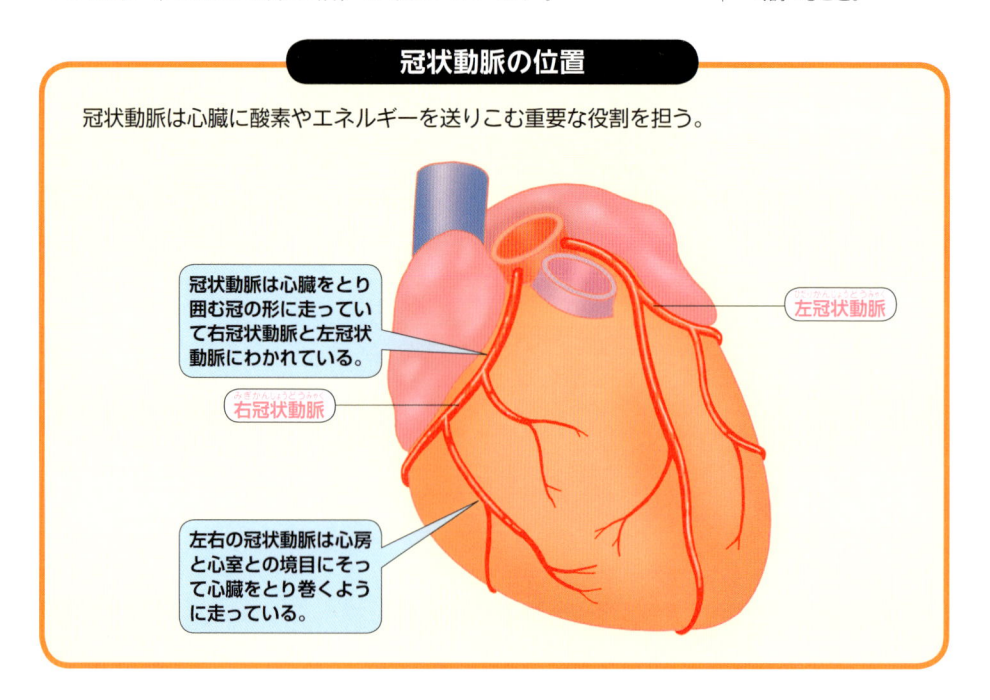

冠状動脈の位置

冠状動脈は心臓に酸素やエネルギーを送りこむ重要な役割を担う。

- 冠状動脈は心臓をとり囲む冠の形に走っていて右冠状動脈と左冠状動脈にわかれている。
- 右冠状動脈
- 左冠状動脈
- 左右の冠状動脈は心房と心室との境目にそって心臓をとり巻くように走っている。

狭心症と心筋梗塞

心筋細胞で血流が減少したり、途絶えたりすることが原因となって生じる心臓の病気を、**虚血性心疾患**といいます。冠状動脈から心筋への酸素供給が不足するとおこる病気で、動脈硬化が主な原因です。

心筋の酸素需要に対して供給が不足するため、一過性に生じる**狭心症**と、**血栓**などにより冠状動脈が閉塞して**心筋壊死**がおこる**心筋梗塞**があります。虚血性心疾患には、冠状動脈を拡張させる**ニトログリセリン**が有効ですが、心筋梗塞には無効です。

冠状動脈は細い動脈ですが、**心筋梗塞**がおこっても早期であれば冠状動脈造影で閉塞部を確認し、**カテーテル**を使って開通させ、閉塞部に**ステント**を入れることで、心臓への血流を回復させる治療ができるようになってきました。

重要語句

冠状動脈
心臓に酸素などのエネルギーを送りこむ動脈。冠動脈ともいう。

病気ミニ知識

狭心症
冠状動脈の硬化・痙攣などが原因で血流が一時的に減少し、心筋への酸素供給が不足するためにおこる。心筋梗塞の一歩手前。

心筋梗塞
冠状動脈からの血流量が少なくなり、心筋が虚血状態になり壊死することでおこる。

狭心症と心筋梗塞の原因

コレステロールなどの塊ができて血管が狭くなり冠状動脈からの酸素供給が不足するのが狭心症。さらに進行すると血管壁が破裂し血栓ができて血管が詰まる。これが心筋梗塞。

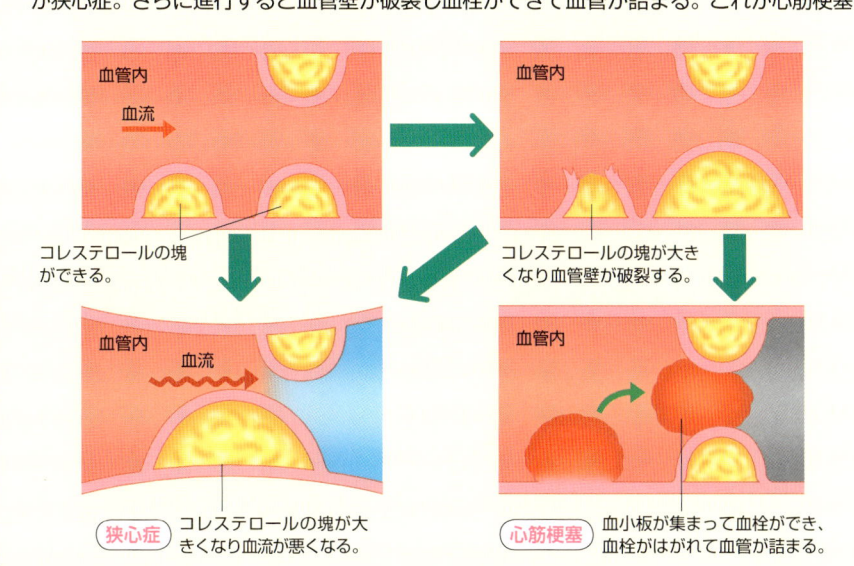

- 血管内・血流 → コレステロールの塊ができる。
- コレステロールの塊が大きくなり血管壁が破裂する。
- **狭心症**：コレステロールの塊が大きくなり血流が悪くなる。
- **心筋梗塞**：血小板が集まって血栓ができ、血栓がはがれて血管が詰まる。

MEDICAL COLUMN
狭心症と心筋梗塞

危険因子が重なると動脈硬化が進む？

　狭心症や心筋梗塞は、心臓を養っている冠状動脈の病気で、いわゆる「血管が細くなる」あるいは「血管が詰まる」ことによって、動脈が支配している領域に十分な血液がいかないためにおきます。狭心症の場合は、薬で血管の収縮を抑えることができれば、血流が回復して心臓の虚血は回復します。しかし心筋梗塞では、冠状動脈が詰まってしまった領域の心臓細胞は壊死をおこします。

　心筋梗塞で冠状動脈が詰まってしまった場合でも、早期であればカテーテルを太ももなどの血管から挿入し、冠状動脈にステントを入れて血管を広げる治療があります。血管が詰まる主な原因は動脈硬化です。動脈の内膜にコレステロールなどの脂肪からなる塊ができて、それが次第に大きくなり、動脈の内腔を狭くします。血栓がつくられ、内腔が狭まると、その結果動脈は完全にふさがります。動脈硬化の原因となるのは、高血圧、糖尿病、脂質異常症などですが、これらが複数重なると、動脈硬化のリスクがさらに高くなります。

　この例として、約20年前に提唱された「死の四重奏」という考え方があります。これは、肥満、糖尿病、高中性脂肪血、高血圧が合併すると、死亡率が高くなるというものです。メタボリックシンドロームでは、糖代謝異常、脂質代謝異常、高血圧などがありますが、それらの原因は内臓脂肪蓄積にあるという点が「死の四重奏」より新しい考え方となっています。生活習慣の改善によってこれらのリスクとなる要因をできるだけ減らすことが、虚血性心疾患の予防に重要です。

　また、これら以外に虚血性疾患の大きな原因として、喫煙と加齢があります。禁煙により動脈硬化のリスクは明らかに減少します。加齢は止めることはできませんが、米国での約8年間の長期観察によると、同じ年齢でも定期的に激しい運動の習慣がある人（テニス、水泳、ランニングなど週に1．5時間以上）は、運動する習慣のない人に比べて心筋梗塞になるリスクが30〜40％減少することがわかっています。

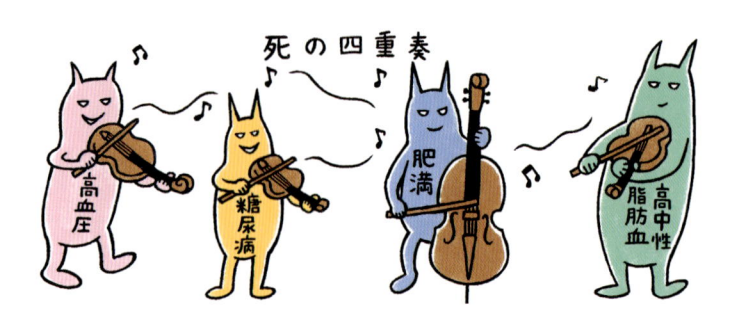

PART 7
ホルモンのはたらき

内分泌系の機能
ホルモンのはたらき

ホルモンとは

ホルモンは体の中で分泌され、体内の状況に合わせて、各器官のはたらきを適切に調節する役割をする物質です。例えばエストロゲンという女性ホルモンは、女性の第2次性徴発現を促すなどのはたらきがあります（➡P156）。

ホルモンは内分泌腺とよばれる器官から直接血液に分泌されます。臓器や組織からも分泌されます。

ホルモンは、血液を流れて遠く離れた器官に作用するため、その作用するしくみを内分泌（エンドクリン）といいます。これに対して汗や涙、消化液のように導管を通って、分泌器官の外に出ていくものを外分泌（エクソクリン）といいます。

内分泌による情報伝達と神経伝達の違い

体内のさまざまな細胞の調節は、主に内分泌系と神経系でおこなわれています。どちらも体外や体内環境の変化に応じて、体内の恒常性（ホメオスタシス）を保つためのはたらきをしているため、共通点が多くあります。

ただ、その大きな違いは、内分泌系は内分泌腺から分泌されて血液を通しておこなわれるのに対し、神経系ではシナプスを通して直接つながっている標的細胞に作用するということです。

内分泌による伝達は血液を通して伝わるため、伝達は緩やかですが、持続時間は血液濃度が維持される限り続くために長いという特徴があります。

一方、神経系では神経細胞の興奮が活動電位として軸索を通じて伝わり、神経末端で化学的信号（神経伝達物質）に変換され、シナプスを通して標的細胞に作用されます（➡P172）。そのため神経伝達は速く伝わります。

用語解説

第2次性徴発現
性腺が発達して性ホルモンの分泌が高まり、女性は初潮がはじまり男性は精通がおこる。➡P156

内分泌
生体内の分泌腺が分泌物を直接に血液などの中へ放出すること。英語でエンドクリンという。

外分泌
道管を通して分泌物を体表や消化管内などに放出すること。英語でエクソクリンという。

活動電位
➡P26

軸索
➡P172

重要語句

ホメオスタシス
生体が外的および内的環境の変化を受けても、生理状態などを調整し、常に一定に保つこと。またその能力のこと。神経やホルモンのはたらきによる。

標的細胞
ホルモンがはたらきかける対象となる細胞。

ホルモンを分泌する主な器官

ホルモンは全身のさまざまな器官から分泌され、成長・代謝・生殖など生体のあらゆる機能の調整をおこなう。ホルモンのはたらきによって体内のホメオスタシスは維持される。

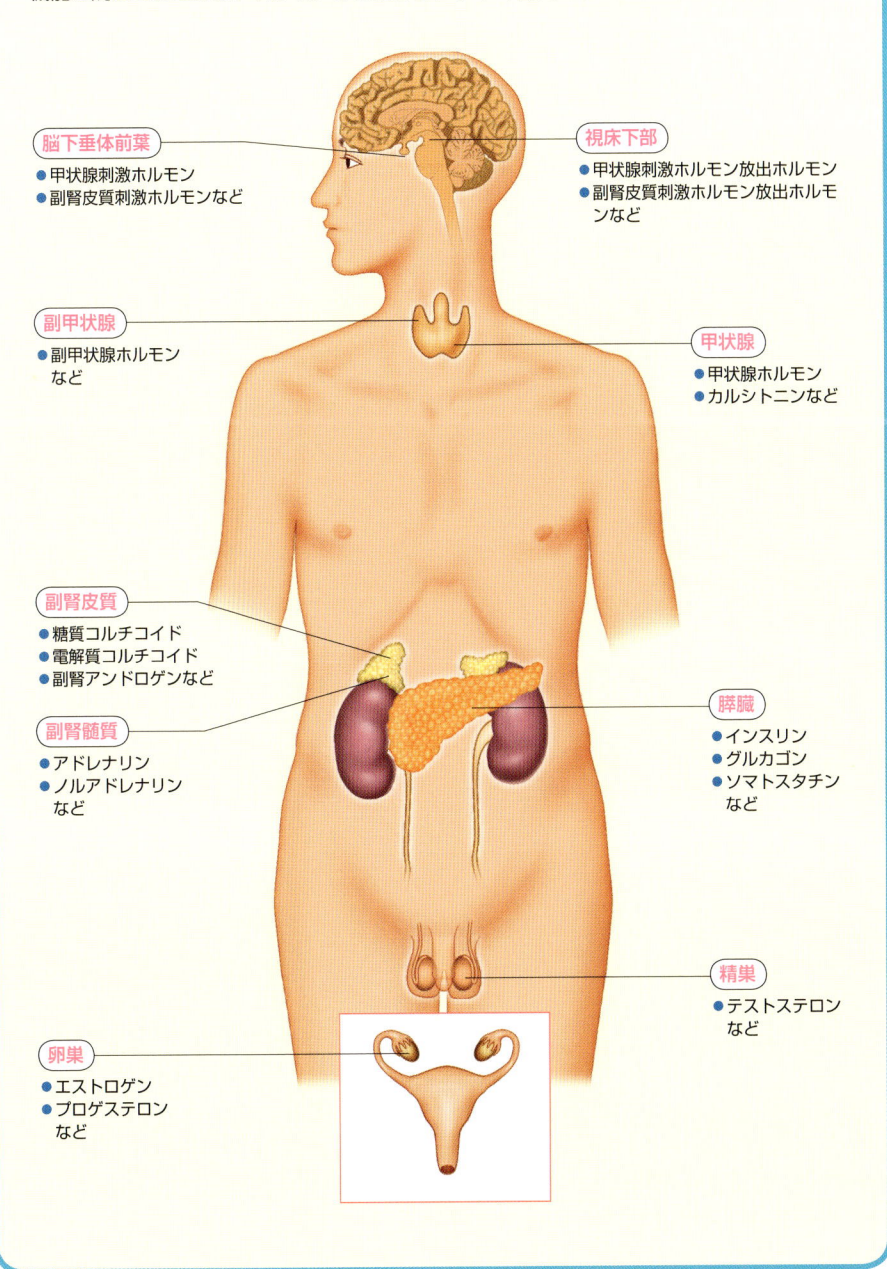

脳下垂体前葉
- 甲状腺刺激ホルモン
- 副腎皮質刺激ホルモンなど

視床下部
- 甲状腺刺激ホルモン放出ホルモン
- 副腎皮質刺激ホルモン放出ホルモンなど

副甲状腺
- 副甲状腺ホルモンなど

甲状腺
- 甲状腺ホルモン
- カルシトニンなど

副腎皮質
- 糖質コルチコイド
- 電解質コルチコイド
- 副腎アンドロゲンなど

副腎髄質
- アドレナリン
- ノルアドレナリンなど

膵臓
- インスリン
- グルカゴン
- ソマトスタチンなど

精巣
- テストステロンなど

卵巣
- エストロゲン
- プロゲステロンなど

PART 7 ホルモンのはたらき

内分泌系の機能

ホルモンの種類

分泌器官別による分類

放出されるホルモンは分泌器官によって異なり、そのはたらきもさまざまです（➡右表）。

化学構造によるホルモンの分類

ホルモンは、化学構造から次の3種類にわけられます。

①アミノ酸誘導体ホルモン

アミノ酸を材料として合成されたホルモン。アミノ酸のひとつであるチロシンなどから酵素反応によって合成され、その構造にアミノ基をもつものです。

例）カテコールアミン（アドレナリン、ノルアドレナリンなど➡P151）、甲状腺ホルモン（サイロキシンなど）

②ステロイドホルモン

コレステロールよりつくられ、その構造にステロイド核（➡P149）をもっています。合成されて医薬品として用いられることがあります。これはアミノ酸誘導体ホルモンも同じです。

例）副腎皮質ホルモン（アルドステロン、デオキシコルチコステロン）、性ホルモン（エストロン、テストステロン）

③ペプチドホルモン

数個から数100個のアミノ酸からなるホルモンで、大部分のホルモンがこれにふくまれます。

例）視床下部ホルモン、脳下垂体ホルモン、インスリン、グルカゴン、成長ホルモン、卵胞刺激ホルモン

溶け方による分類

ホルモンには水に溶けやすい水溶性のものと、水に溶けにくい脂溶性のものがあります。ペプチドホルモンやカテコールアミンなどの水溶性ホルモンは、血液中に溶

用語解説

アミノ酸誘導体ホルモン
アミノ酸から何らかの反応によって誘導されるホルモンの総称。

カテコールアミン
分子内にカテコールの構造をもつ生体アミンの総称。ドーパミン・ノルアドレナリン・アドレナリンなどがあり、副腎髄質細胞、脳または末梢の神経細胞で生合成される。

ステロイド核
6角-6角-6角-5角の4つの環がくっついた骨格（下図）をもつ化合物の総称。

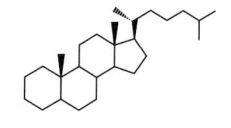

ペプチドホルモン
血流へ分泌され、内分泌機能をもっているペプチド類。ペプチドとは、決まった順番でさまざまなアミノ酸がつながってできたもの。

けて運ばれます（→P138）。また、**ステロイドホルモン**や**甲状腺ホルモン**などの**脂溶性ホルモン**は、**アルブミン**などの**輸送タンパク**と結合して血液中を運ばれ、最終的に標的臓器まで到達します（→P138、139）。

内分泌器官から分泌されるホルモンとその作用のまとめ

分泌器官	分泌されるホルモン	主な標的器官	主なはたらき
視床下部	甲状腺刺激ホルモン放出ホルモン	脳下垂体前葉	甲状腺ホルモンの分泌を刺激
	副腎皮質刺激ホルモン放出ホルモン	脳下垂体前葉	副腎皮質ホルモンの分泌を刺激
	成長ホルモン放出ホルモン	脳下垂体前葉	成長ホルモンの分泌を刺激
脳下垂体前葉	甲状腺刺激ホルモン	甲状腺	甲状腺ホルモンの分泌を促進
	副腎皮質刺激ホルモン	副腎皮質	副腎皮質ホルモンの分泌を促進
	卵胞刺激ホルモン	卵巣、精巣	卵巣、精巣の生殖細胞の成長促進
	黄体形成刺激ホルモン	卵巣、精巣	卵巣、精巣の生殖細胞の成長促進
甲状腺	甲状腺ホルモン	全身	基礎代謝の促進、成長促進
	カルシトニン	骨、腎臓	カルシウムイオンの腎での排泄を促進
副甲状腺	副甲状腺ホルモン	骨、腎臓	カルシウムイオンの腎での再吸収を促進
副腎皮質	糖質コルチコイド	全身	肝臓での糖新生促進
	電解質コルチコイド	腎臓	塩濃度と水のバランスを維持
	副腎アンドロゲン	全身	男性性器の発達、体毛の増加
副腎髄質	アドレナリン	骨格筋、心筋、血管、脂肪細胞など	筋収縮の促進、心拍数の増加、消化管運動の低下、脂肪分解促進
	ノルアドレナリン	骨格筋、心筋、血管、脂肪細胞など	心拍数の増加、消化管運動の促進、脂肪分解促進
膵臓	インスリン	肝臓、筋、脂肪細胞など	グリコーゲンの合成促進、脂肪組織での糖の取りこみを促進
	グルカゴン	肝臓、脂肪細胞	グリコーゲンの分解促進、血糖値上昇
	ソマトスタチン	ランゲルハンス島	成長ホルモン分泌抑制、インスリン・グルカゴンの分泌抑制
卵巣	エストロゲン	生殖器など	卵胞の発育、第二次性徴を促進、子宮粘膜の増殖
	プロゲステロン	生殖器など	基礎体温の上昇
精巣	テストステロン	生殖器など	筋肉増大、体毛の増加

PART 7　ホルモンのはたらき

内分泌系の機能

ホルモン作用のしくみ

水溶性ホルモンと脂溶性ホルモンの作用

　ホルモンは標的器官に到達しても、結合するための受容体をもつ細胞がないと単独ではたらけません。例えばカギとカギ穴が2つそろってドアが開くように、ホルモンはその結合する細胞にある受容体（レセプター）というタンパク質と結合することではじめて作用します。

　水溶性ホルモンは脂質二重層の構造でつくられる細胞膜を通過できないため（➡P22）、細胞膜表面に出ている受容体と結合して、細胞内に入ることなく、受容体から細胞内にシグナルを伝達する物質（セカンドメッセンジャー）を通して信号を伝えます。

　一方、細胞膜を通過できる脂溶性ホルモンは、細胞膜

用語解説

脂質二重層
➡P22

カテコールアミン
➡P136

アミノ酸誘導体ホルモン
➡P136

Gタンパク質共役型受容体
ホルモンを介して細胞内に情報を伝える受容体。Gタンパク質とは、グアニンヌクレオチドが結合しているタンパク質のこと。

水溶性ホルモン作用のしくみ

水溶性ホルモンは細胞膜を通過できないため、細胞膜の上にある受容体に結合して信号を伝える。すると細胞内のセカンドメッセンジャーが細胞内のネットワークに信号を伝え、水溶性ホルモンの効果が出る。

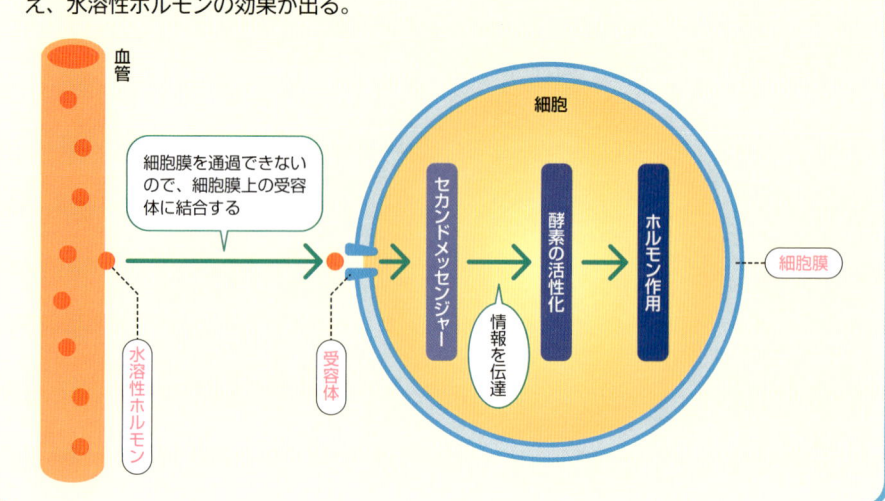

血管 → 水溶性ホルモン → 細胞膜を通過できないので、細胞膜上の受容体に結合する → 受容体 → セカンドメッセンジャー → 情報を伝達 → 酵素の活性化 → ホルモン作用　細胞膜　細胞

を通りぬけて**細胞内**に入り、細胞内の**受容体**に直接結合します。さらにこの受容体の複合体が、核内の**DNA**の特定領域に結びついて、標的遺伝子の転写を調節します（➡ P30〜33）。

アミノ酸誘導体ホルモンの作用のしくみ

興奮すると分泌されるアドレナリンやドーパミンをふくむ**カテコールアミン**、睡眠を促進する**メラトニン**などの**アミノ酸誘導体ホルモン**は、アミノ酸代謝の途中に直接誘導されてつくられます。巨大なタンパクが分解されてできる**甲状腺ホルモン**もアミノ酸誘導体ホルモンの一種ですが、その作用のしくみは**ステロイドホルモン**（➡ P136）と似ていて、細胞内受容体に結合して遺伝子を発現させます。アミノ酸誘導体ホルモンは、ペプチドホルモンと同様にGタンパク質共役型受容体や**チロシンキナーゼ**などの細胞膜の受容体と結合し、細胞内のネットワークを通して情報を伝え、細胞の機能を調節します。

重要語句

受容体（レセプター）
外からの刺激や体内での変化を受けとり、反応をおこすタンパク質。

セカンドメッセンジャー
ホルモンが細胞膜の受容体に結合すると、その情報を細胞内に伝える物質。

チロシンキナーゼ
タンパク質中のチロシンをリン酸エステル化する反応を促進する酵素。細胞内の情報伝達に重要な役割を果たす。

脂溶性ホルモン作用のしくみ

脂溶性ホルモンは細胞膜を通過し、細胞質内の受容体と結合した後、核内に移動しDNAと結合して遺伝子の転写を促す。その結果、目的とするタンパク質の翻訳により合成される。

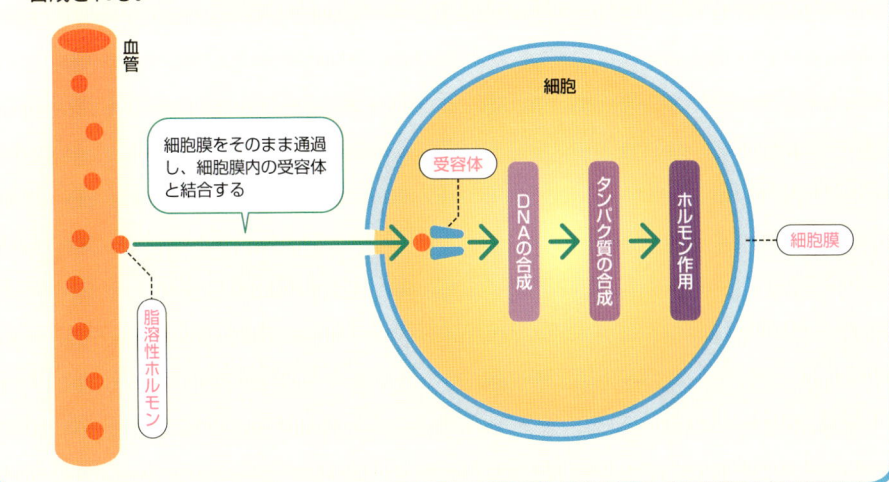

内分泌系の機能

ホルモン分泌の調節

ホルモン作用は厳密に調節されている

　標的細胞(ひょうてきさいぼう)に情報を伝えるホルモンは、重要なはたらきをします。ただし、その量が少なすぎたり多すぎたりすると、ホルモンのバランスが乱れ、体内で正常なはたらきができなくなってしまいます。したがって、ホルモンの作用は、体内で厳密に調節されています。

　ホルモンのはたらきは、**血中濃度**(けっちゅうのうど)によって決まります。ホルモンの血中濃度を一定にするための分泌の調節は、**フィードバック**というしくみでおこなわれています。つまり、血中のホルモン濃度が少なければすぐに作用し、逆に濃度が高ければ作用しません。

　ホルモンが分泌されると、**標的細胞**に作用することでその役割を果たします。しかし、ホルモンが十分に分泌されると、**ホルモン**自身の分泌器官に作用して、必要以上に分泌されないようホルモンの分泌量を調節しています。ホルモンが結合することで、分泌器官からの分泌を抑えるしくみを**負のフィードバック**といいます。

用語解説

標的細胞
ホルモンがはたらきかける対象となる細胞。

重要語句

負のフィードバック
ホルモンなどの分泌が増加すると、それを抑制するようにはたらくメカニズム。

LABORATORY

ホルモンと日内変動

　ホルモンの分泌には概日リズム（circadian rhythm）とよばれる日内変動（1日の中で分泌量が変化すること）があります。副腎皮質刺激ホルモンや糖質コルチコイドは午前中に分泌のピークを迎えます。午後は分泌が弱くなり、その後は2～3時間間隔で分泌されます。したがって睡眠不足や夜更かしなどの変化はストレスとなり、これらの日内変動のリズムを乱し、身体の他のさまざまな臓器に影響を与えます。

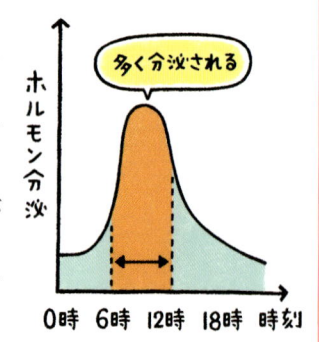

負のフィードバックは、十分に分泌されたホルモンの分泌を抑え、ホルモンの分泌量が減ると抑制が解除されます（➡下図）。通常、この負のフィードバックがホルモンの分泌を調節し、血液中で一定の濃度になるようにしています。

フィードバックのしくみ

ホルモン分泌細胞から標的細胞にホルモンが分泌されると、標的細胞はその作用を発揮する。しかしホルモンが十分に分泌されると、標的細胞ではなくホルモン分泌細胞自身の受容体に結合し、ホルモンの分泌を抑制する。これを負のフィードバック作用という。また、ホルモンは段階的にはたらくことも多く、これを長経路フィードバックという。

負のフィードバック

- 細胞膜
- 受容体
- ホルモン
- 負のフィードバック
- 抑制
- 分泌される
- 分泌されない
- 分泌したホルモンが自身の細胞に結合する
- 標的細胞
- 効果

長経路フィードバック

- 抑制 → ホルモン分泌臓器 A
- ホルモン A
- 抑制 → ホルモン分泌臓器 B
- ホルモン B
- ホルモン分泌臓器 C
- ホルモン C

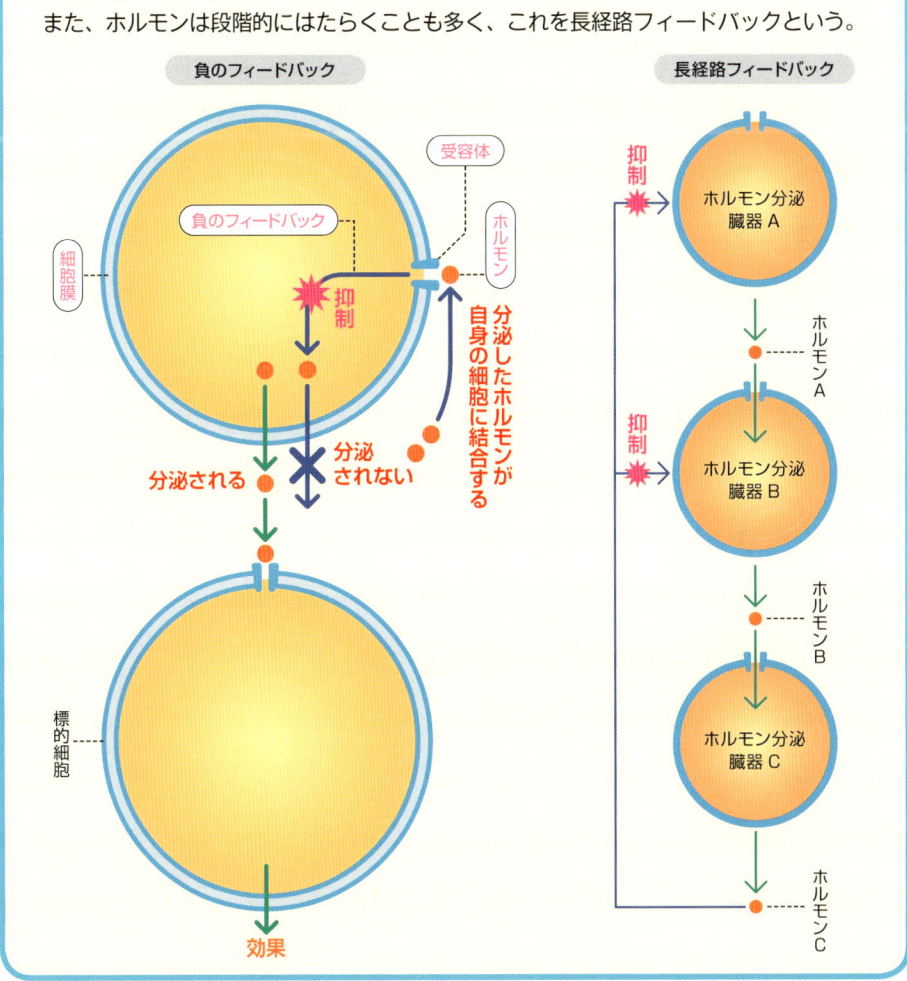

各ホルモンの作用

甲状腺ホルモン

甲状腺ホルモンのはたらき

甲状腺は首の前の下側にある内分泌器官です。ここから出るホルモンは、甲状腺ホルモンとカルシトニンの2種類があります。

体全体の代謝を活発にさせるのが甲状腺ホルモンで、体の成長・成熟・熱産生に関わっています。炭水化物やタンパク質、脂質などの代謝を促し、酸素消費量（基礎代謝量）を増加させます。

甲状腺ホルモンは、身体の成長に欠かせないホルモンですが、分泌が異常に高まると、基礎代謝の増加、頻脈、発汗促進などの、甲状腺機能亢進症（バセドウ病）になります。逆に分泌が不足すると、精神活動の低下や手足のむくみなどの症状が出る甲状腺機能低下症（粘液水種）がおこります。

カルシトニンは骨のカルシウム放出を抑制し、腸管でのカルシウムの吸収を促進、尿の中へリン酸を排出するなどのはたらきがあります。

甲状腺の組織と分泌されるホルモン

甲状腺の組織内には、ろ胞細胞とろ胞傍細胞があります。甲状腺ホルモンは、ろ胞細胞から分泌されます。甲状腺ホルモンとは、サイロキシン（T₄）とトリヨードサイロニン（T₃）の2つの物質の総称です。ろ胞傍細胞からはカルシトニンが分泌されます。

甲状腺ホルモンは、昆布やのり、卵黄などにふくまれるヨウ素を材料として、アミノ酸のチロシンを元につくられます。人での1日の最低必要量は100〜150μgとされています。甲状腺のろ胞細胞にあるサイログロブリンという巨大なタンパク質に結合して存在します。

用語解説

ろ胞細胞
甲状腺をつくる袋状の細胞。

ろ胞傍細胞
ろ胞やろ胞細胞の間に存在する細胞。C細胞ともいう。

サイロキシン（T₄）
甲状腺ホルモンの1つ。血中に最も多い甲状腺ホルモン。ヨウ素が1分子あたり4個結合している。

トリヨードサイロニン（T₃）
甲状腺ホルモンの1つで、サイロキシン（T₄）に比べて速効性があり、作用効果も大きく生理的に重要。ヨウ素が1分子あたり3個結合している。

重要語句

甲状腺ホルモン
甲状腺のろ胞細胞から分泌されるホルモン。全身の代謝を促進し、身体の成長を促す。

カルシトニン
甲状腺のろ胞傍細胞から分泌されるペプチドホルモン。血液中のカルシウム濃度を調節している。

病気ミニ知識

甲状腺機能低下症
甲状腺ホルモンの分泌が不足すると発症し、神経系や心臓、代謝などの器官の機能が低下する。

甲状腺のろ胞細胞の構造

甲状腺の中にあるろ胞細胞から甲状腺ホルモンが分泌され、ろ胞傍細胞からカルシトニンが分泌される。

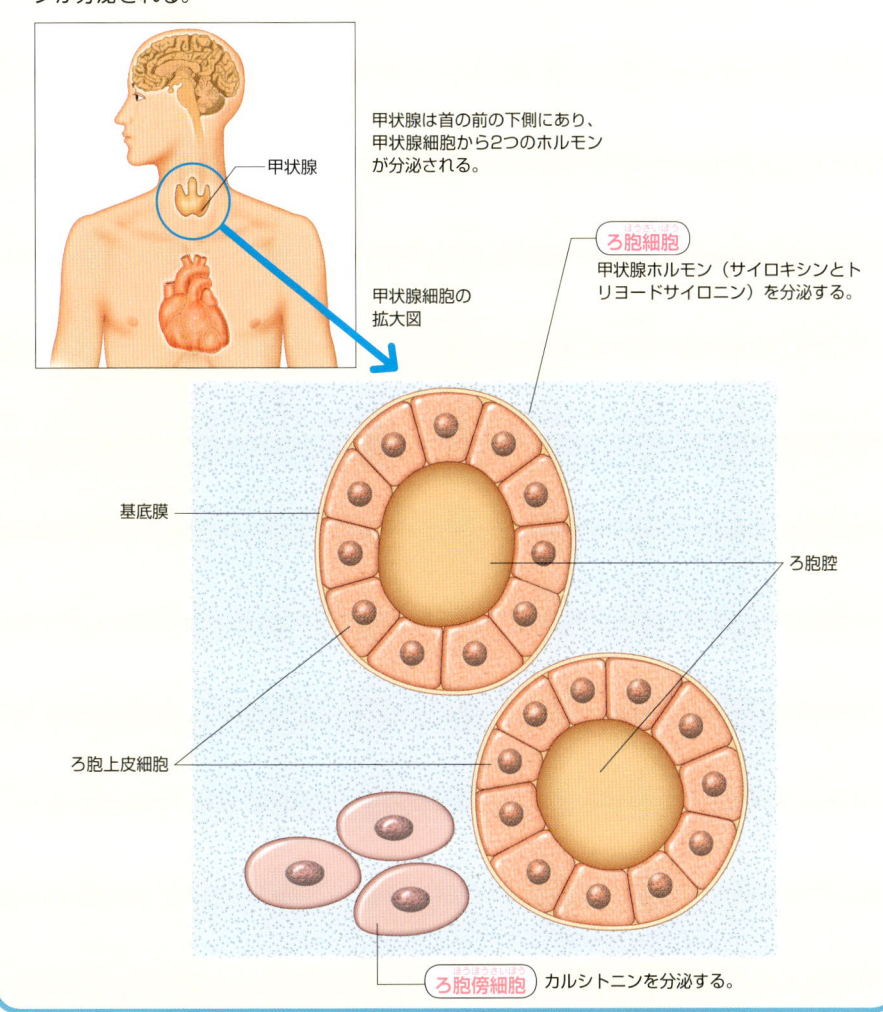

甲状腺は首の前の下側にあり、甲状腺細胞から2つのホルモンが分泌される。

甲状腺
甲状腺細胞の拡大図

ろ胞細胞
甲状腺ホルモン（サイロキシンとトリヨードサイロニン）を分泌する。

基底膜
ろ胞腔
ろ胞上皮細胞

ろ胞傍細胞 カルシトニンを分泌する。

甲状腺機能亢進症と低下症の臨床症状

	甲状腺機能亢進症	甲状腺機能低下症
代謝機能	促進（体重減少）	低下（体重増加）
消化機能	下痢	便秘・食欲不振
循環機能	頻脈	徐脈
その他	月経不順など	脱毛など

甲状腺ホルモン分泌の調節

　甲状腺ホルモンは、3段階の過程を経て分泌されます。例えば、会社で部長の出した業務命令が、部長→課長→係長→平社員に伝達されて、平社員がその仕事をおこなうようなものです。

　甲状腺ホルモンの分泌は、視床下部と脳下垂体前葉で調節されています。まず視床下部で、甲状腺刺激ホルモン放出ホルモン（TRH）が分泌されます。すると、脳下垂体前葉から甲状腺刺激ホルモン（TSH）が分泌されるように指令がいきます。甲状腺刺激ホルモン（TSH）が甲状腺に到達すると、甲状腺ホルモンが分泌されます。

　甲状腺刺激ホルモン（TSH）は、甲状腺からのサイロキシン（T_4→P142）とトリヨードサイロニン（T_3→P142）の分泌量を調節し、血液中の濃度を一定に保っています。

カルシウム濃度の調節

　カルシウムは骨をつくる重要な物質ですが、この濃度はホルモンによって調節されています。甲状腺の背側には、左右2個の副甲状腺があり、ここからはパラソルモンとよばれる副甲状腺ホルモンが分泌されます。パラソルモンは、血中のカルシウム濃度を増加させ、骨のカルシウムの血中への放出を促進し、腎臓でのカルシウム再吸収を促進します。パラソルモンは血中のカルシウム濃度が低下すると、それに反応して多く分泌されます。

　カルシウムは骨を丈夫にするので体にいいイメージがありますが、多く摂りすぎると腎結石などを引きおこします。血液中のカルシウム濃度が上昇すると、甲状腺のろ胞傍細胞から分泌されるカルシトニン（→P142）がはたらき、血中のカルシウムの濃度を低下させます。こうしてカルシウムの血中への放出を抑制し、間接的に骨の形成を促進します。また腎臓からのカルシウムの排泄も促進します。

用語解説

視床下部
自律神経の調節をおこなう中枢でホルモンを分泌し、内分泌系機能を総合的に調節する。

脳下垂体前葉
脳の脳下垂体の前部のことで、ホルモンを分泌する内分泌器官。

ろ胞傍細胞
→P142

重要語句

甲状腺刺激ホルモン放出ホルモン（TRH）
視床下部から放出されるペプチドホルモンで、脳下垂体前葉からの甲状腺刺激ホルモンやプロラクチンの分泌を調節している。

パラソルモン
副甲状腺から分泌されるホルモン。血液中のカルシウム濃度を一定に保つために、骨の構成成分であるリン酸とカルシウムを骨から溶かし出させる。

病気ミニ知識

橋本病
甲状腺に炎症をおこす抗体が体の中にできてしまうことによっておこる。自分の甲状腺臓器を自分の中のものとみなさず、異物と認識しまって攻撃しているような疾患（自己免疫疾患）。

甲状腺ホルモンの化学構造

甲状腺ホルモンは2つの物質の総称。サイロキシンはヨウ素を4つ、トリヨードサイロニンは3つもち、脂溶性が高い。

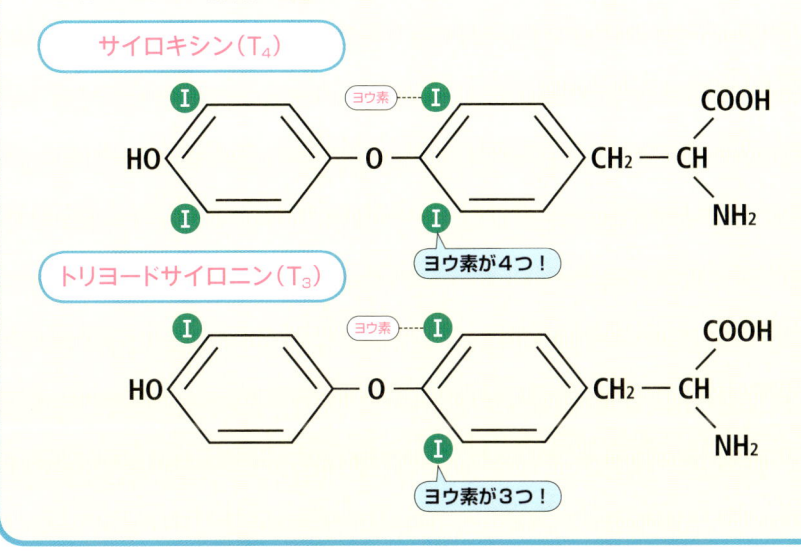

サイロキシン（T_4）

ヨウ素が4つ！

トリヨードサイロニン（T_3）

ヨウ素が3つ！

甲状腺ホルモン分泌調節のしくみ

甲状腺ホルモンが分泌されるのは次の3段階。

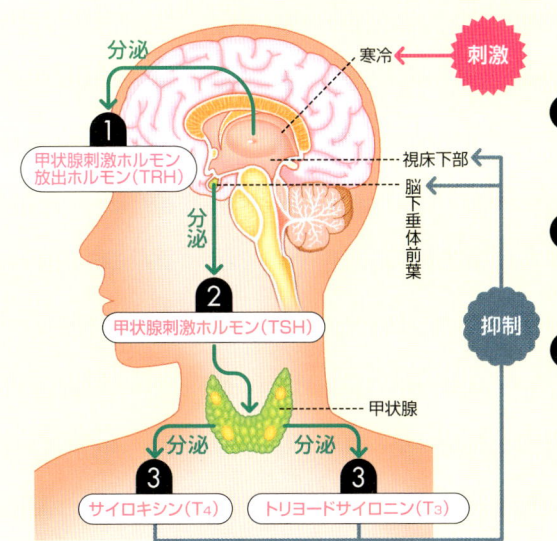

❶ 寒冷ストレスなどが刺激となって、視床下部から甲状腺刺激ホルモン放出ホルモン（TRH）が分泌される。

❷ 甲状腺刺激ホルモン放出ホルモン（TRH）が刺激となって、脳下垂体前葉から甲状腺刺激ホルモン（TSH）が分泌される。

❸ 甲状腺刺激ホルモン（TSH）が刺激となって、甲状腺から甲状腺ホルモン（サイロキシンとトリヨードサイロニン）が分泌される。分泌された甲状腺ホルモンは、脳下垂体前葉と視床下部に負のフィードバック（→P140）をかけるので、甲状腺ホルモンの濃度は一定に保たれる。

各ホルモンの作用

副腎皮質ホルモン

副腎皮質ホルモンは3つ

　副腎は、両側の腎臓の上に左右1対あり、その大きさは1cmくらいです。外側の皮質と内側の髄質にわかれていて、それぞれ別のホルモンを分泌します。

　皮質からは**糖質コルチコイド**、**電解質コルチコイド**、**副腎アンドロゲン（性ホルモン）**などのホルモンが分泌されます。これらを総称して**副腎皮質ホルモン**といいます。すべてコレステロールから合成されるステロイドで、**ステロイドホルモン**ともよばれます。

　これらのホルモンは脂溶性なので、脂質二重層の細胞膜を通過して細胞質や核内の受容体と結合します。それぞれのホルモンにはそれぞれに核内受容体があり、標的遺伝子の転写調節を介して作用します（→P138）。

　副腎は小さな臓器ですが、ここから分泌される副腎皮

用語解説

コルチゾル
副腎皮質ホルモンで糖質コルチコイドの一種。炭水化物、脂肪、タンパク代謝を抑制するホルモン。

コルチコステロン
副腎皮質ホルモンで糖質コルチコイドの一種。抗炎症作用や糖新生促進作用などがある。

重要語句

糖質コルチコイド
副腎皮質ホルモンの一種で糖をつくり、血糖値の上昇、抗炎症作用、抗ストレス作用などのはたらきに関わる。

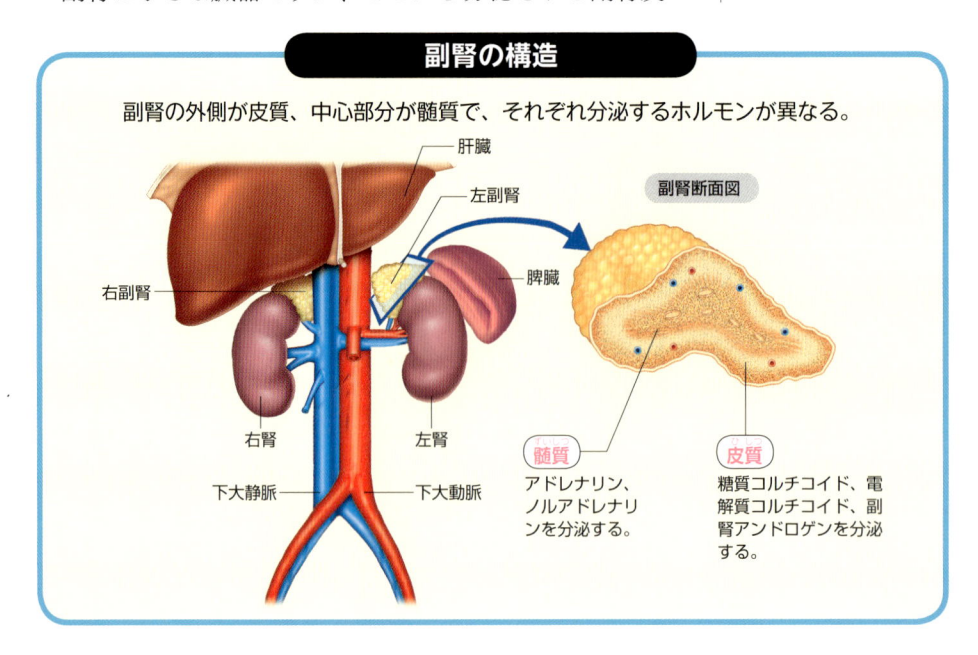

副腎の構造

副腎の外側が皮質、中心部分が髄質で、それぞれ分泌するホルモンが異なる。

髄質：アドレナリン、ノルアドレナリンを分泌する。

皮質：糖質コルチコイド、電解質コルチコイド、副腎アンドロゲンを分泌する。

質ホルモンは生命維持に欠かせない重要なはたらきをします。各ホルモンのはたらきについては以下で説明します。

糖質コルチコイドのはたらき

　副腎皮質から分泌される糖質コルチコイドは、**糖代謝**（➡P72）に関わるホルモンの総称です。代表的なものに、**コルチゾル**と**コルチコステロン**、コルチゾンがあります。これらは肝臓での**糖新生**（➡P74）を促進し、末梢組織での糖利用を抑制することにより、**血糖**を増加させます。

　また、組織の炎症や**免疫反応**を抑制し、**胃液**の分泌を促進するなど、生命維持に重要な役割を果たします。

　ただし、糖質コルチコイドの分泌が過剰に増加すると、クッシング症候群とよばれる病気となり、糖尿病、高血圧、骨粗鬆症を発症します。

重要語句

副腎皮質刺激ホルモン（ACTH）
脳下垂体前葉から分泌され、副腎皮質に作用し糖質コルチコイドなどの副腎皮質ホルモンの分泌を促進する。

副腎皮質刺激ホルモン放出ホルモン（CRH）
視床下部から分泌され、副腎皮質刺激ホルモンの分泌を刺激する。

病気ミニ知識

クッシング症候群
副腎皮質から分泌されるハイドロコルチゾンが多すぎるためにおこる病気。顔が丸くなり高血圧や糖尿病を合併する。

糖質コルチコイドの分泌調節

糖質コルチコイドの分泌は甲状腺ホルモンと同じように視床下部と脳下垂体前葉の調節を受けている。

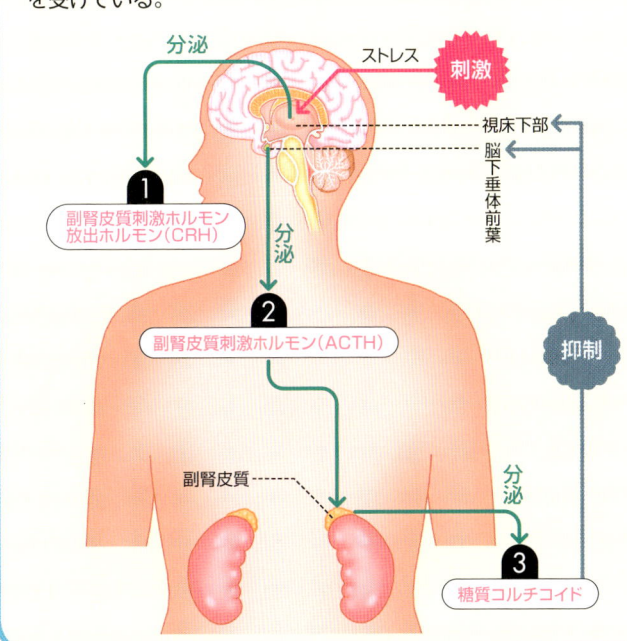

❶ ストレスなどが刺激となって、視床下部から副腎皮質刺激ホルモン放出ホルモン（CRH）が分泌される。

❷ 副腎皮質刺激ホルモン放出ホルモン（CRH）が刺激となって、脳下垂体前葉から副腎皮質刺激ホルモン（ACTH）が分泌される。

❸ 副腎皮質刺激ホルモン（ACTH）が刺激となって、副腎皮質から糖質コルチコイドが分泌される。

分泌された糖質コルチコイドは、脳下垂体前葉と視床下部に負のフィードバックをかけるので、糖質コルチコイドの濃度は一定に保たれる。

糖質コルチコイドの分泌は、脳下垂体前葉からの**副腎皮質刺激ホルモン（ACTH）**によってコントロールされ、さらに**副腎皮質刺激ホルモン（ACTH）**の分泌は視床下部からの**副腎皮質刺激ホルモン放出ホルモン（CRH）**によって調節されています。このようにホルモンは段階を踏んで分泌が調整されています。

電解質コルチコイドのはたらき

電解質コルチコイドとは、体液の電解質のバランスを調節するホルモンです。代表的なのは**副腎皮質**でつくられる**アルドステロン**で、ナトリウム濃度を増加します。「血液中のナトリウムが減っている」という信号が腎臓から血中に流れると、**レニン**という酵素が腎臓で分泌され、副腎でアルドステロンを刺激して分泌させます。するとアルドステロンは、腎臓の**集合管**に作用して、**ナトリウムイオン**の**再吸収**を促します。

用語解説

電解質
水などの溶媒に溶かしたとき、正と負のイオンに分かれて電気伝導性をもつ物質のこと。

集合管
腎臓にある管で尿排泄の通路となる。脳下垂体前葉からの指令で水の再吸収などをおこなう。

重要語句

アルドステロン
副腎皮質から分泌されるステロイドホルモン。血液のナトリウムとカリウムのバランスを調節する。

電解質コルチコイドの分泌調節

電解質コルチコイド分泌は、レニン-アンジオテンシン系で調節されていて、これによってナトリウムイオンと水の濃度は保たれている。

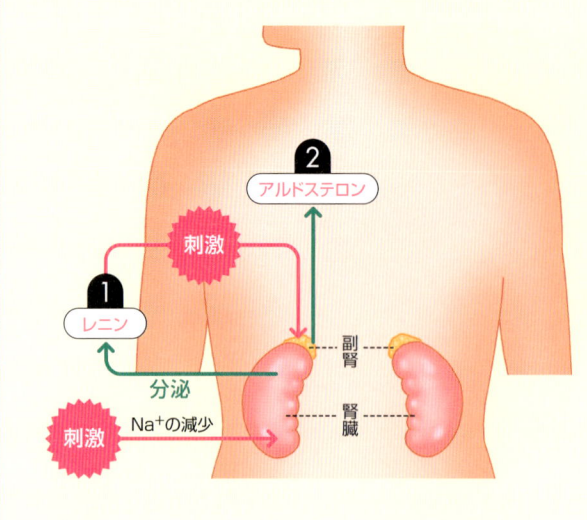

❶ ナトリウムイオン（Na^+）の減少が刺激となって、腎臓からレニンが分泌される。

❷ レニンの分泌が副腎でのアルドステロンの分泌を刺激する。

ナトリウムイオンの再吸収と同時に水も再吸収されるので、アルドステロンは水を体内にためることも促進します。水分が増えると体液が増え、血液も増えます。すると血液を押し出す力が強くなるため、血圧が上がります。このようにアルドステロンは血圧を上げる役割をします。この一連の調節はレニン-アンジオテンシン系とよばれます。このバランスが崩れると高血圧の原因となり、必要に応じて薬で治療します。

副腎アンドロゲンのはたらき

アンドロゲン（➡P166）は主に精巣（せいそう）から分泌されますが、副腎皮質からもわずかに（精巣の約1％）分泌されます。これを副腎アンドロゲンといいます。

副腎アンドロゲンは、精巣から分泌されるテストステロン（➡P166）と比べて活性が弱く、あまり重要な作用はありません。しかし副腎アンドロゲンが過剰に分泌されると、女性でもひげが生えたり体毛が濃くなったりすることがあります。

重要語句

レニン
酵素の一種で、血液中に分泌されるアンジオテンシノーゲンというタンパク質にはたらき、血圧を上昇させるアンジオテンシンという物質をつくる。血中レニンの測定により高血圧の原因を推測できる。

レニン-アンジオテンシン系
血圧などの調節に関わるホルモン系の総称。血圧低下や循環血液量の低下にともなって、活性化される。

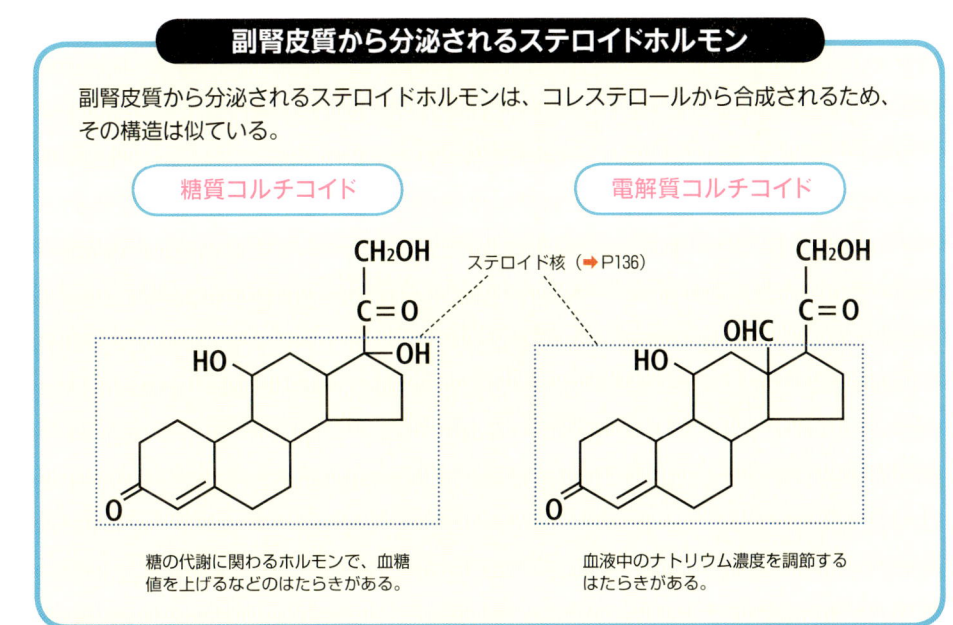

PART 7 ホルモンのはたらき

副腎皮質から分泌されるステロイドホルモン

副腎皮質から分泌されるステロイドホルモンは、コレステロールから合成されるため、その構造は似ている。

糖質コルチコイド

糖の代謝に関わるホルモンで、血糖値を上げるなどのはたらきがある。

電解質コルチコイド

ステロイド核（➡P136）

血液中のナトリウム濃度を調節するはたらきがある。

各ホルモンの作用

副腎髄質ホルモン

副腎髄質ホルモンのはたらき

　副腎髄質ホルモンは、副腎髄質から分泌されるホルモンです。**アドレナリン**、**ノルアドレナリン**と、少量の**ドーパミン**の3種類があります。アドレナリンは、興奮したときに分泌されるホルモンです。**副腎髄質**は、発生学上では神経からできているので、神経を伝える物質（神経伝達物質）を分泌します。

　副腎髄質から交感神経に分泌されるホルモンの約80%は**アドレナリン**です。アドレナリンはアミノ酸の1つであるチロシンが、ドーパ→ドーパミン→ノルアドレナリン→アドレナリンと変換して合成されます。**アドレナリン**は心拍数、心収縮力の増加作用、肝臓や筋肉の**グリコーゲン**分解による血糖値上昇、胃腸管運動の抑制、**気管支**の拡張作用などをおこないます。**ノルアドレナリン**も同じような作用があり、血管の収縮を引きおこし、血圧を上昇させます。

アドレナリン、ノルアドレナリンの作用

　アドレナリン、**ノルアドレナリン**がはたらく標的器官には、**αアドレナリン受容体**と**βアドレナリン受容体**があります。

　アドレナリンは**β**アドレナリン受容体に結合します。ノルアドレナリンは**α**アドレナリン受容体に結合します。それぞれ異なる受容体に結合するため、引きおこす作用も異なります。

　αアドレナリン受容体を介した作用（**α作用**）としては、末梢血管収縮（血圧上昇）、**消化管運動**・分泌の抑制、**肝臓**でのグリコーゲンの分解、**排尿**抑制、**瞳孔**散大などがあります。

用語解説

発生学
生物の個体発生を研究対象とする生物学の1分野。

アドレナリン受容体
アドレナリン、ノルアドレナリンをはじめとするカテコールアミン類によって活性化されるGタンパク質（→P138）の受容体。

心拍出量
心臓が1分間に拍出する血液の量。心拍出量が増加すると血液の循環量が増え、酸素が末梢により多く運ばれ、心臓に負担がかかる。

重要語句

アドレナリン
副腎髄質より分泌されるホルモンで神経伝達物質。心拍数や血圧を上げるはたらきがある。

ノルアドレナリン
副腎髄質より分泌されるホルモンで神経伝達物質。アドレナリンの前駆物質。

副腎髄質ホルモンの化学構造

副腎髄質から分泌されるのは以下の2つ。どちらもカテコールとアミンをもつカテコールアミン（→P152）。

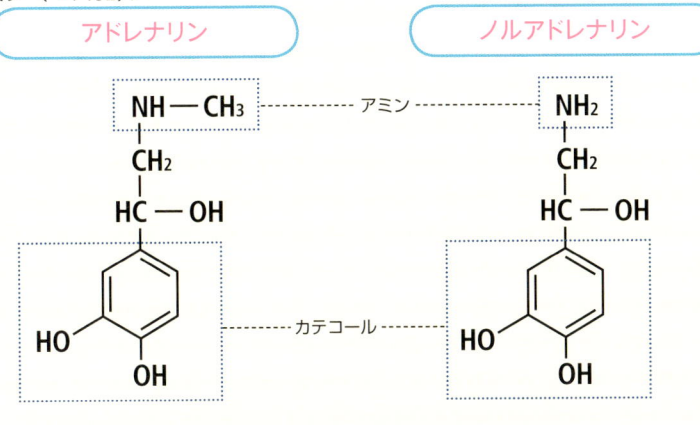

アドレナリン　　**ノルアドレナリン**

アドレナリン：
- NH—CH$_3$（アミン）
- CH$_2$
- HC—OH
- ベンゼン環にHO, OH（カテコール）

ノルアドレナリン：
- NH$_2$（アミン）
- CH$_2$
- HC—OH
- ベンゼン環にHO, OH（カテコール）

アドレナリンの作用

アドレナリンの受容体はαアドレナリン受容体とβアドレナリン受容体の2種類があり、それぞれ異なる作用をする。

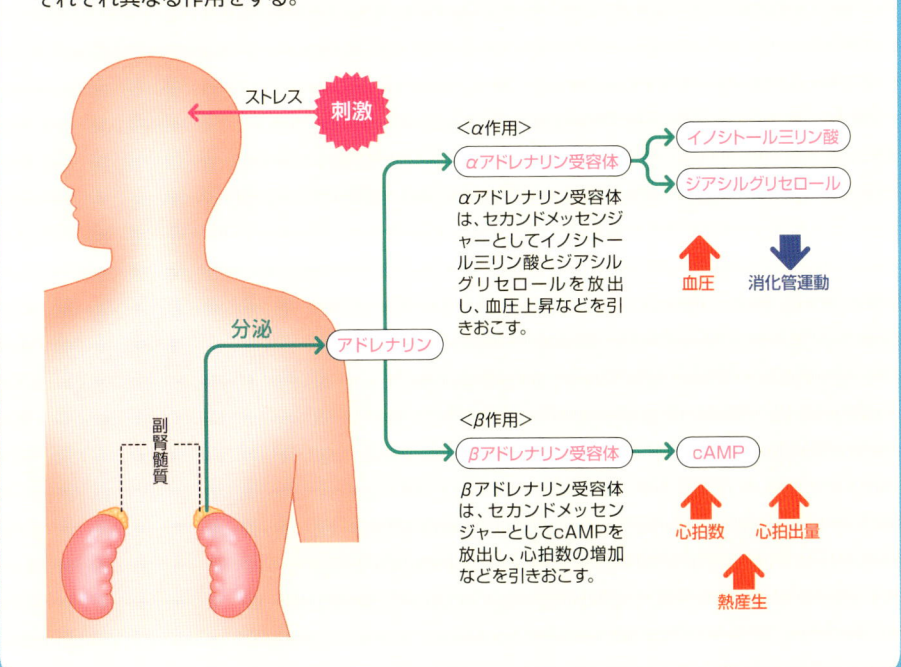

ストレス → 刺激 → 副腎髄質 → 分泌 → アドレナリン

〈α作用〉
αアドレナリン受容体 → イノシトール三リン酸／ジアシルグリセロール

αアドレナリン受容体は、セカンドメッセンジャーとしてイノシトール三リン酸とジアシルグリセロールを放出し、血圧上昇などを引きおこす。

血圧↑　消化管運動↓

〈β作用〉
βアドレナリン受容体 → cAMP

βアドレナリン受容体は、セカンドメッセンジャーとしてcAMPを放出し、心拍数の増加などを引きおこす。

心拍数↑　心拍出量↑　熱産生↑

PART 7　ホルモンのはたらき

βアドレナリン受容体を介した作用（β作用）としては**心拍数**増加、**心拍出量**増加、**気管支**拡張、脂肪組織での熱産生などがあります。

ストレスとカテコールアミンの関係

人はストレスを感じると**交感神経**が刺激され、ドーパミン、アドレナリン、ノルアドレナリンなどの**カテコールアミン**が分泌されます。ストレスには、激しい運動・寒冷・精神的ストレスや出血などでの**血圧**低下、空腹や飢餓状態での**血糖**低下などがあります。

カテコールアミンが分泌されると、α作用やβ作用によって、**心拍数**や**心拍出量**の増加、**呼吸数**増加、**瞳孔**の散大、**血糖**上昇などの症状が出ます。例えば動物が敵に襲われそうなストレスがかかったような状況では「逃

用語解説

α作用
➡P150

重要語句

カテコールアミン
カテコールという分子をもつ生体アミンの総称。ドーパミン・ノルアドレナリン・アドレナリンなど。副腎髄質や脳・交感神経などに分布し、ホルモンあるいは神経伝達物質としてはたらく。

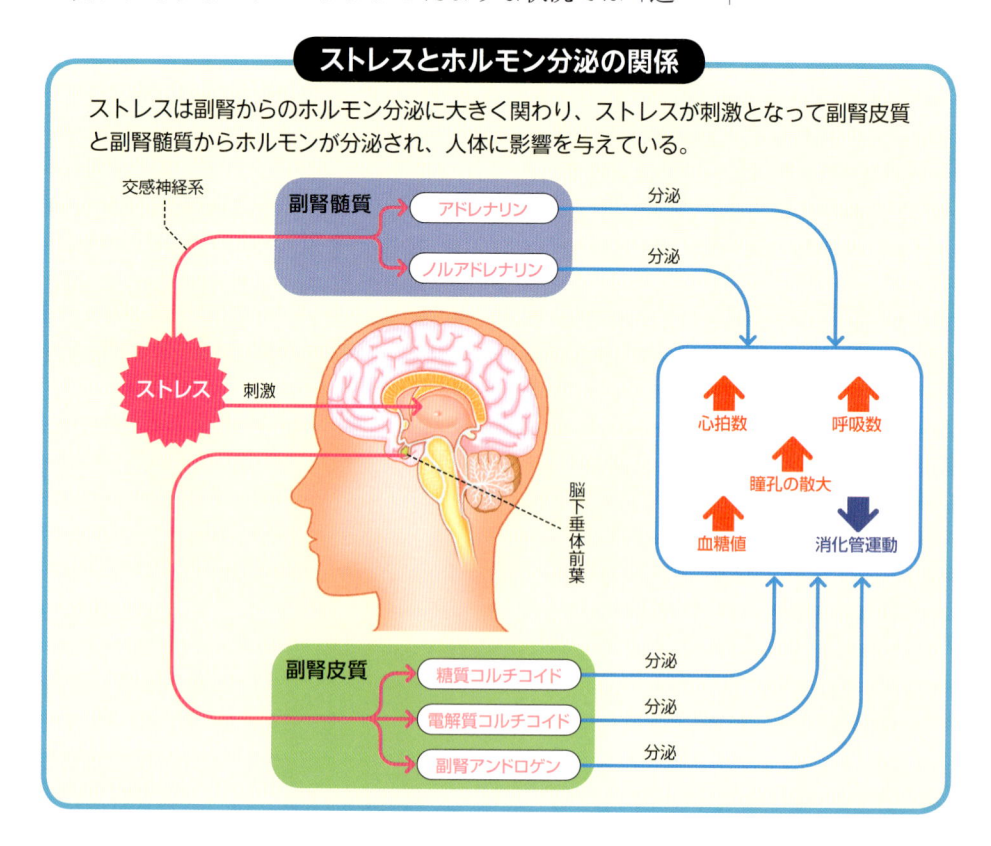

ストレスとホルモン分泌の関係

ストレスは副腎からのホルモン分泌に大きく関わり、ストレスが刺激となって副腎皮質と副腎髄質からホルモンが分泌され、人体に影響を与えている。

交感神経系

副腎髄質 → アドレナリン　分泌
　　　　 → ノルアドレナリン　分泌

ストレス　刺激

脳下垂体前葉

心拍数↑　呼吸数↑
瞳孔の散大↑
血糖値↑　消化管運動↓

副腎皮質 → 糖質コルチコイド　分泌
　　　　 → 電解質コルチコイド　分泌
　　　　 → 副腎アンドロゲン　分泌

げるか戦うか」を判断しなくてはなりません。すると運動器官への血流が増え、血圧が上がり呼吸も速くなります。瞳孔は大きく開き、夜でもよくみえるようになります。

これらはストレスに適応するための防御反応です。はじめにアドレナリンが分泌され、さらにストレスがかかるとノルアドレナリンが分泌されます。

ストレスに対する人体の反応

長期的にストレスがかかると、副腎皮質ホルモンの糖質コルチコイドが分泌され、覚醒、集中、記憶、積極性、痛みをなくすなどの変化がおきます。

カテコールアミンも糖質コルチコイドも体を守る大切なホルモンですが、過度に分泌されると、不必要な血糖上昇、消化器の血流減少などの副作用がおきて体によくありません。消化器の血流減少は胃炎や胃潰瘍の原因ともなります。

また、アドレナリンは交感神経の伝達物質です。アドレナリンが過剰に分泌されてバランスが崩れると、交感神経と副交感神経からなる自律神経系のはたらきに影響が出ます。過敏性腸症候群などのような内臓の病気もこれらストレスが原因になると考えられています。

病気ミニ知識

過敏性腸症候群
腸がストレスなどの刺激に過敏に反応して、腸のはたらきが強くなりすぎて、腹痛や下痢などがおこる。便秘と下痢を繰り返すことがある。

LABORATORY

ストレスを最初に唱えたのはセリエ博士

ストレスという言葉は、元々工学で材料に力を加えたときの用語でしたが、医学・生理学的に最初に定義したのはカナダ人のセリエ博士です。ハンス・セリエは、1936年英国の『ネイチャー』誌に、「各種の有害要因によって引きおこされる症候群」という論文を発表しました。これが、最初の「ストレス学説」です。彼は「ストレスは生活のスパイスである」と言っていますが、これは適度な"良いストレス"をもつことも大事なのだということです。

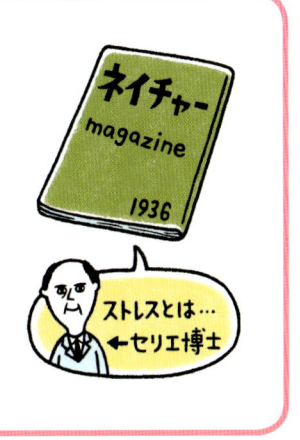

PART 7 ホルモンのはたらき

各ホルモンの作用

血糖を調節するホルモン

インスリンとその他のホルモン

　ブドウ糖（グルコース）は、人の身体の中で最も重要なエネルギーの源です。脳や赤血球は、ほとんどがブドウ糖だけを栄養素としています。ブドウ糖は血液に溶けて運ばれており、その量つまり血糖値を調節するホルモンは**インスリン**です（➡ P58）。

　インスリンと同様に膵臓から分泌されるグルカゴンは血糖を上げるはたらきがあり、ソマトスタチンはインスリンとグルカゴンの分泌を抑制するはたらきがあります。

　インスリンは、血液から細胞へのグルコースのとりこみを促進し、肝臓においてはグルコースからグリコーゲンの合成を促進することにより、血糖を低下させます。また肝臓や脂肪組織において、グルコースから脂肪への変換を促進し、骨格筋や脂肪組織においてタンパク質の合成を促します。

用語解説

血糖値
血液内のグルコース（ブドウ糖）の濃度。

重要語句

インスリン
血糖値を下げるはたらきをする唯一のホルモン。これに対し、血糖値を上げるホルモンは、グルカゴン、アドレナリン、コルチゾール、成長ホルモンなどがある。

LABORATORY

糖尿病とHbA1c

　血液中のブドウ糖（グルコース）が高い状態が長く続くと、血管内の余分なブドウ糖は赤血球のタンパク質であるヘモグロビン（Hb）に結合します。これをグリコヘモグロビンといいますが、その中でもHbA1c（ヘモグロビン・エィワンシー）は糖尿病の診断や治療の目安として重要です。

　ヘモグロビンは赤血球の中にあり、赤血球の寿命はおよそ120日（4カ月）といわれています。血液中のHbA1c値は、赤血球の寿命の半分くらいにあたる時期の血糖値の平均を反映します。したがって血液検査をすると、その日から1〜2カ月前の血糖の状態を推定することができます。

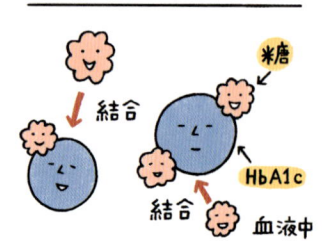

糖尿病と血糖値を調節するホルモン

インスリンの分泌低下や、インスリンが出ていても骨格筋や脂肪組織での作用が弱くなった状態つまり効きが悪くなった状態（インスリン抵抗性）になると、高血糖や糖尿、多飲、多尿を症状とする糖尿病が発症します。

また、最近小腸から分泌される**インクレチン**という消化管ホルモンが注目されています。このホルモンの中で代表的なものはグルカゴン様ペプチド（GLP-1）です。

病気ミニ知識

糖尿病

インスリンが不足して細胞に作用しなくなることで、ブドウ糖がエネルギーを必要としている細胞の中に運ばれなくなって、血液の中にあふれてしまう病気。血糖が高い状態が続くと血管を傷つけ、糖尿病網膜症、腎症などの合併症を引きおこす。

血液中の血糖調節のしくみ

ブドウ糖は脳や筋肉などさまざまな器官に運ばれる。血液内のブドウ糖濃度が高すぎると、腎臓から排泄され、また肝臓でインスリンの作用によってグリコーゲンを合成し血糖値を下げる。逆にブドウ糖濃度が低いと、グルカゴンの作用によってグルコースに分解し血糖値を上げる。

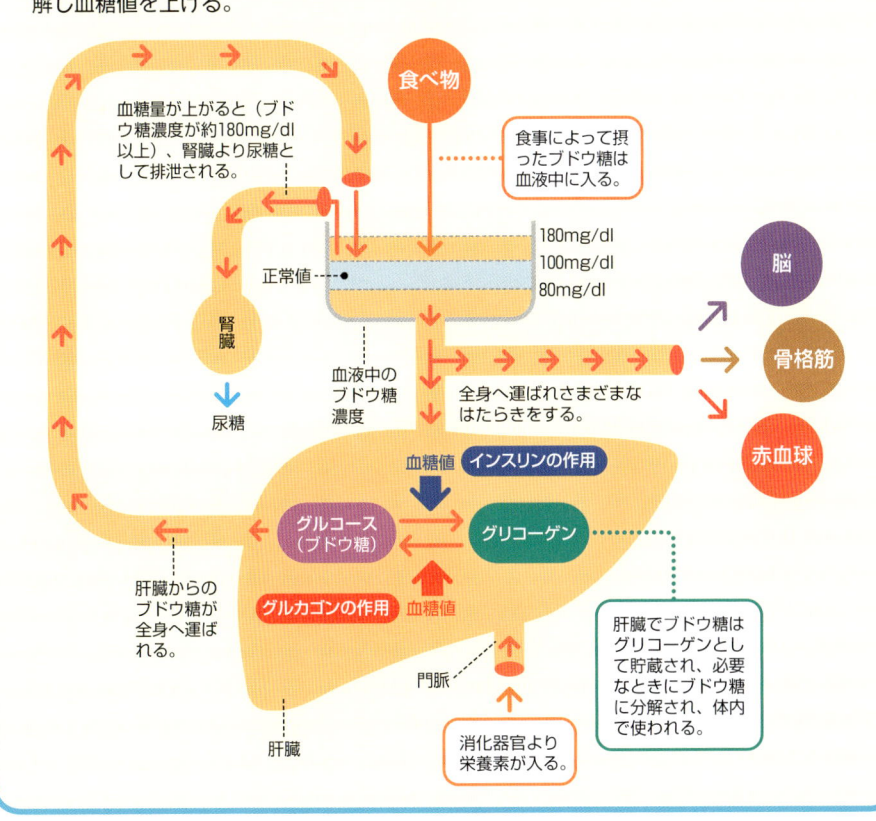

- 血糖量が上がると（ブドウ糖濃度が約180mg/dl以上）、腎臓より尿糖として排泄される。
- 食事によって摂ったブドウ糖は血液中に入る。
- 180mg/dl
- 100mg/dl
- 80mg/dl
- 正常値
- 腎臓
- 尿糖
- 血液中のブドウ糖濃度
- 全身へ運ばれさまざまなはたらきをする。
- 脳
- 骨格筋
- 赤血球
- 血糖値　インスリンの作用
- グルコース（ブドウ糖）
- グリコーゲン
- グルカゴンの作用　血糖値
- 肝臓からのブドウ糖が全身へ運ばれる。
- 門脈
- 肝臓
- 消化器官より栄養素が入る。
- 肝臓でブドウ糖はグリコーゲンとして貯蔵され、必要なときにブドウ糖に分解され、体内で使われる。
- 食べ物

生殖内分泌系の機能

性ホルモンのはたらき

女性ホルモンと男性ホルモン

　人は子どもから大人になる過程で、思春期をむかえます。身体的にも性的にも成長しますが、性的な成長をコントロールする重要な役割をするのが**性ホルモン**で、女性ホルモンと男性ホルモンがあります。

　性ホルモンの分泌が高まると、女性は**初潮**がはじまり、男性は**精通**がおこります。また身体的にも、女性は女性らしい、男性は男性らしい体へと発達していきます。これを**第2次性徴**といいます。

　女性ホルモンは、**エストロゲン（卵胞ホルモン）**と**プロゲステロン（黄体ホルモン）**の2種類で、**卵巣**から分泌されます。エストロゲンは子宮の発育や乳腺の発達などを促し、プロゲステロンは子宮内膜の状態を調整します。男性ホルモンの代表的なものは**テストステロン**で、精子形成、男性生殖器の発達などを促します。

人の性は性染色体の情報で決まる

　生殖とは、生物がその種族を存続させるために、同じ個体をつくり出すことです。人の場合は、男性のもつ**精子**と女性のもつ**卵子**が**受精**とよばれる結合で新しい個体をつくります。**生殖器官**はこれらの機能をそれぞれ果たすために、男女で異なった構造をもっています（➡右図）。

　生殖によって子孫に伝えるための情報は**DNA**で、人では**染色体**の中にあります。人の染色体は**23**対**46**本からできています。男女に共通の染色体は**22**対**44**本で**常染色体**、性を決定する染色体はそれぞれ**1**対**2**本あり、**性染色体**とよばれています。性染色体は、男性ではXY、女性ではXXです。性別は受精の段階で決まり、その情報によって**性ホルモン**がはたらきます。

用語解説

初潮
初めての月経による出血。

精通
初めての射精現象。

染色体
ひも状の構造をしていて、遺伝情報を担う。

性染色体
性別を決める染色体のこと。男性はX染色体とY染色体をもち（XY）、女性はX染色体を2本もつ（XX）。

重要語句

エストロゲン
女性ホルモンの1つで卵胞ホルモンともよばれる。妊娠を成立させるはたらきがある。
➡P162

プロゲステロン
黄体ホルモンともよばれる。黄体および胎盤から分泌され、妊娠を維持するはたらきがある。
➡P162

人の生殖器官

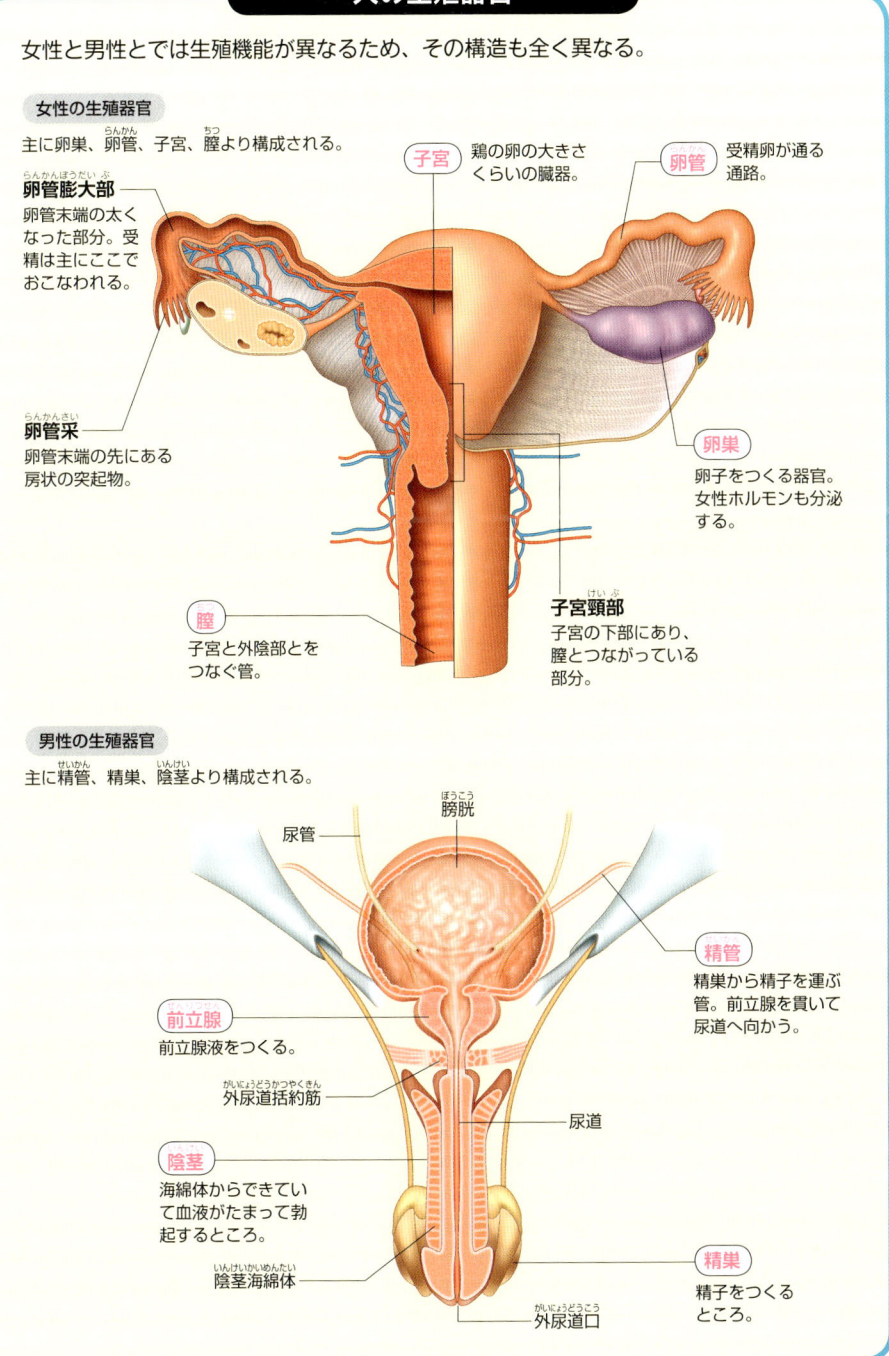

女性と男性とでは生殖機能が異なるため、その構造も全く異なる。

女性の生殖器官
主に卵巣、卵管、子宮、膣より構成される。

卵管膨大部
卵管末端の太くなった部分。受精は主にここでおこなわれる。

卵管采
卵管末端の先にある房状の突起物。

子宮: 鶏の卵の大きさくらいの臓器。

卵管: 受精卵が通る通路。

卵巣: 卵子をつくる器官。女性ホルモンも分泌する。

膣: 子宮と外陰部とをつなぐ管。

子宮頸部: 子宮の下部にあり、膣とつながっている部分。

PART 7 ホルモンのはたらき

男性の生殖器官
主に精管、精巣、陰茎より構成される。

膀胱
尿管

精管: 精巣から精子を運ぶ管。前立腺を貫いて尿道へ向かう。

前立腺: 前立腺液をつくる。

外尿道括約筋

尿道

陰茎: 海綿体からできていて血液がたまって勃起するところ。

陰茎海綿体

外尿道口

精巣: 精子をつくるところ。

女性の生殖機能

排卵と受精

女性ホルモンは卵巣から分泌される

　卵巣には、卵子とそれを包む袋である卵胞が多くあります。まだ成熟していない卵胞のことを原始卵胞といい、数十万個もあります。思春期を過ぎると、卵胞刺激ホルモンの作用で、毎月15～20個が発育し、そのうち1個が急速に成熟し、成熟卵胞となります。残りは退化し閉鎖卵胞となります。

　成熟した卵胞は、エストロゲンを分泌し、妊娠準備のために子宮の内膜を厚くします。血液中のエストロゲンが十分になると、黄体形成ホルモンが分泌され、卵巣周期の14日頃に卵胞が破れ、卵子が卵巣から放出されます。これが排卵です。排卵後、卵子はラッパのような形の卵管采にとりこめられ、卵管に入ります。ここで精子により受精すると、約1週間で子宮内膜に着床し、妊娠します。排卵した卵胞は黄体に変化し、黄体ホルモン（プロゲステロン）を分泌します。

卵巣の周期には卵胞期と黄体期がある

　卵子の成熟とともに卵胞が大きくなりますが、これは卵胞刺激ホルモンによりエストロゲンが分泌されるためです。この時期を月経周期では卵胞期といい、基礎体温が低い時期です。

　排卵すると、卵胞は黄体となって黄体形成ホルモンの刺激によりプロゲステロンを分泌します。この時期を月経周期では黄体期といい、基礎体温は0.2～0.4℃上がるので、体温の測定によって排卵の有無や周期を知ることができます。

　排卵された卵子の寿命は約1日で、射精された後の精子の寿命は約3日（長くて7日）とされていますので、

用語解説

卵胞
卵子が入っている袋のこと。約20mmになると排卵する。

エストロゲン
→P162

卵巣周期
卵巣がホルモンの影響で周期的に排卵する現象。通常28～30日が1周期。

月経周期
→P160

基礎体温
女性はホルモンのはたらきにより体温が変化する。基礎体温を測ることで排卵日や月経の予測ができる。

重要語句

黄体形成ホルモン（LH）
男女の性ホルモンの産生を刺激する。女性ではこの刺激により卵巣でエストロゲンやプロゲステロンがつくられ、排卵を誘発する。

卵胞刺激ホルモン（FSH）
男女の生殖細胞の成熟を刺激する。女性では卵巣内で未成熟の卵胞の成長を刺激し、成熟させる。

病気ミニ知識

月経前症候群（PMS）
月経がはじまる1～2週間

受精できる期間は排卵日の前後3日くらいです。
　受精が成立しないと、卵子は子宮から体外に排出され、黄体は退化します。受精が成立すると、**黄体**はどんどん大きくなり、**プロゲステロン**を分泌し続けて妊娠を維持します。

ぐらい前からおこる、イライラ・腹痛・眠気・頭痛などのさまざまな不快症状。女性ホルモンの劇的な変化が原因といわれているがはっきりとはわかっていない。

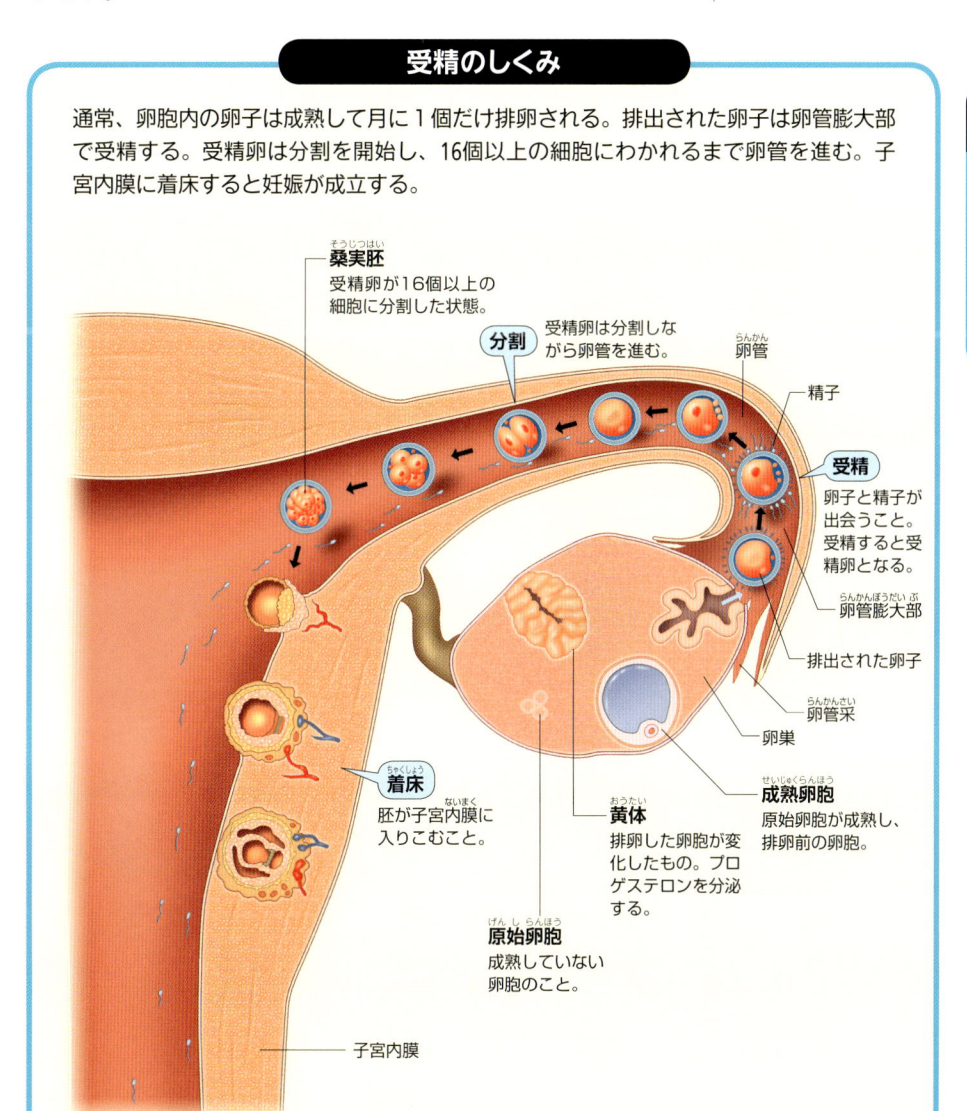

受精のしくみ

通常、卵胞内の卵子は成熟して月に1個だけ排卵される。排出された卵子は卵管膨大部で受精する。受精卵は分割を開始し、16個以上の細胞にわかれるまで卵管を進む。子宮内膜に着床すると妊娠が成立する。

桑実胚（そうじつはい）
受精卵が16個以上の細胞に分割した状態。

分割
受精卵は分割しながら卵管を進む。

卵管（らんかん）

精子

受精
卵子と精子が出会うこと。受精すると受精卵となる。

卵管膨大部（らんかんぼうだいぶ）

排出された卵子

卵管采（らんかんさい）

卵巣

成熟卵胞（せいじゅくらんぽう）
原始卵胞が成熟し、排卵前の卵胞。

着床（ちゃくしょう）
胚が子宮内膜に入りこむこと。

黄体（おうたい）
排卵した卵胞が変化したもの。プロゲステロンを分泌する。

原始卵胞（げんしらんぽう）
成熟していない卵胞のこと。

子宮内膜

PART 7 ホルモンのはたらき

女性の生殖機能

月経と妊娠

月経のしくみ

　子宮は受精卵が着床できるように、ふかふかのベッドのように子宮内膜を厚くして妊娠の準備をしますが、妊娠しなかった場合にはこれが無用となります。そのため子宮内膜がはがれて出血がおき、体外に排出されます。これが月経です。卵巣からのホルモン分泌の変化は、子宮内膜に周期的な変化を引きおこします。これを月経周期といいます。

　月経周期は通常28〜30日くらいで、脳の視床下部でコントロールされます。視床下部は副交感神経と交感神経の自律神経を支配するので、ストレスなどの影響を受けやすく、そのため月経周期が乱れることもあります。

ヒト絨毛性腺刺激ホルモンが妊娠を維持

　着床すると、受精卵に栄養を与えていた膜から胎盤がつくられます。胎盤からは妊娠を維持するためのホルモンであるヒト絨毛性腺刺激ホルモン（HCG）が分泌されます。これが尿中に出るので、尿中のヒト絨毛性腺刺激ホルモン（HCG）を測ることで妊娠しているかどうかがわかります。

　胎盤は妊娠16週までに完成します。胎盤は、胎児が成長するのに必要なものを供給する機能をもち、栄養分の供給や老廃物の回収をへその緒を通して母体とおこないます。

　たった0.2㎜の受精卵は、受精後3〜4週間には長い尾やえらがある魚のような形をした1㎝の胎芽に成長します。そして、心臓や脳などの器官の元となるものが、およそ8週でできて、約40週でおよそ50㎝、3kgの胎児に成長し、出産となります。

用語解説

視床下部
➡P218

胎盤
子宮内にあって、胎児とへその緒によってつながり、母体と酸素や栄養を仲介する海綿状・盤状の器官。

胎芽
胎児になる前。妊娠7週目までは胎芽とよぶ。

重要語句

月経周期
女性ホルモンの影響で、子宮内膜の増殖、脱落が周期的におこること。

ヒト絨毛性腺刺激ホルモン（HCG）
妊娠するとつくられるホルモン。つわりの原因になるともいわれている。

病気ミニ知識

前置胎盤
なんらかの原因で子宮の下側に着床し、そのまま胎盤ができ、胎盤が子宮口の全部または一部をおおってしまう状態。帝王切開になることが多い。

性周期によるホルモンの増減と子宮内膜の変化

卵巣と子宮は通常28〜30日の長さで周期的に変化する。子宮内膜がはがれて月経がおこると、卵巣では卵胞が成熟しエストロゲンを分泌する。月経周期の14日目頃に1個だけが成熟卵胞になると、黄体形成ホルモンの刺激によってエストロゲンが多く分泌され排卵がおこる。排卵がおわると卵胞は黄体となり、プロゲステロンを分泌する。

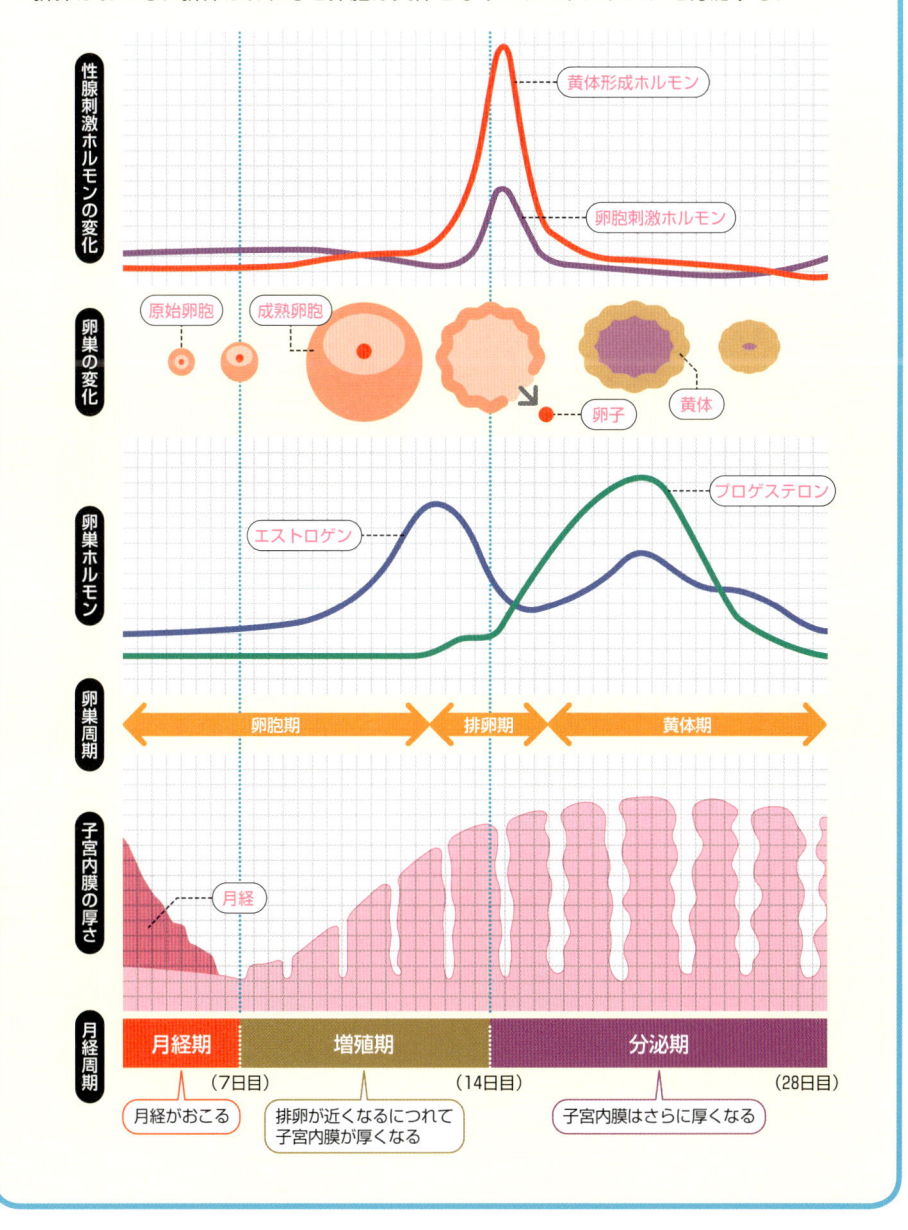

性腺刺激ホルモンの変化: 黄体形成ホルモン、卵胞刺激ホルモン

卵巣の変化: 原始卵胞 → 成熟卵胞 → 卵子、黄体

卵巣ホルモン: エストロゲン、プロゲステロン

卵巣周期: 卵胞期 | 排卵期 | 黄体期

子宮内膜の厚さ: 月経

月経周期: 月経期（7日目）| 増殖期（14日目）| 分泌期（28日目）

- 月経がおこる
- 排卵が近くなるにつれて子宮内膜が厚くなる
- 子宮内膜はさらに厚くなる

女性ホルモンの作用

エストロゲンとプロゲステロン

エストロゲンのはたらき

　女性ホルモンと生殖機能の関係についてはすでに説明しましたが、ここでは女性ホルモンのエストロゲンとプロゲステロンについて、もう少し詳しく説明しましょう。

　エストロゲンは排卵前に分泌され、**卵胞**を育てるはたらきが大きいため、卵胞ホルモンともいいます。**ステロイドホルモン**で、コレステロールから合成されます。

　第2次性徴を促し、思春期以降分泌が増加し、プロゲステロンとともに月経周期に応じて濃度が変化します。**卵胞**が大きくなるにつれて卵胞から分泌され、**子宮内膜**を厚くし、受精卵が**子宮内膜**で着床する環境を整えるはたらきがあります。更年期以降は分泌が減少します。

　その他にも、乳腺の発達、脂質代謝の制御などさまざまなはたらきがあります。

プロゲステロンのはたらき

　プロゲステロンもコレステロールからつくられる**ステ**

用語解説

ステロイドホルモン
→P136

卵胞
→P158

第2次性徴
→P156

子宮内膜腺
子宮内膜は子宮内膜腺とよばれる上皮細胞層によってできているが、この細胞が外界に対して物理学的・免疫学的防御バリアを形成している。一方で、着床における胚の子宮内膜間質への侵入には、このバリアを貫通しなければならない。

子宮平滑筋
子宮壁は平滑筋で構成されている。

LABORATORY

低用量ピル（OC）って？

　黄体ホルモン（プロゲステロン）と卵胞ホルモン（エストロゲン）という女性ホルモンを主成分とした錠剤です。妊娠に近い状態を体内につくり出すことによって避妊や月経困難症などに使われます。アメリカで1960年に発売されたのが最初で、ホルモン量の多い高用量ピルが使われていましたが副作用が多く、ホルモンの量を1／5から1／10に減らし、副作用の少ない低用量ピルが使われるようになりました。ピルの中にふくまれている卵胞ホルモンが、1錠中50μg以下のものが低用量ピルといわれています。

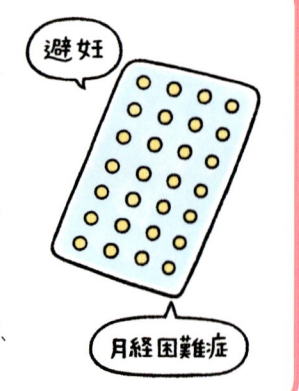

避妊

月経困難症

ロイドホルモンです。排卵後、黄体期（→P158）に増えるので**黄体ホルモン**ともよばれます。

プロゲステロンは、子宮内膜を厚くして、**妊娠**に備えるはたらきをします。**子宮内膜腺**の分泌を促進し、子宮平滑筋の活動を**抑制**することで、受精卵の**着床**がスムーズにおこなわれるようにします。妊娠がおこらなかった場合は**黄体**が退化し、血中のプロゲステロン濃度は低下し、子宮内膜は維持できなくなり子宮外へ排出され、月経がはじまります。また、**乳腺**を発達させるので、排卵後は胸が大きくなることもあります。

その他にも、血糖値を正常にしたり体脂肪を減らしたり、ホルモンバランスを調整するなどの役割があります。

病気ミニ知識

乳がん
乳腺組織に腫瘍ができることでおこる。乳がんになる人の約2／3は腫瘍にエストロゲン受容体があり、抗エストロゲン剤などの内分泌療法が効果がある。

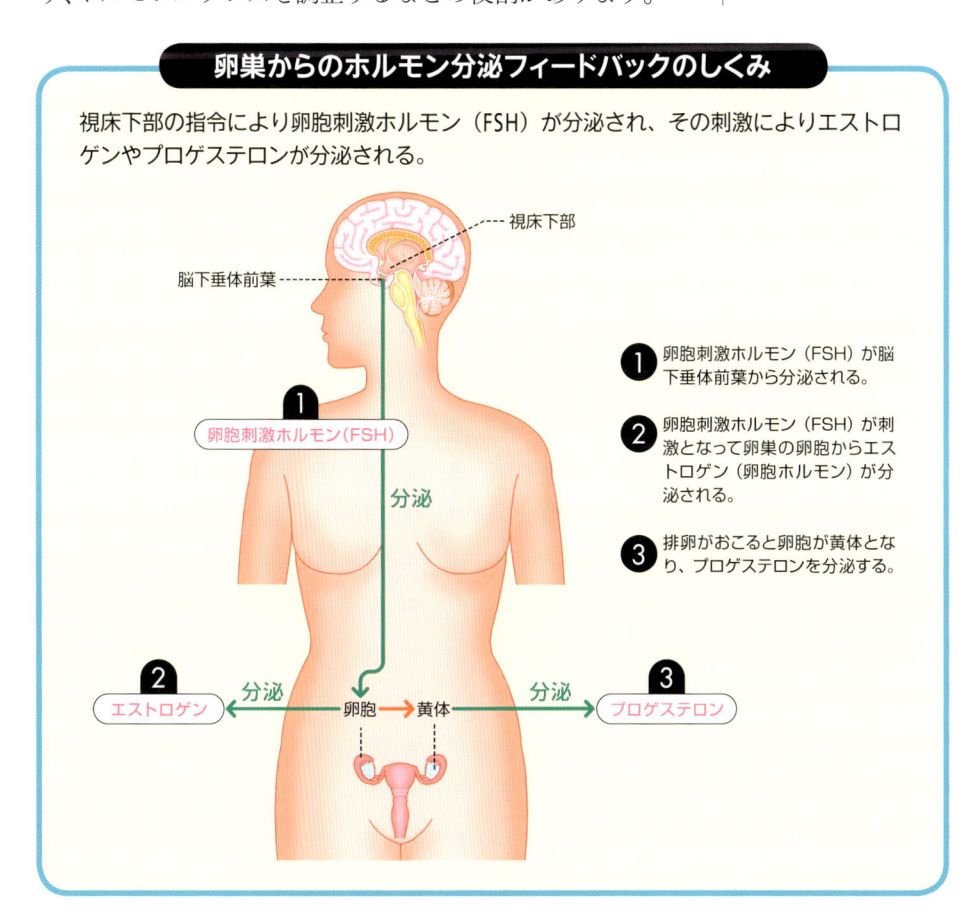

PART 7 ホルモンのはたらき

卵巣からのホルモン分泌フィードバックのしくみ

視床下部の指令により卵胞刺激ホルモン（FSH）が分泌され、その刺激によりエストロゲンやプロゲステロンが分泌される。

- 視床下部
- 脳下垂体前葉
- ❶ 卵胞刺激ホルモン（FSH）
- 分泌
- ❷ エストロゲン ← 分泌 ― 卵胞 → 黄体 ― 分泌 → ❸ プロゲステロン

❶ 卵胞刺激ホルモン（FSH）が脳下垂体前葉から分泌される。

❷ 卵胞刺激ホルモン（FSH）が刺激となって卵巣の卵胞からエストロゲン（卵胞ホルモン）が分泌される。

❸ 排卵がおこると卵胞が黄体となり、プロゲステロンを分泌する。

男性の生殖機能

精子と射精

精子がつくられるまで

　精子は人の細胞の中で最も小さく、長さはおよそ0.05mmです。頭部、頸部、中部、尾部からなり、頭部には核があります。ここの23個の染色体に父親の遺伝情報が入っています。

　中間部にはミトコンドリアがらせん状に巻きついていて、精子が運動するためのエネルギー源となります。尾部はオタマジャクシの尾に似ています。卵子の分泌物を感知し、卵子を目指して子宮内を泳ぐために使います。

　精子は毎日約3000万個、一生涯で約1～2兆個つくられています。精子は10～20日かけて、精管を通り、精嚢、前立腺などでそれぞれの分泌液と混じり、精液となります。そして亀頭の外尿導口で射精されます。1回の射精量は約2～6ccです。

射精のしくみ

　射精するには勃起する必要があります。陰茎に触れる

用語解説

精嚢
前立腺の後ろに1対ある長さ5cmほどの袋状の器官。

前立腺
クルミ程度の大きさで、尿道をとり囲む形で精嚢の隣にある。

海綿体
内部に血液がたまると勃起するスポンジ状の組織。

重要語句

勃起
陰茎内部の海綿体に血液がたまり、血液を排出する静脈が調節され、内部の圧力が上昇することによって陰茎が拡張し、硬くなった状態。勃起の発現あるいは維持ができない状態を勃起不全（ED）とよぶ。

精子の構造

精子は頭部、頸部、中部、尾部から成る。

- **先体**：卵子に突入するための組織。
- **核**：23本の染色体があり、その中にはDNAがふくまれている。
- **ミトコンドリア**：精子が活動するためのエネルギー源となる。
- **尾**：泳ぐためにある。

頭部／頸部／中部／尾部

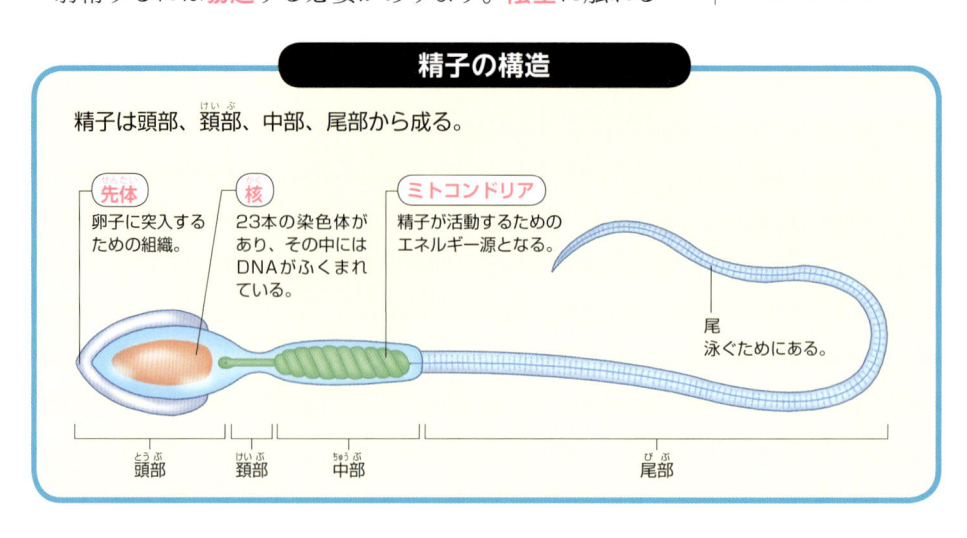

と刺激が脊髄に伝えられ、反射的に細動脈が拡張し、陰茎内部の海綿体に血液がたまり、体積が増えます。次に、血液を排出する静脈が調節され、内部の圧力が上がり、固くなって勃起します。胎児や幼児でも、性的なものでない勃起をしますが、これは単なる刺激による反射です。性的興奮が高まると、尿道括約筋や海綿体筋が収縮し、その圧力が精液を尿道前立部から外尿道口へと急激に押し出して、射精となります。

勃起と射精は陰茎の触刺激によっておこる脊髄反射で、性反射といいます。反射は、思考や感情でも勃起します。精液も尿も尿道を通りますが、射精時は膀胱出口の括約筋が閉まるので、尿が精液と混ざることはありません。

病気ミニ知識

前立腺がん
中高年の男性に多い。加齢によるホルモンバランスの変化が原因。ゆっくりと進行するため、早期に発見できれば、他のがんに比べて治りやすい。

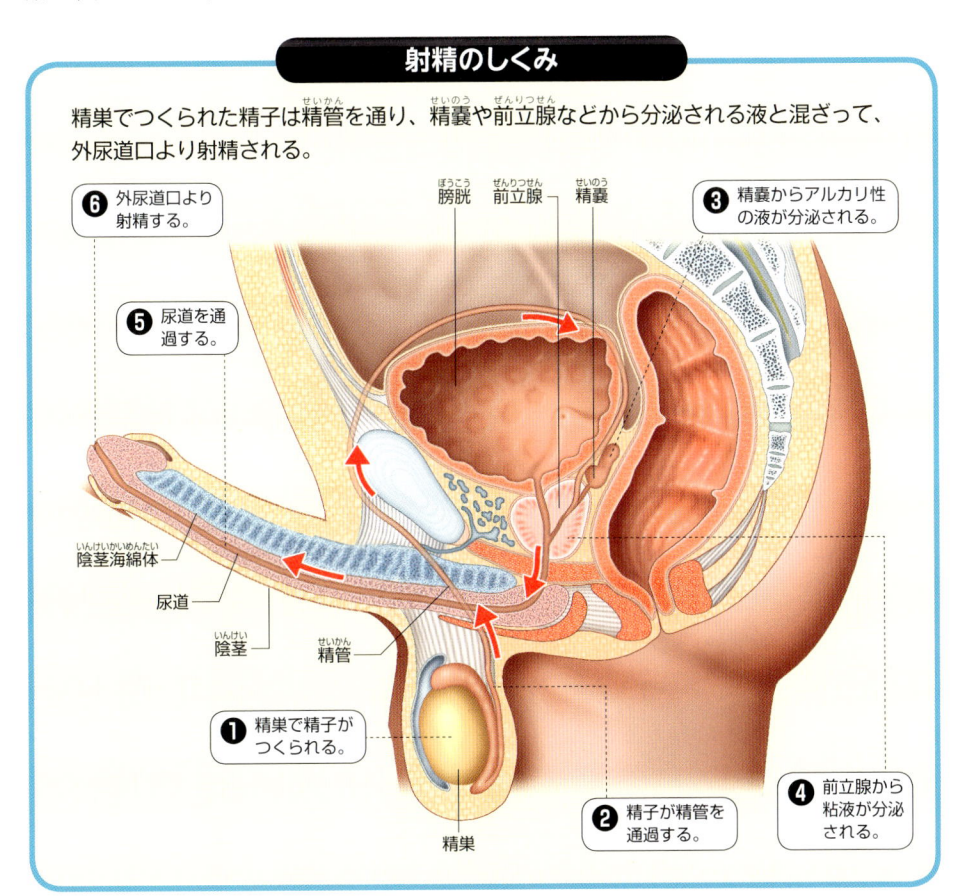

射精のしくみ

精巣でつくられた精子は精管を通り、精嚢や前立腺などから分泌される液と混ざって、外尿道口より射精される。

❶ 精巣で精子がつくられる。
❷ 精子が精管を通過する。
❸ 精嚢からアルカリ性の液が分泌される。
❹ 前立腺から粘液が分泌される。
❺ 尿道を通過する。
❻ 外尿道口より射精する。

男性ホルモンの作用

アンドロゲン

アンドロゲンの主なものはテストステロン

アンドロゲンとは、男性化作用を促す男性ホルモンです。主なものはテストステロンといい、精巣でコレステロールを原料として合成・分泌されます。

テストステロンが不足すると、5α-還元酵素という酵素によって、テストステロンがより強くはたらく男性ホルモンに変換されます。これが男性ホルモンのジヒドロテストステロン（DHT）です。

テストステロンは、少量ですが女性でも、副腎と卵巣で合成されて分泌されています。副腎から分泌される副腎アンドロゲンはテストステロンに比べ活性が弱く、生理的にあまり重要な作用はありません。

ただし、過剰に分泌されると、男性ホルモン過剰症が出ることがあります。

テストステロンのはたらき

テストステロンは胎児期における精原細胞の形成、思春期における身体の男性化（骨格筋の発達や声帯の男性化など）に作用します。ジヒドロテストステロン（DHT）は、男性外性器をつくるのに不可欠で、思春期以降の男性型の発毛（体毛を濃くする）や脱毛に関わります。

アンドロゲンは甲状腺ホルモンやステロイドホルモンと同様にコレステロールから合成され、これらのホルモンと同じように核内の受容体に結合し、標的遺伝子の転写を調節することにより、作用を発揮します。

テストステロンは骨格筋を発達させるはたらきがあり、筋肉量増強を目的としてスポーツ選手が不正利用することがありました。これらはドーピングの対象薬物として厳しくとりしまられています。

用語解説

5α-還元酵素
ジヒドロテストステロン（DHT）をつくり出す酵素。

外性器
生殖器の外から見える部分のこと。

重要語句

テストステロン
男性ホルモンの一種。男性は主に精巣から、女性は卵巣から分泌される。微量だが副腎からも分泌される。

ジヒドロテストステロン（DHT）
テストステロンは毛髪を太くし、DHT（ジヒドロテストステロン）は皮脂腺と毛乳頭に作用して毛髪が十分に成長することを妨げるはたらきがある。そのため薄毛の原因をつくるといわれている。

病気ミニ知識

男性ホルモン過剰症
女性なのに、男性のように顔や体の毛が過度に成長する病気。

テストステロンとジヒドロテストステロンのはたらき

男性ホルモンであるテストステロンが不足するとジヒドロテストステロンになり、それぞれ異なる作用がある。

テストステロン → 5α-還元酵素 → **ジヒドロテストステロン**

＜作用＞（テストステロン）
- 精原細胞の形成（胎児期）
- 骨格筋の発達（思春期）
- 声帯の男性化（思春期）
- 精子の形成
- 生殖機能の調節

＜作用＞（ジヒドロテストステロン）
- 生殖器の発達
- 男性型の発毛・脱毛の促進

テストステロンは前立腺などの臓器で5-α還元酵素によりジヒドロテストステロンへ変換される。ジヒドロテストステロンは、男性ホルモン受容体にテストステロンよりも強く結合するため、アンドロゲン作用が強い。

PART 7 ホルモンのはたらき

LABORATORY

脱毛症と男性ホルモンの関係

　若い男性にみられる頭部の脱毛症（AGA）は男性ホルモンの作用が大きく関わっていることがわかっています。近年、男性ホルモンの作用を抑制する薬が開発され、有効な例があることもわかってきました。テストステロンから5α-ジヒドロテストステロンへの活性化をおこす酵素である5α-還元酵素を特異的に阻害する薬などが広く使われるようになってきました。

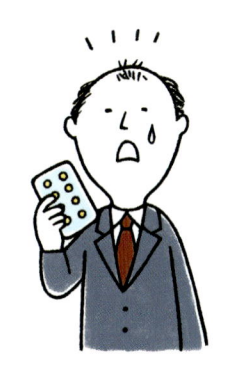

MEDICAL COLUMN
バセドウ病と橋本病

うつ状態と間違われることもある甲状腺疾患

やる気がしない、だるい、朝おきられない…。そんなとき、自分はうつ状態になってしまったのでは？ と思うことがある人もいるでしょう。しかし、うつ状態ではなく、もしかしたら甲状腺の機能が乱れていることが原因かもしれません。

甲状腺は、代謝を調節する甲状腺ホルモンを分泌しています。甲状腺ホルモンは自律神経の交感神経を活発にするはたらきがあります。交感神経は、昼間、活動的なときに活躍する神経です。交感神経がはたらくと、瞳孔は拡大し心臓の拍動は速くなり、血管は収縮して血圧が上がり、体はエネルギッシュな状態になります。甲状腺の機能が低下すると、新陳代謝が低下し無気力になり、食欲が衰えるなど、うつ状態と似た症状が出ます。これは甲状腺機能低下症という病気です。逆に甲状腺の機能が過剰になるバセドウ病では、体重が減る、手足が震える、動悸が激しくなるなどの症状が出ます。

甲状腺機能低下症の主な原因となる橋本病（慢性甲状腺炎）や甲状腺機能亢進症をおこすバセドウ病の発症には免疫機能が関係しています。橋本病は、甲状腺に慢性の炎症がおこるためにホルモンの合成や分泌が低下してしまう自己免疫疾患です。バセドウ病は、自分の甲状線を異物とみなして甲状腺ホルモン受容体を過剰に刺激し、甲状腺ホルモンをつくり続けてしまいます。

これらの病気は若い女性に多く、頻度も高い疾患です。病気にかかっているか否かは血液検査で簡単に判断できますが、一般の健康診断では検査項目にふくまれていません。そのため、思いあたる症状があれば内科で検査を受けることが必要です。投薬治療で症状を抑えることができるので、気になるようであれば早めに受診するといいでしょう。

甲状腺機能低下症が疑われる症状

☐ 気分の落ち込み
☐ 基礎体温が低い
☐ 冷え
☐ 低血圧
☐ 脱毛
☐ 記憶力低下
☐ 声が出しにくい
☐ むくみ など

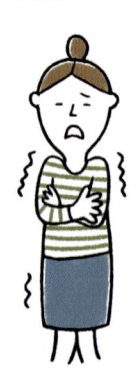

バセドウ病が疑われる症状

☐ 体重減少
☐ 暑い、微熱が続く
☐ 手のふるえ
☐ 発汗
☐ 月経不順
☐ 血圧上昇
☐ イライラ
☐ 集中力低下
☐ 不眠 など

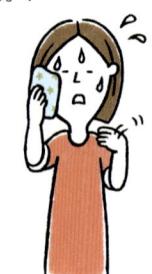

PART 8
神経のしくみ

神経系の構成

神経系の分類

中枢神経系と末梢神経系

　人は暑いと、汗をかくなどして体温を一定に保とうとします。このように、「暑い」という体内外の情報を各器官に伝え、体内の「汗をかく」ことによって、生理機能を調節しています。その調節の情報を伝える役割を担うのが、神経系です。

　神経系には、脳と脊髄にある中枢神経系と、中枢神経系からの情報を各器官に伝えたり、反対に各器官の情報を中枢神経系に伝えたりする末梢神経系があります。中枢神経は末梢神経からの情報を受けとり、その情報によってはたらきます。脳と脊髄は別々のもののようにみえますが、つながっている中枢神経です。

体性神経系と自律神経系

　末梢神経系は、そのはたらきによって体性神経系と自律神経系の大きく2つにわけられます。

　体性神経系は刺激を受けて感じるなど、主に意識されることではたらきます。感覚神経や運動神経などが体性神経系ですが、感覚神経は体の感覚を大脳に伝え、運動神経は脳からの指令を骨格筋などに伝えます。

　例えば、冬の寒い日に「寒い」という情報が末梢神経である感覚神経から脊髄神経を介して脳に伝えられます。脳で「寒さ」を感じると、今度は脳から脊髄神経を通って骨格筋を収縮させる指令を末梢神経である運動神経に送るため、セーターを手にとって着ることができます。

　一方、自律神経（➡P174）は、意志とは関係なく自動的にはたらきます。したがって、不随意神経系ということもあります。

用語解説

感覚神経
体内外の動きを伝える神経の総称。

骨格筋
➡P198

重要語句

中枢神経系
すべての神経の統合・支配など中心的役割を担う。末梢神経の刺激を受けとり、音声・運動・反射などの指令を出す。

末梢神経系
全身に分散している神経系のこと。末端器官と脳などの中枢神経との伝達をおこなう。

病気ミニ知識

ギラン・バレー症候群
左右の下肢の脱力感・筋力低下・歩行困難など末梢神経の障害を引きおこす病気。原因は不明で、特定疾患に指定されている難病。

全身の神経系

神経は脳からの指令を体の各部位に伝え（中枢神経系）、また体の各部位からの情報を脳に伝える（末梢神経系）。

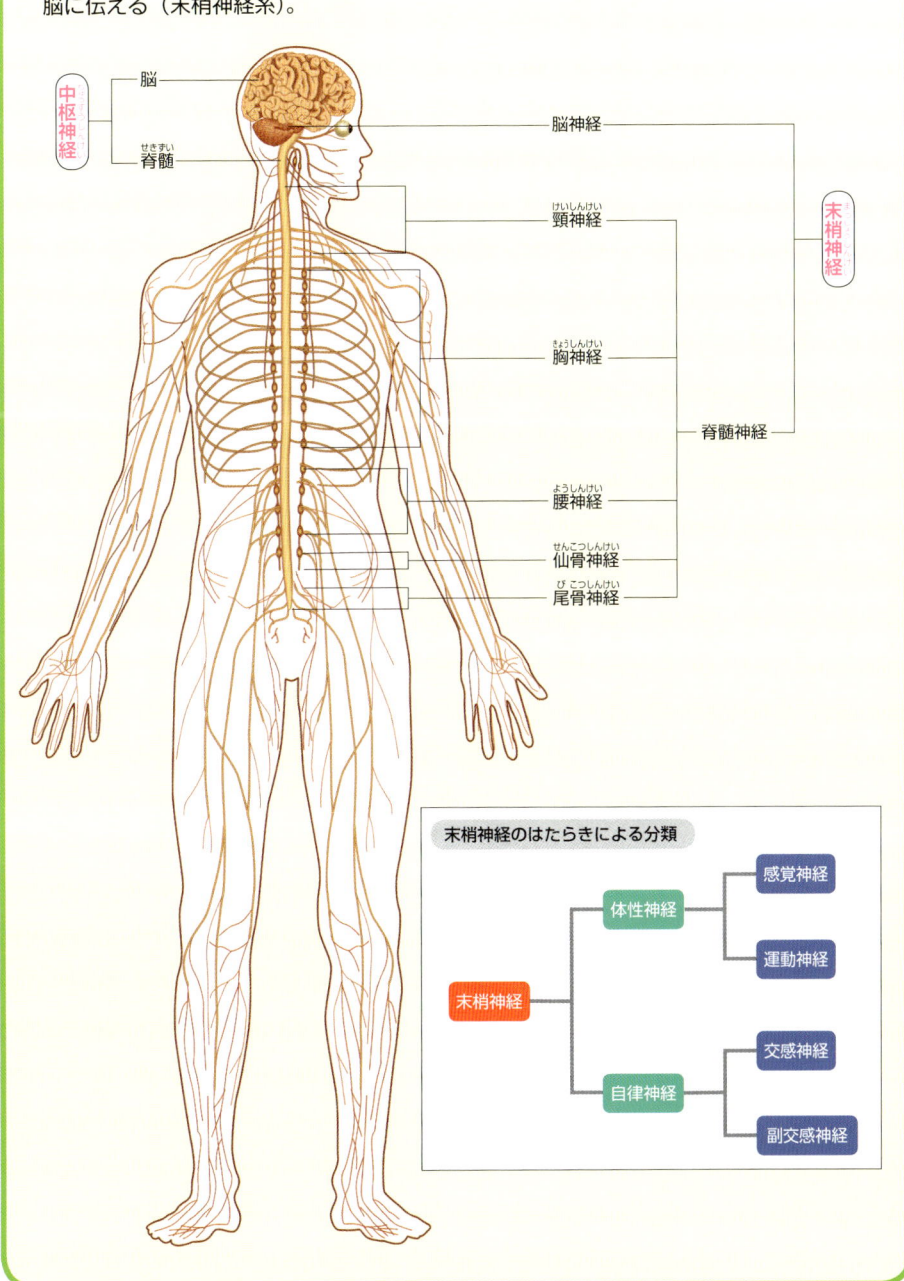

中枢神経
- 脳
- 脊髄

末梢神経
- 脳神経
- 脊髄神経
  - 頸神経
  - 胸神経
  - 腰神経
  - 仙骨神経
  - 尾骨神経

PART 8 神経のしくみ

末梢神経のはたらきによる分類

- 末梢神経
  - 体性神経
    - 感覚神経
    - 運動神経
  - 自律神経
    - 交感神経
    - 副交感神経

神経の構造

ニューロンとシナプス

神経はニューロンが連なったもの

　神経は、**ニューロン**という神経細胞でつくられています。**ニューロン**は、大きな核をもつ細胞体（**神経細胞体**）と、そのまわりに細かく枝わかれしている**樹状突起**、1本だけ長い突起の**軸索**という3つで構成されています。**軸索**は、長いものは1メートル以上もあります。このニューロンが基本単位となって組み合わされ、**脳**や神経系がつくられています。軸索の先端は**神経終末**といい、次のニューロンと**シナプス**をつくり、ここから信号が送られます。

　シナプスとは、神経終末と次の神経細胞が接する部分ですが、細胞膜は接していないため、ごくわずかのすき間をおいて接続しています。このすき間を**シナプス間隙**

用語解説

シナプス小頭
神経終末（神経細胞から突出した軸索の末端部分が袋状にふくらんだ部分）の一部。

シナプス前ニューロン
シナプスをつくり、次の神経細胞（シナプス後細胞）に刺激を伝達する細胞。

シナプス後膜
シナプスをつくり、刺激を受容する側の細胞（シナプス後細胞）のシナプス間隙に面した形質膜部分。

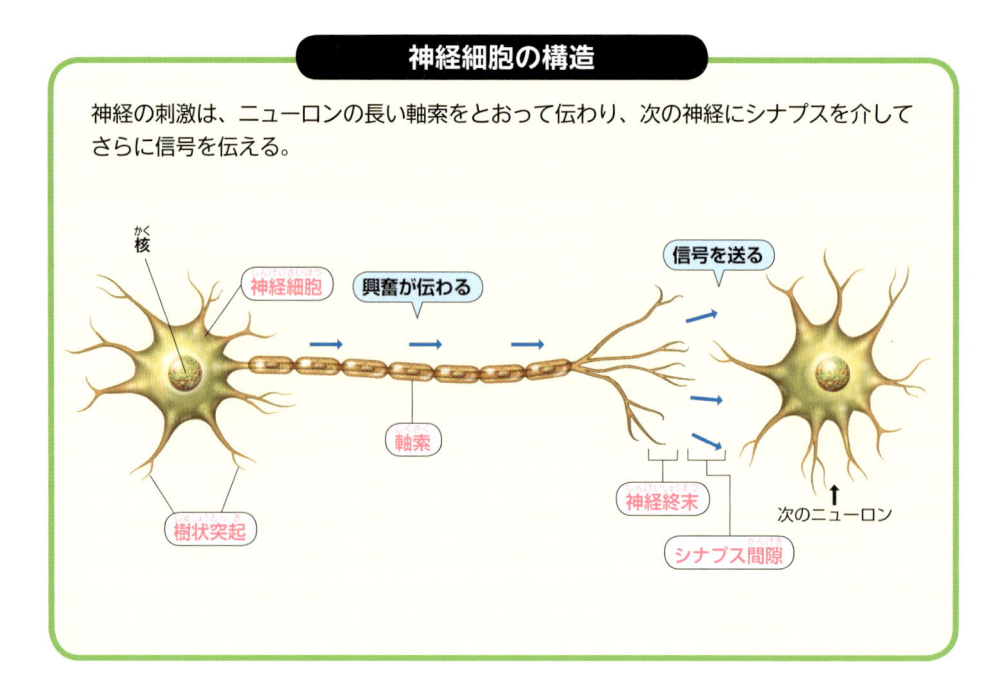

神経細胞の構造

神経の刺激は、ニューロンの長い軸索をとおって伝わり、次の神経にシナプスを介してさらに信号を伝える。

（図：核、神経細胞、興奮が伝わる、軸索、樹状突起、信号を送る、神経終末、シナプス間隙、次のニューロン）

とよびます。シナプス前ニューロンの神経終末の膨らみをシナプス小頭といい、中に**シナプス小胞**が多く入っています。**シナプス小胞**の中には、**神経化学伝達物質**がふくまれていて、ここから情報が伝えられます。

シナプス伝達のしくみ

シナプス前ニューロンの興奮が**シナプス小頭**に伝えられると、**シナプス小胞**が細胞膜に結合し、**神経化学伝達物質**を**シナプス間隙**に放出します。放出された神経化学伝達物質は、次の神経の細胞膜（シナプス後膜）上にある受容体に結合します。すると**膜電位**（→P26）が変化し、情報が次の神経に伝達されていきます。通常、1つの神経は**1**種類の化学伝達物質を放出します。

また、シナプスで合成される化学伝達物質は、**アセチルコリン**、**カテコールアミン**（ドーパミン、アドレナリン、ノルアドレナリン）など100種類以上あります。

重要語句

ニューロン
神経をつくる細胞。神経細胞体と樹状突起、軸索から成り情報伝達をおこなう。

シナプス間隙
神経細胞の軸索の先端と他の細胞（神経細胞の樹状突起や筋線維）との20nm程度のすき間。興奮が伝わると、ここから神経伝達物質が放出される。

シナプス小胞
神経細胞の末端部分にあり、信号伝達物質をふくむ。神経の興奮により、中の伝達物質がシナプス間隙に放出されて信号伝達がおきる。

神経化学伝達物質
ニューロンの軸索末端から放出され、次の細胞を興奮または抑制する物質。

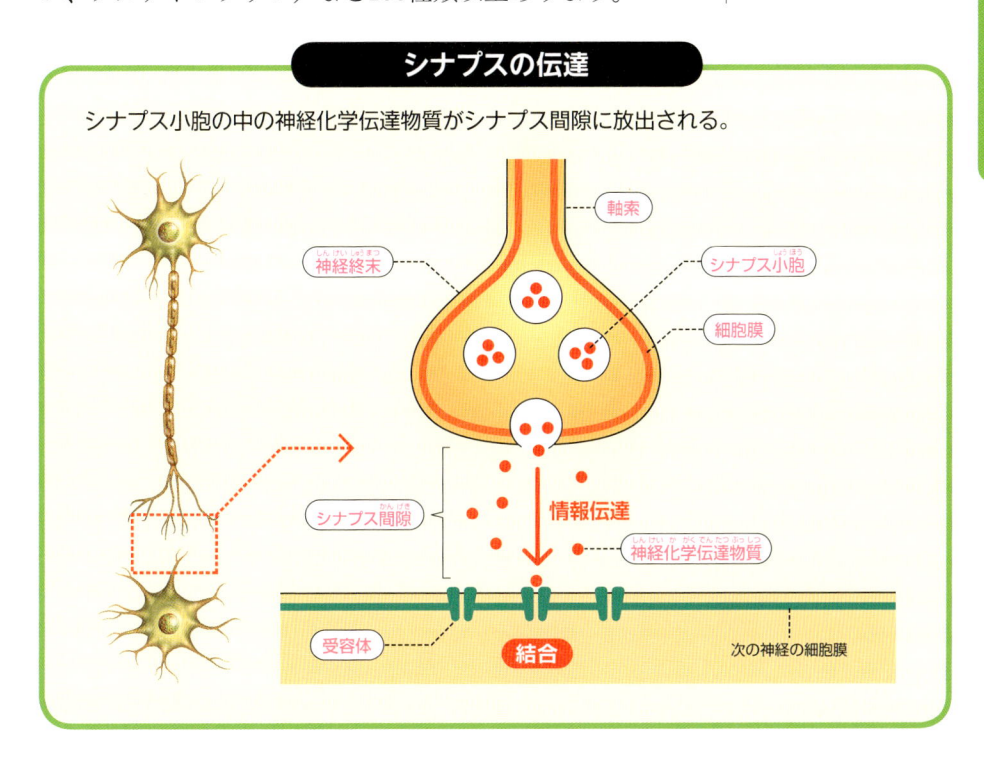

PART 8 神経のしくみ

シナプスの伝達

シナプス小胞の中の神経化学伝達物質がシナプス間隙に放出される。

（軸索／神経終末／シナプス小胞／細胞膜／シナプス間隙／情報伝達／神経化学伝達物質／受容体／結合／次の神経の細胞膜）

自律神経系のはたらき

神経の機能

自律神経系は無意識にはたらく

自律神経系は主に**内臓**、**血管**、**分泌腺**などの運動や、機能をコントロールしています。通常、意識されずに自動的にはたらいているので**自律神経**とよばれ、その源となる中枢は**脳**と**脊髄**にあります。

では、自律神経系は具体的にどのようなはたらきをするのでしょうか。例えば、私たちは心臓や胃腸を意識的に動かすことはできません。意志とは無関係に24時間動いています。自律神経系は、意志とは関係なくはたらき、生命維持の重要な役割を果たしています。

自律神経系は中枢と臓器の間にニューロンが必ず2つつながっていて、**神経節**があります。**交感神経系**と、交感神経系と逆のはたらきをする**副交感神経系**とにわけられます。

自律神経系の特徴

人の体の自律神経系は、**交感神経系**と**副交感神経系**の2つの系統があります。

多くの臓器では、交感神経系と副交感神経系の両方の指令を受けています。この2つの系統は、逆の指令を出すことが多く、一方が**促進的**に作用すれば他方は**抑制的**にはたらきます（一部では協調することもあります）。したがって、どちらの指令が強いかによって、はたらきが変わってきます。

また、自律神経の活動の度合いは、常に筋肉にある張力（トーヌス）を変えることで調節しています。

このように、自律神経系の支配下にあるすべての臓器は、交感神経系と副交感神経系との指令のもと、一種の「綱引き」をしているのです。

用語解説

神経節
末梢の神経細胞が集まっているところ。

トーヌス
持続的に活動していること。

重要語句

交感神経系
自律神経系の1つで激しい活動をおこなうときに活性化しやすい。

副交感神経系
自律神経系の1つでリラックスしているときに活性化しやすい。

自律神経系のはたらきのまとめ

交感神経系と副交感神経系のバランスがとれていると健康な体を保つことができる。しかし、どちらかに偏ると体にさまざまな障害を引きおこす。

	交感神経が優位にはたらくとき	副交感神経が優位にはたらくとき
呼吸	浅い、速い	深い、ゆっくり
気道	拡張	収縮
心臓	心拍促進	心拍抑制
血圧	上昇	下降
血行	悪い	よい
体温	低い	高い
汗	分泌促進	無作用
胃液	分泌減少	分泌増加
腸	消化抑制	消化促進
肝臓	血糖上昇	血糖下降
膀胱	排尿抑制	排尿促進
リンパ球	減少、抑制	増加、活性
活性酸素	多い	少ない
免疫力	減少	増加

LABORATORY

自律神経失調症ってなに？

　生活リズムの乱れやストレスなどが原因となって、交感神経と副交感神経のバランスが悪くなり、さまざまな身体症状（頭痛、めまい、動悸、下痢など）がおこる状態を、自律神経失調症とよぶことがあります。しかし、これは医学的な病名ではありません。

　一時的なものであれば日常生活でもまれにおこりうることですが、長期間続いたりした場合は、甲状腺の病気や過敏性腸症候群をはじめ、精神的な病気（うつ病など）が原因になっていることもあるので、医師に相談した方がよいでしょう。

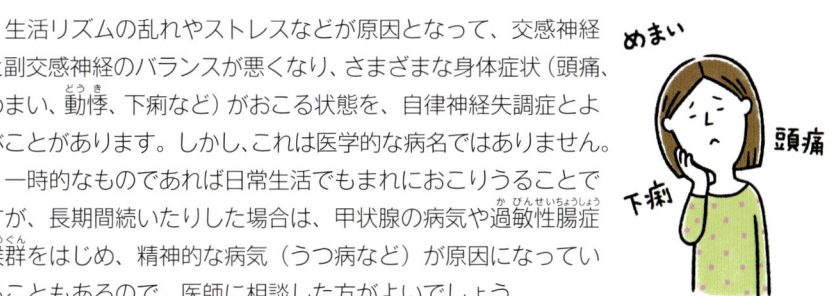

神経の機能

交感神経系のはたらき

交感神経系は活動時にはたらく

交感神経系は、緊張したり運動をしたりするときにそのはたらきが高まる神経です。**β作用**で心拍出量を増やし、**α作用**で動脈を収縮し血圧を上げます。このとき、骨格筋の動脈をβ作用で拡張させると、血液は筋肉内に流れこみます。こうして、運動に必要な筋肉に酸素などのエネルギーを送りこみ、動かしているのです。

このように、交感神経系は人が活動や運動するとき、それに応じて**内臓**の機能を調節する神経です。**血流**や**呼吸**を促進し、貯蔵していたエネルギー源を動員して、主に**骨格筋**に供給します。こうすることで身体活動の能力を高めます。交感神経系は人の活動が活発になる日中に強まります。

交感神経系の各臓器へのはたらき

交感神経系は主に活動や運動をするときにはたらき、それに応じて各臓器の機能を調節します。具体的には次のような機能をコントロールします。

①**心臓への作用**：**心拍数**を増やし、心収縮力を高める。
②**血管系への作用**：皮膚、粘膜、腹部臓器、脳に向かう動静脈の血管を収縮させる、大動脈、腎動脈、冠状動脈、骨格筋の動脈を収縮させる。その結果、**血圧**は上昇し、**心臓**や**骨格筋**への血流が増える。
③**代謝への影響**：肝グリコーゲンを分解し、血液中に糖が動員され、**血糖値**を上げる。脂肪組織では**脂肪**の分解を促進する。
④**その他の作用**：**瞳孔**を開かせる。

交感神経系は、脊髄から最初の**ニューロン**（節前ニューロン）が出て、**交感神経節**でシナプスをつくり、次の

用語解説

心拍出量
心室から出る血液量。

心拍数
1分間に心臓が拍動する回数のこと。

血糖値
血液内のグルコース濃度。

肝グリコーゲン
肝臓に蓄えられているグリコーゲンのこと。

節前ニューロン
交換神経節の脊髄側のニューロン。交感神経前ニューロンともいう。

節後ニューロン
神経節で、節前ニューロンから信号を受けとるニューロン。

重要語句

交感神経系
➡P174

α作用
副腎髄質から分泌されるノルアドレナリンはαアドレナリン受容体に結合して作用する。このαアドレナリン受容体を介した作用のことをいう。➡P150

β作用
副腎髄質から分泌されるアドレナリンはβアドレナリン受容体に結合して作用する。このβアドレナリン受容体を介した作用のことを

ニューロン（節後ニューロン）に信号を伝えます。交感神経節は**胸髄**と**腰髄**の側方（脊髄側角）から出ていて、目的とする臓器にその刺激を伝えます。各内臓に対する交感神経の支配は、**脊髄**の部位によって分担領域が決まっています。これを**分節性**といいます。

いう。→P150

交感神経の分節性支配

交感神経の中枢は脊髄の胸部にあり、各臓器への支配は分節されている。例えば、心臓や肺などの胸部臓器は胸髄上部から出る交感神経に支配される。胃や膵臓などの消化管は胸髄下部から、膀胱や生殖器官は胸髄下部と腰髄上部から出る交感神経からの支配を受ける。

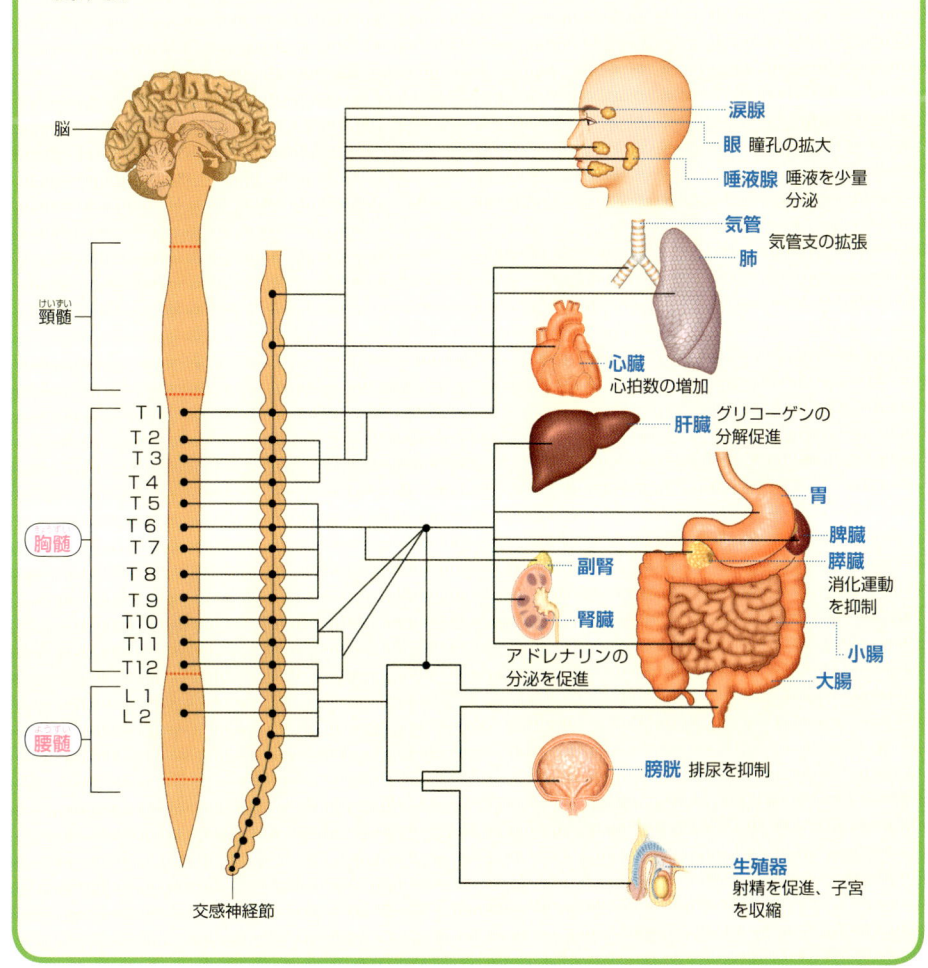

- 脳
- 頸髄（けいずい）
- 胸髄
  - T1
  - T2
  - T3
  - T4
  - T5
  - T6
  - T7
  - T8
  - T9
  - T10
  - T11
  - T12
- 腰髄
  - L1
  - L2
- 交感神経節

- 涙腺
- 眼　瞳孔の拡大
- 唾液腺　唾液を少量分泌
- 気管
- 肺　気管支の拡張
- 心臓　心拍数の増加
- 肝臓　グリコーゲンの分解促進
- 胃
- 脾臓
- 膵臓　消化運動を抑制
- 副腎　アドレナリンの分泌を促進
- 腎臓
- 小腸
- 大腸
- 膀胱　排尿を抑制
- 生殖器　射精を促進、子宮を収縮

PART 8　神経のしくみ

神経の機能

副交感神経のはたらき

副交感神経系はリラックス時にはたらく

副交感神経系はリラックスしているときや睡眠中にはたらきます。リラックスしているので心臓が活発に動く必要はないため心拍数や呼吸数が減り、気管支が収縮します。また、このリラックスした時に、次の緊張や運動にそなえるため、消化管運動を活発にし、エネルギーをたくわえておきます。

このように、副交感神経系はリラックスした時にはたらき、各内臓の機能を調節します。とくに睡眠中にそのはたらきが高まります。

副交感神経系と交感神経系とは各臓器に対して逆のはたらきの指令を出します。これを拮抗支配といい、どちらの指令が強いかで、臓器のはたらきが決まります。

副交感神経系の各臓器へのはたらき

副交感神経系は、具体的に次のような機能をコントロールします。
①心臓への作用：心房筋の収縮を抑制し、心拍数を減らす。
②血管への作用：脳動脈や冠状動脈を拡張させる。その結果、血圧は下がる。
③消化管への作用：消化管運動は活発となり、消化液の分泌も高まる。
④代謝への影響：肝臓でグリコーゲンの合成を促進する。膵臓でのインスリンの分泌が促進され、糖の細胞へのとりこみが進む。
⑤その他の作用：膀胱では排尿が促進され、瞳孔は収縮する。

副交感神経系は、脳幹と脊髄の仙髄から出ています。脳から脊髄を通らないで、直接末梢へ向かう神経があり、

用語解説

心拍数
→P176

仙髄
脊髄から直接出ている神経の1つで、仙骨の部位から出ている。

分節性
→P177

重要語句

副交感神経系
→P174

拮抗支配
1つの臓器は二重の支配を受けていて、それぞれに相反する作用を及ぼすこと。体内の臓器は交感神経と副交感神経の二重の支配を受けていることが多い。

これを脳神経（➡P226、227）といいます。脳神経は、感覚情報を脳に伝えたり首などの筋肉をコントロールしたりするなど、主に頭部のはたらきを支配します。

また仙髄から出る神経は、膀胱や子宮などの生殖器官を支配しています。**副交感神経**も交感神経と同様に、各臓器に対して**分節性**を示します。

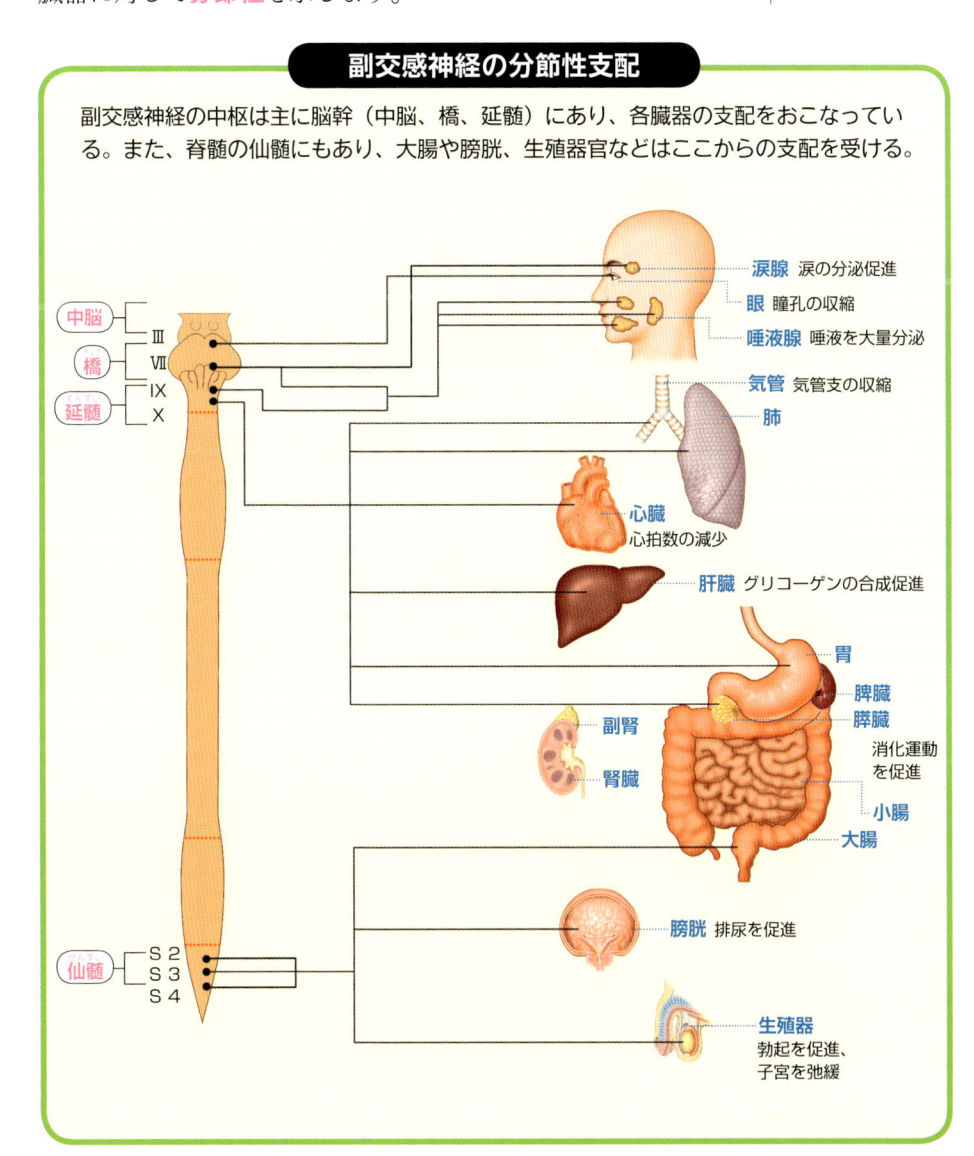

副交感神経の分節性支配

副交感神経の中枢は主に脳幹（中脳、橋、延髄）にあり、各臓器の支配をおこなっている。また、脊髄の仙髄にもあり、大腸や膀胱、生殖器官などはここからの支配を受ける。

- 中脳 III
- 橋 VII
- 延髄 IX、X
- 仙髄 S2、S3、S4

- 涙腺　涙の分泌促進
- 眼　瞳孔の収縮
- 唾液腺　唾液を大量分泌
- 気管　気管支の収縮
- 肺
- 心臓　心拍数の減少
- 肝臓　グリコーゲンの合成促進
- 胃
- 脾臓
- 副腎
- 膵臓
- 腎臓
- 小腸　消化運動を促進
- 大腸
- 膀胱　排尿を促進
- 生殖器　勃起を促進、子宮を弛緩

感覚の種類

感覚の種類

　暑い、痛い、おいしい、暗いなど、人が感じるさまざまな感覚は、**体性感覚**、**内臓感覚**、**特殊感覚**にわけられます。

　体性感覚は、皮膚感覚と深部感覚（➡右表）があります。皮膚感覚は、触覚、痛覚、温覚、冷覚の４つです。**内臓感覚**には内臓痛覚と臓器感覚があります。お腹の痛みや生理痛などは内臓痛覚で、喉のかわき・尿意・吐き気・性欲は臓器感覚です。**特殊感覚**には、嗅覚、視覚、聴覚、平衡感覚、味覚の５つがあります。

　生体内外の刺激情報は、それぞれ特有の**感覚受容器**によって受けとられ、**中枢神経系**に送られ、各種の感覚の情報が脳に伝えられます。

感覚の神経伝達のしくみ

　目が物を映すということは、感覚受容器がエネルギーを受けとっているということです。このように、感覚受容器が受けとる特定のエネルギーを**適刺激**といいます。

　適刺激を受けると、感覚受容器に電気信号である電位が発生します。電位がある程度の大きさになると、刺激の情報が求心神経を通って中枢神経に伝えられます（➡右図）。各**感覚受容器**からの情報は、それぞれ特有の神経経路を通って、大脳皮質の視覚野、聴覚野、体性感覚野などに送られます。**大脳皮質**からの感覚情報は大脳皮質連合野に送られて、そこに記憶されている過去の経験や他の感覚情報と照合して、"知覚"されます。

　くさい臭いをずっとかいでいると感じなくなるなど、同じ刺激が続くと慣れて感じなくなることを**順応**といいます。ただし、痛覚は順応しません。

用語解説

求心神経
受けとった情報を脳へ伝える神経。

大脳皮質
中でも感覚を受け取るところは大脳皮質感覚野。ここから電位は大脳皮質連合野や大脳辺縁系に送られる。

重要語句

体性感覚
目、耳、鼻、舌などの感覚受容器で感知しないもので、触覚や痛覚などの皮膚感覚と、筋収縮などの深部感覚を総称していう。

内臓感覚
内臓の状態を神経が感知することで痛みなどを発生する。内臓痛覚と臓器感覚がある。

特殊感覚
目、耳、鼻、舌などの感覚受容器で感知するもの。視覚、聴覚、嗅覚、平衡感覚、味覚がある。

適刺激
感覚細胞または感覚器官が、自然の状態で受けとる刺激。

感覚の分類

感覚の分類		感覚の種類	感覚受容器
体性感覚	皮膚感覚	触覚、痛覚、冷覚　温覚	皮膚の各受容器
	深部感覚	運動感覚、位置感覚、痛覚	関節・筋の各受容器
内臓感覚	内臓痛覚	腹痛、生理痛など	内臓の各受容器
	臓器感覚	性欲、尿意など	内臓の各受容器
特殊感覚	視覚	明るい、暗いなど	眼（視細胞）
	聴覚	高い音、低い音など	耳（コルチ器官の有毛細胞）
	平衡感覚	回転加速度、直線加速度など	耳（半器管の有毛細胞、卵形嚢と球形嚢の有毛細胞）
	嗅覚	香り、刺激臭など	鼻（嗅細胞）
	味覚	苦い、甘い、酸っぱいなど	舌（味細胞）

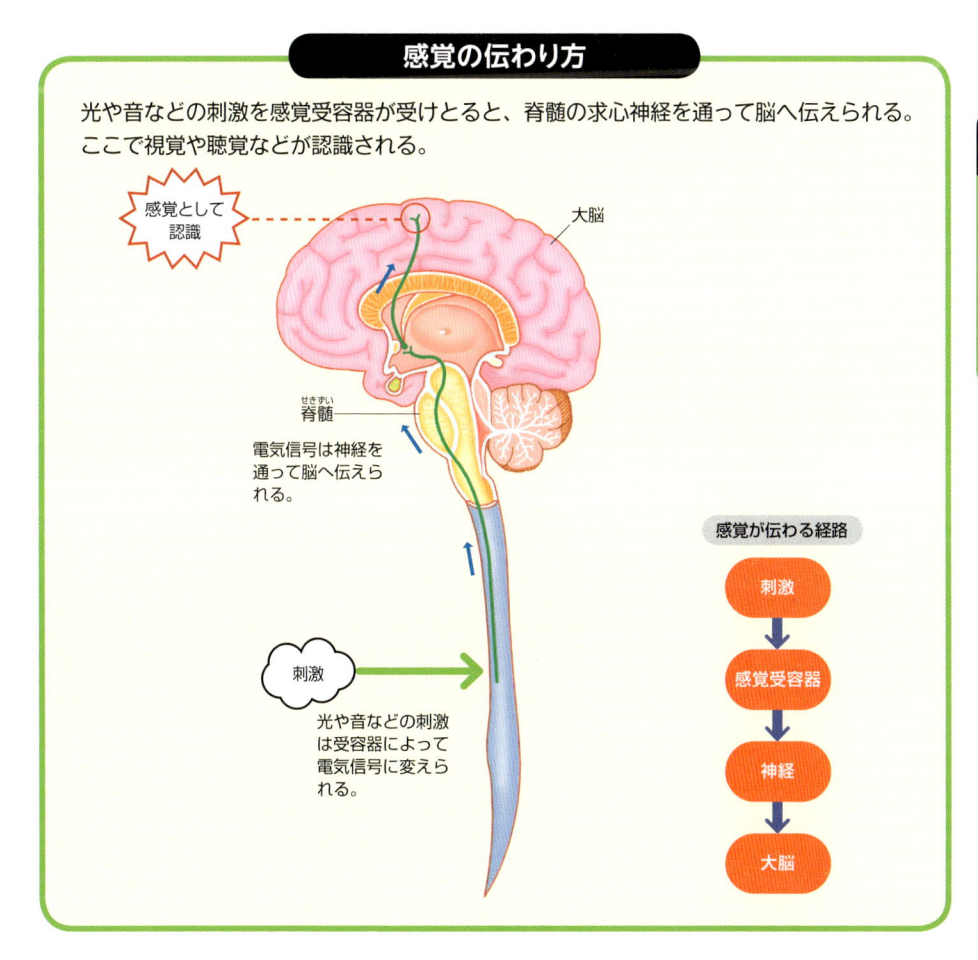

感覚の伝わり方

光や音などの刺激を感覚受容器が受けとると、脊髄の求心神経を通って脳へ伝えられる。ここで視覚や聴覚などが認識される。

感覚として認識

大脳

脊髄

電気信号は神経を通って脳へ伝えられる。

刺激

光や音などの刺激は受容器によって電気信号に変えられる。

感覚が伝わる経路

刺激 → 感覚受容器 → 神経 → 大脳

PART 8　神経のしくみ

感覚のしくみ

視覚のしくみ

眼の構造

　物をみる機能を視覚といいます。人が物をみることができるのは、物を照らしている光が物にあたって反射し、その光が眼に入り、**感覚受容体**がとらえるからです。感覚受容体は網膜にあり、カメラに例えるとフィルムにあたります。

　眼の構造はよくカメラに例えられます。カメラのレンズにあたるのが**水晶体**で、**虹彩**はしぼりです。光が多いときは、虹彩が**小さく**なって、入ってくる光の量を調整します。

　水晶体を通過した光は**網膜**に像を結ぶようになっていて、網膜の**光受容器**が映像を信号として受けとり、脳に送ります。

用語解説

波長
可視光は、波長400〜800 nmの範囲の光。

重要語句

錐体細胞
大脳皮質と海馬に存在する主要な興奮性の神経細胞。主に色覚を伝える。円錐形をしている。

桿体細胞
光の感度が高い神経細胞。暗所では錐体細胞はほとんどはたらかず、桿体細胞がはたらく。このため暗所では、物の形はわかっても色ははっきりとはわからない。棒状をしている。

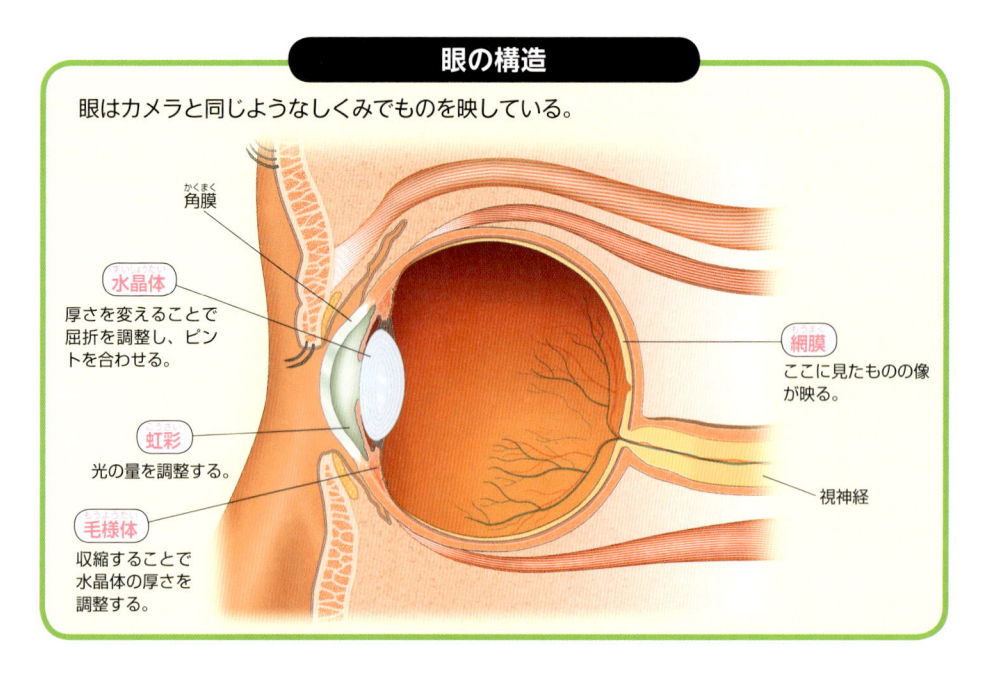

眼の構造

眼はカメラと同じようなしくみでものを映している。

- **角膜**
- **水晶体**：厚さを変えることで屈折を調整し、ピントを合わせる。
- **虹彩**：光の量を調整する。
- **毛様体**：収縮することで水晶体の厚さを調整する。
- **網膜**：ここに見たものの像が映る。
- 視神経

光刺激の伝達のしくみ

　光受容器は網膜にある**視細胞**にあります。視細胞には**錐体細胞**と**桿体細胞**があり、錐体細胞は明るいところではたらき、色や形の識別に関わり、桿体細胞は薄暗いところではたらき、明暗や形の識別に関わります。この2つの細胞が、光の波長を見わけます。

　光が水晶体を通り網膜の視細胞に作用すると、桿体細胞と錐体細胞にある**感光色素**に化学的変化がおこり、**受容器電位**が発生します。これが**視神経**を経て視床下部に入り、**大脳皮質**にある**視覚野**に情報が伝わります。そこではじめて視覚が生じます。

　光が水晶体を通るとき、光が屈折します。この屈折がうまくいかず、網膜の焦点が前にずれてしまう現象が近視です。屈折を調整するために水晶体の厚さを調節するのは**毛様体**という筋肉です。

重要語句

毛様体
水晶体の厚さを変えて屈折度を調節し、像の焦点を合わせるはたらきをする筋肉の一種。カメラに例えるとピントを合わせるところ。

病気ミニ知識

夜盲症
夜暗くても順応してみえるようになるものが、視覚受容体にふくまれるロドプシン（ビタミンAからつくられる）が足りないことにより、夜に眼がみえにくくなる病気。

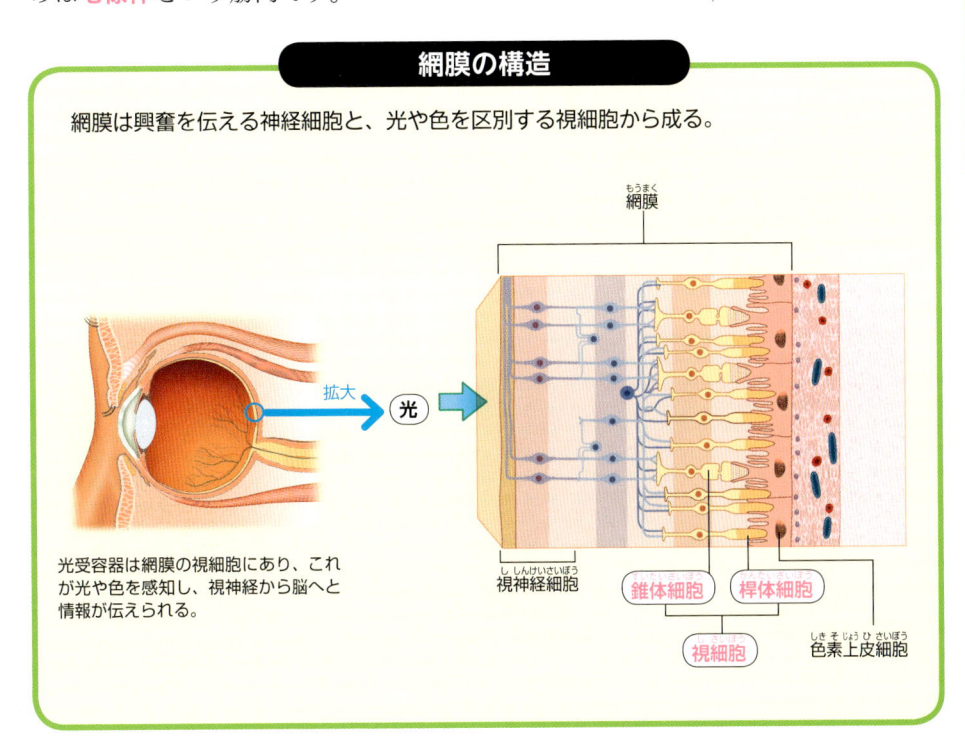

PART 8 神経のしくみ

網膜の構造

網膜は興奮を伝える神経細胞と、光や色を区別する視細胞から成る。

光受容器は網膜の視細胞にあり、これが光や色を感知し、視神経から脳へと情報が伝えられる。

視神経細胞　錐体細胞　桿体細胞　視細胞　色素上皮細胞

感覚のしくみ

聴覚のしくみ

耳の構造

　聴覚の適刺激は音です。音が空気を振動させ、その振動を聴覚受容器が受けとり、脳に送られることで"聴く"ことができます。人の可聴範囲は20～20000Hzの周波数の音波です。

　耳は外耳、中耳、内耳にわかれています。外耳の耳介で音波はキャッチされ、外耳道を通ります。外耳道の突き当たりには鼓膜があります。キャッチされた音は耳介→外耳道→鼓膜へと機械的に大きく振動させながら伝えられます。

　音波の大きさによって鼓膜が震え、中耳の耳小骨にこの情報を伝えます。耳小骨はテコの原理で鼓膜の振動を約20倍に増幅します。音波は、耳小骨から内耳の感音部に伝えられます。

音が認識されるしくみ

　感音部は、内耳の蝸牛とよばれる構造で形成されています。蝸牛はらせん形に巻かれた3つの管状構造になっています。管の中にはリンパ液が満たされ、振動はリンパ液を振動させます。振動として伝わった音がここで受容体電位となり、聴神経を通って信号が大脳の側頭葉聴覚野へ伝えられます。

　聴神経には、音の情報を伝える蝸牛神経と、バランス情報を伝える前庭神経があります。耳は音を伝えるだけでなく、体のバランスをとるはたらきもあるのです。内耳にある三半規管内の耳石とよばれる砂状の粒があり、頭が傾くと耳石も動きます。この耳石の動いた情報が前庭神経を通って脳に伝わり、人は傾きを察知し、バランスをとることができます（➡P186）。

用語解説

耳小骨
耳小骨は、ツチ骨、キヌタ骨、アブミ骨の3つから構成されている。鼓膜の震動を内耳の蝸牛に伝える。

重要語句

音波
耳で感じとれる音のこと。通常の会話の周波数の範囲は、200～4000Hzで、音は周波数が高いほど、高く聞こえる。

蝸牛
音のエネルギーが蝸牛の中心部にまで伝わり、そこで低周波音が知覚される（高周波音は、蝸牛の入り口付近で吸収される傾向にある）。このことから、らせんの巻きが強いほど、聴覚は鋭敏になる。

病気ミニ知識

突発性難聴
あるとき突然に 片側の耳が聞こえなくなる病気。原因は、ウイルス、内耳血管のけいれんや塞栓、血栓、出血などがある。

耳の構造

耳は外耳、中耳、内耳にわけられ、外耳でキャッチした音が内耳へと伝えられる。

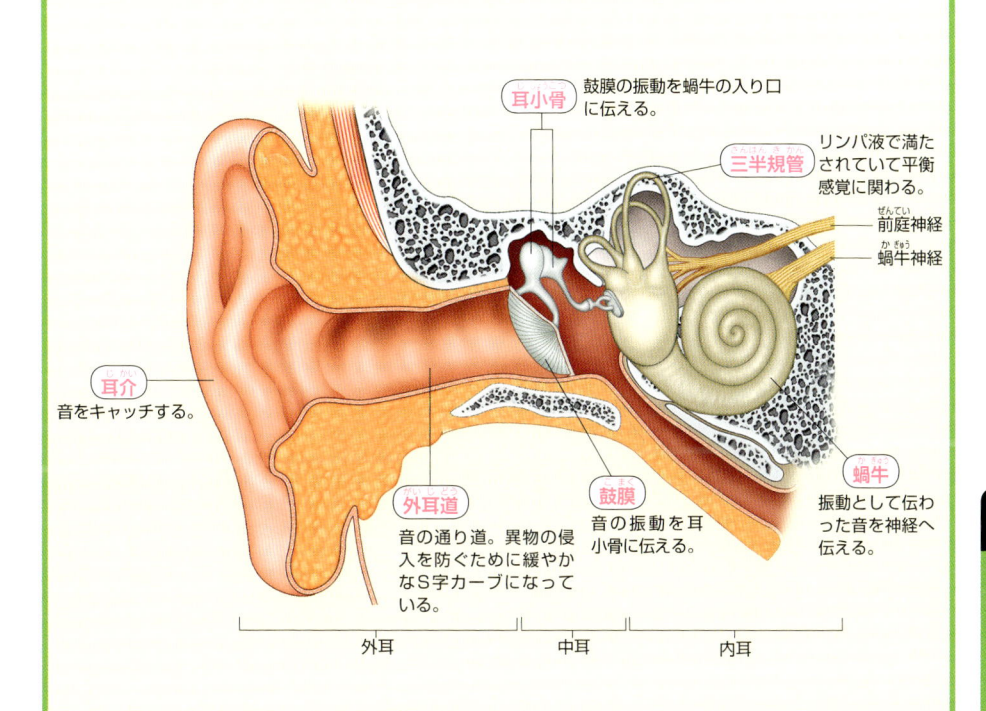

耳小骨：鼓膜の振動を蝸牛の入り口に伝える。

三半規管：リンパ液で満たされていて平衡感覚に関わる。

前庭神経
蝸牛神経

耳介：音をキャッチする。

外耳道：音の通り道。異物の侵入を防ぐために緩やかなS字カーブになっている。

鼓膜：音の振動を耳小骨に伝える。

蝸牛：振動として伝わった音を神経へ伝える。

外耳 ／ 中耳 ／ 内耳

音が聞こえるしくみ

❶ 耳介でキャッチされた音が外耳道を通る。
❷ 音の振動が鼓膜→耳小骨→蝸牛へと伝わる。
❸ 蝸牛から蝸牛神経へと伝えられる。
❹ 蝸牛神経を通って脳に情報が伝えられる。

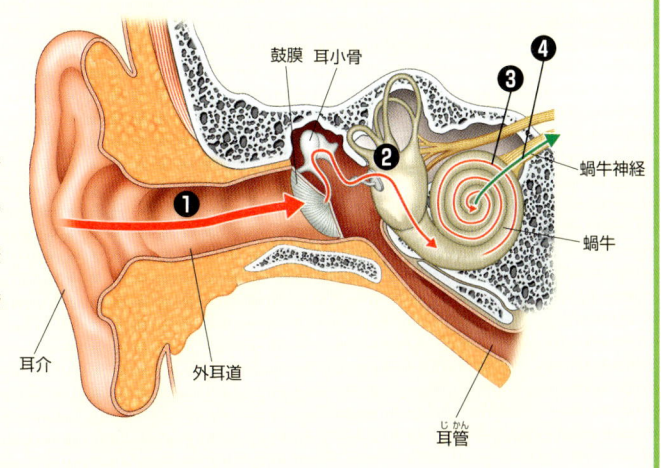

鼓膜　耳小骨
蝸牛神経
蝸牛
耳介
外耳道
耳管

PART 8　神経のしくみ

感覚のしくみ

平衡感覚のしくみ

平衡感覚を感知する場所

平衡感覚は身体のバランスが乱れたときに感じる感覚です。身体が動いている感覚、重量の変化、加速度を感じます。平衡感覚は内耳で感知されます。内耳にある3つの半規管の三半規管と前庭（球形嚢と卵形嚢）が平衡感覚を感知する場所です。

平衡感覚が伝わるしくみ

平衡感覚は、回転を感じる感覚（回転加速度）と直線的な速度を感じる感覚（直線加速度）とにわけられます。回転している加速度を感知するのは三半規管です。三半規管には、前半規管、後半規管、外側半規管があり、これら3つの半規管はお互いにほぼ垂直に知恵の輪のように交わっています。三半規管の内部はリンパ液で満たされていて、頭が動くとリンパ液が、この中に生えている感覚毛を刺激し、その受容器電位が脳に伝わり、頭がどの方向に動いているかがわかるようになっています。

体が回っているかどうかはリンパ液の流れで判断しますが、上下前後左右の動きは耳石の動きで判断します。3つの三半規管が交わる部分には、球形嚢と卵形嚢という2つの袋があります。この中に、耳石器という器官があり、体が傾くと、表面に多数ある耳石がその重みを感じて感覚毛を刺激します。この刺激が前庭神経を経て、脳へと伝えられます。

回転加速度も直線加速度も電位信号は前庭神経節に細胞体をもつ前庭神経に伝わり、さらに延髄から視床を介して大脳皮質の体性知覚野や小脳、脊髄などに伝わります。そしてその情報を元に、体は姿勢を保ち運動を適切におこなうことができるのです。

用語解説

耳石
主に炭酸カルシウムでつくられた砂状の粒。平衡感覚と聴覚に関わる。➡P184

前庭神経節
有毛細胞から伝えられた信号が前庭神経にシナプス結合して伝えられる部位。

延髄
脳の最下部で脊髄に続く部分。脳の命令の伝達路にあたる。

大脳皮質
神経細胞が数層に並び、感覚・運動および精神活動の中枢がある。

重要語句

三半規管
平衡感覚の回転加速度を感知する器官。前半規管、後半規管、外側半規管の3つから成り、それぞれがほぼ垂直に交わっているため、3次元的な回転運動を感知できる。

病気ミニ知識

乗り物酔い
乗り物の振動により、体の内耳にある三半規管の耳石器系が刺激され、めまい・生あくびなどの症状や、冷や汗・動悸・頭痛・吐き気など自律神経失調の症状が出る。

体のバランスをとるしくみ

まっすぐ立ったり体を揺らしたり体のバランスをとることができるのは、三半規管のはたらきによる。

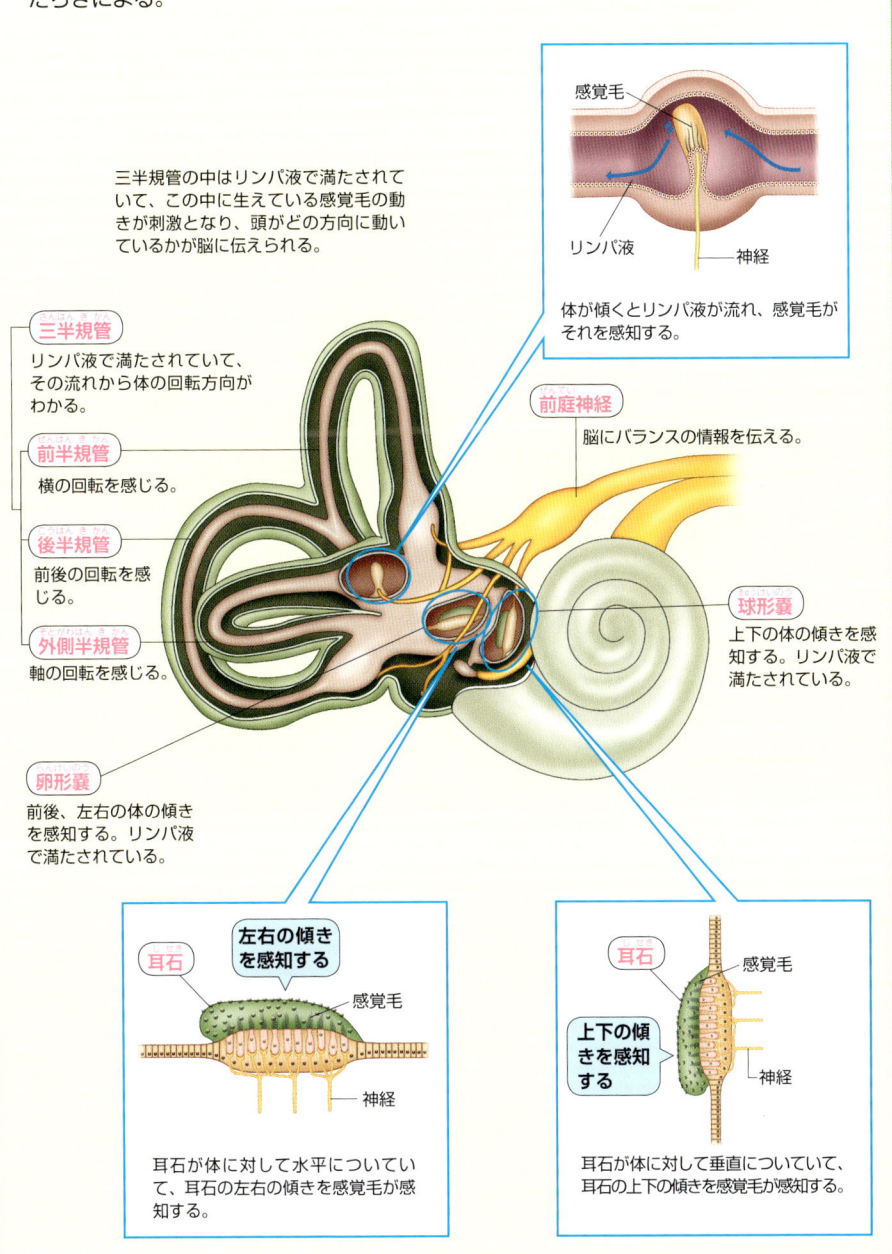

三半規管の中はリンパ液で満たされていて、この中に生えている感覚毛の動きが刺激となり、頭がどの方向に動いているかが脳に伝えられる。

体が傾くとリンパ液が流れ、感覚毛がそれを感知する。

三半規管
リンパ液で満たされていて、その流れから体の回転方向がわかる。

前半規管
横の回転を感じる。

後半規管
前後の回転を感じる。

外側半規管
軸の回転を感じる。

前庭神経
脳にバランスの情報を伝える。

球形嚢
上下の体の傾きを感知する。リンパ液で満たされている。

卵形嚢
前後、左右の体の傾きを感知する。リンパ液で満たされている。

左右の傾きを感知する
耳石
耳石が体に対して水平についていて、耳石の左右の傾きを感覚毛が感知する。

上下の傾きを感知する
耳石
耳石が体に対して垂直についていて、耳石の上下の傾きを感覚毛が感知する。

PART 8 神経のしくみ

感覚のしくみ

嗅覚のしくみ

においを感じるしくみ

　物質のにおいをかぎわける感覚が嗅覚ですが、物質のにおいは直接、その化学構造によって引きおこされます。無機化合物にはにおいのあるものは少なく、有機化合物の大部分はにおいをもっています。有機化合物の刺激臭、腐敗臭、芳香、ハッカ、ジャコウ、エーテルの7種類の原臭の組み合わせで、人は通常2000種類、訓練次第では10000種類のにおいをかぎわけられるといわれています。嗅覚は弱りやすく、同じにおいをかいでいると順応（➡P180）して感じなくなります。

　嗅覚の受容器は、鼻腔の天井部分の嗅粘膜にあります。嗅粘膜は、鼻腔上部の5cmほどの部分にあり、嗅線毛

用語解説

嗅覚受容体
嗅覚を感知する受容体で、Gタンパク質共役受容体（➡P138）で細胞膜を7回貫通する特徴的な構造から7回膜貫通型受容体ともよばれる。多くの感覚受容体は同じような基本構造をもっている。

重要語句

嗅線毛
嗅細胞の表面にある毛。粘膜に溶け込んだ芳香成分を認知して電気信号に変換し、大脳辺縁系に届ける。

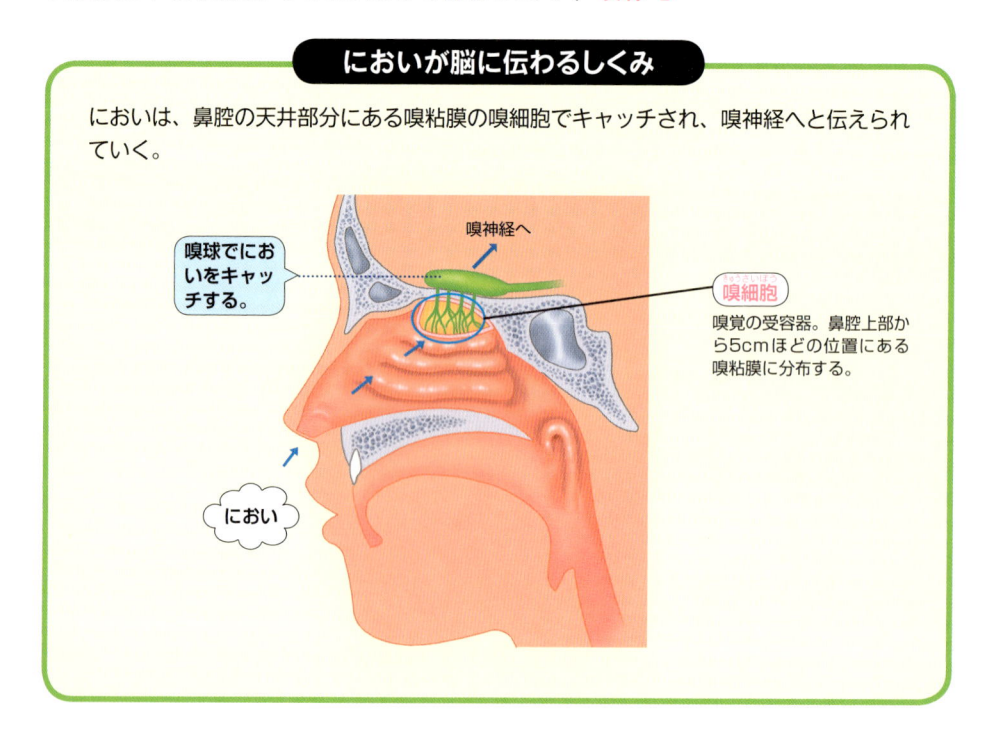

においが脳に伝わるしくみ

においは、鼻腔の天井部分にある嗅粘膜の嗅細胞でキャッチされ、嗅神経へと伝えられていく。

嗅球でにおいをキャッチする。

嗅神経へ

嗅細胞
嗅覚の受容器。鼻腔上部から5cmほどの位置にある嗅粘膜に分布する。

におい

が伸びた嗅細胞が分布しています。嗅細胞はニューロンですが、寿命が約2カ月と短く、常に新しい細胞と入れ替わっています。

嗅覚が伝わるしくみ

空気中のにおいの化学物質は鼻の粘液に触れて溶けます。それを嗅細胞から出ている嗅線毛がとらえます。すると嗅細胞の表面にある嗅覚受容体がにおいの情報を電気信号に変えて嗅神経に送ります。

においの電位は嗅神経を経て大脳底部の臭球に伝えられ、そこから大脳旧皮質の嗅覚野で判断されます。大脳では、過去のにおいの記憶と比べるなどして、食べ物の場合であれば食べても安全か、腐っていないか、などさまざまな判断をします。

病気ミニ知識

嗅覚障害
嗅覚機能の低下は、呼吸性嗅覚障害、末梢神経性嗅覚障害、中枢神経性嗅覚障害がある。嗅覚が衰えると味覚もわからなくなる。

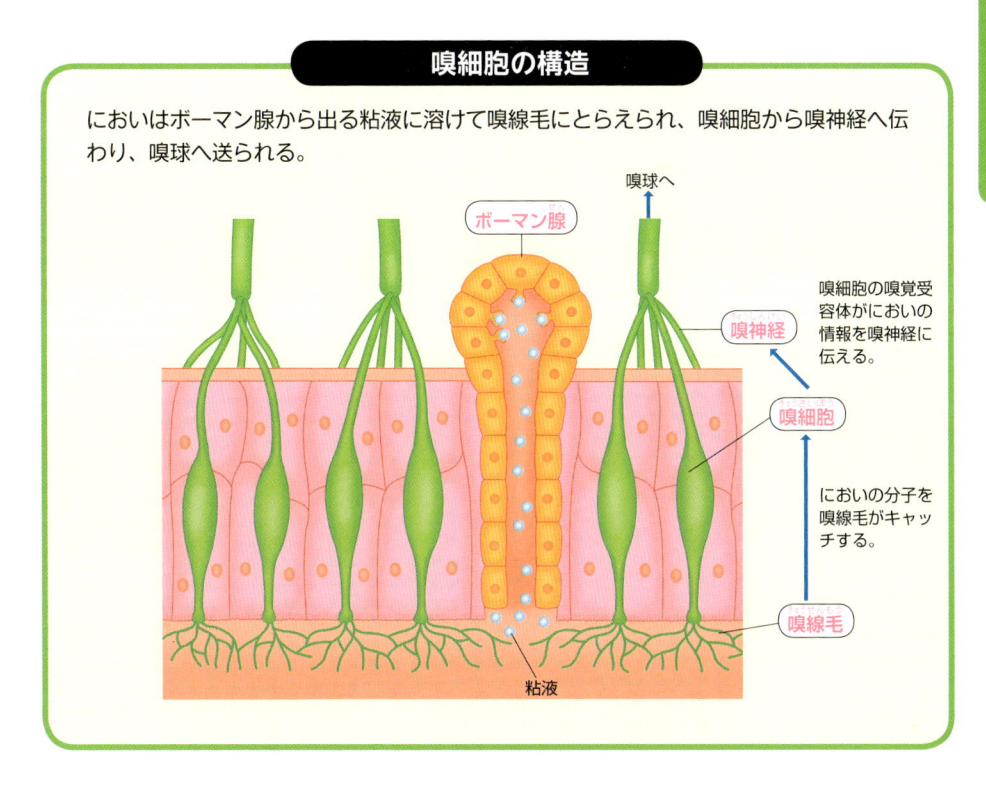

嗅細胞の構造

においはボーマン腺から出る粘液に溶けて嗅線毛にとらえられ、嗅細胞から嗅神経へ伝わり、嗅球へ送られる。

- ボーマン腺
- 嗅球へ
- 嗅神経：嗅細胞の嗅覚受容体がにおいの情報を嗅神経に伝える。
- 嗅細胞
- 嗅線毛：においの分子を嗅線毛がキャッチする。
- 粘液

PART 8 神経のしくみ

感覚のしくみ

味覚のしくみ

味覚の種類

味覚とは苦み、甘み、酸味、塩味、うま味の5種類の基本的な味を感じる知覚です。この5種類の基本の味が組み合わされ、多種多様な味が生まれます。

味覚は舌と軟口蓋、咽頭粘膜に分布する味蕾により感知されます。5種類の味覚を担当する味蕾は、次のように分布する舌の領域が決まっています。

甘味：主に舌先に分布。糖分やアミノ酸の刺激により感知。
酸味：主に舌の両側に分布。酸（水素イオン）の刺激により感知。
塩味：舌の両側に分布。ナトリウムやカリウムなどの刺激により感知。
苦味：舌の付け根付近やのどの奥に分布。薬物や有毒物質の刺激により感知。
うま味：舌全体に分布。アミノ酸やペプチドの刺激により感知。

味覚が伝わるしくみ

味蕾の中には味細胞があり、これが味覚受容体となります。受容体が刺激されると膜電位が活性化されます。1つの味覚受容体細胞は複数の神経がシナプスでつながっています。膜電位が伝達されるとセロトニンがシナプス間隙に放出され、神経に刺激が伝達されます。

舌の前方2／3は顔面神経の枝、舌の後方1／3は舌咽神経の指令で、それぞれ延髄でニューロンに連絡します。次に味覚情報は視床で中継されて、大脳皮質の味覚野に伝わります。味覚は味覚野だけでなく視覚、嗅覚など大脳の他の領域とも連携しています。そのため、みた目がおいしそうな料理は実際以上においしく感じられます。

用語解説

膜電位
選択透過性のある原形質膜に包まれる細胞の内外での電位差のこと。

セロトニン
アミノ酸のトリプトファンから合成される神経伝達物質のこと。

シナプス間隙
➡P173

重要語句

味細胞
味覚を感知する味覚受容体で、味蕾という細胞の中に存在する。

病気ミニ知識

味覚障害
味がわからなくなること。原因は亜鉛不足によることや薬の副作用などが多い。

舌の構造

舌にはさまざまな形の乳頭があり、乳頭のまわりには味蕾という味を感知する器官がある。1つの味蕾には20～30個の味細胞（味覚受容体）がある。

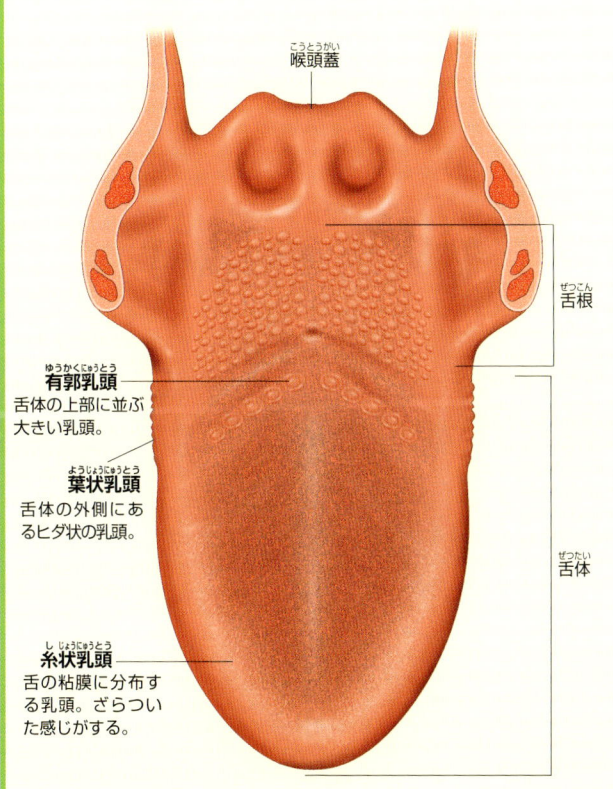

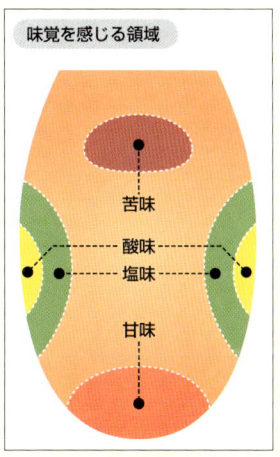

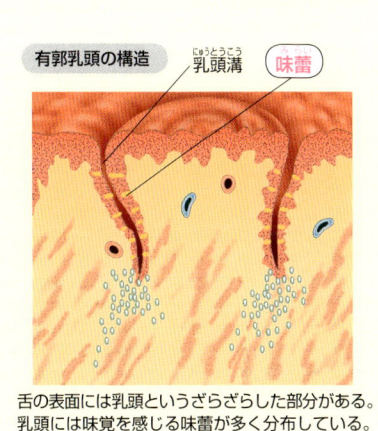

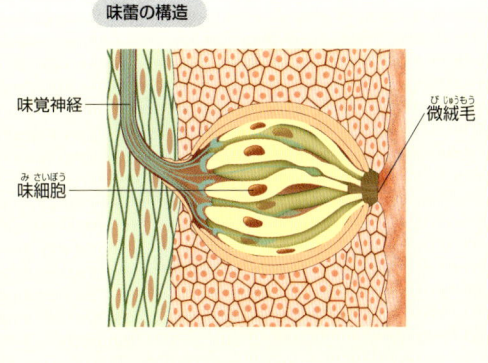

喉頭蓋（こうとうがい）
舌根（ぜっこん）
舌体（ぜったい）

有郭乳頭（ゆうかくにゅうとう）
舌体の上部に並ぶ大きい乳頭。

葉状乳頭（ようじょうにゅうとう）
舌体の外側にあるヒダ状の乳頭。

糸状乳頭（しじょうにゅうとう）
舌の粘膜に分布する乳頭。ざらついた感じがする。

味覚を感じる領域

- 苦味
- 酸味
- 塩味
- 甘味

有郭乳頭の構造

乳頭溝（にゅうとうこう）
味蕾

舌の表面には乳頭というざらざらした部分がある。乳頭には味覚を感じる味蕾が多く分布している。

味蕾の構造

味覚神経
味細胞（みさいぼう）
微絨毛（びじゅうもう）

味覚受容器である味細胞は先端から微絨毛が生えていて、ここに味覚を感じる受容体がある。

PART 8　神経のしくみ

感覚のしくみ

痛覚のしくみ

痛みを感じるしくみ

　痛みを感じる痛覚は体の警告信号です。痛みの感覚は他の感覚とちがって、通常不快な感覚を引きおこします。皮膚感覚には痛覚、触圧覚、温覚、冷覚などがあり、それぞれ感覚受容器をもっています。中でも痛覚を感じる痛点が最も多く、体のほとんどの臓器に痛覚の受容器があります。

　痛覚以外の皮膚感覚も、刺激が激しいと、受容器で痛みとして感知され、危険信号として認識されます。組織に傷害をおこす恐れのある刺激（ケガや打撲などの傷害刺激）は、痛みの感覚として受容されます。この受容器のことを傷害受容器とよびます。これは強い機械的刺激や強い熱刺激によって損傷された組織から放出されたカリウムイオンや水素イオン、ブラジキニン、セロトニン、プロスタグランジンなどの多くの化学物質に反応します。

痛覚の伝わるしくみ

　痛覚の受容器は自由神経終末です。自由神経終末には、

用語解説

機械的刺激
ぶつける、当たるなどの刺激のこと。

ブラジキニン
血圧降下作用をもつ物質。神経細胞に作用して痛みを感じさせる。

プロスタグランジン
動物の臓器や組織にわずかに存在する物質。血管拡張、血圧上昇または降下、子宮や気管支の筋収縮、血小板の凝集とその抑制などの作用がある。

重要語句

自由神経終末
感覚器の末端にある神経線維の端部で、触覚や痛覚を感知する受容器。

LABORATORY

痛みを抑えるメカニズム

　体には、痛みを伝える経路に加えて、逆に痛みを抑制しようとする経路があります。鎮痛とは、意識や他の感覚に影響を与えることなく、痛みのみが抑制されることです。モルヒネが鎮痛作用をもっていることはよく知られていますが、中枢神経系のさまざまな領域に、モルヒネと同じような作用をもつ物質をふくむニューロンとその受容体が存在し、痛みの伝達を抑制するよう神経回路がはたらいています。

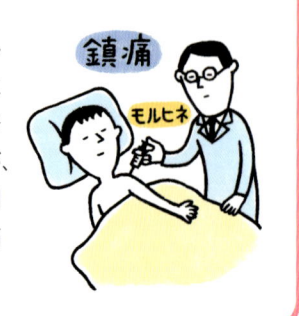

鋭くピリピリした痛みを感じる線維と、じわっと遅い痛みを感じる線維があります。

痛みの信号を感知した**一次求心性神経**は、中枢神経に入った後、**ニューロン**に伝えます。そして刺激は**脊髄**に入り、脳幹や視床下部などを通って最終的に**大脳皮質体性感覚野**に伝えられます。

大脳皮質体性感覚野からの感覚情報は**大脳皮質連合野**にも送られて、痛みの感覚として認知されます。感覚情報の一部は**大脳辺縁系**や前頭連合野に送られ、思考や感性に影響を与えます。例えば「痛い」と感じたら、同じことを避けるようにします。

重要語句

一次求心性神経
神経が中枢に向かって伝達されること。その最初の信号を受けとるニューロン。神経節を介してその次は二次ニューロンという。

痛みを感じるしくみ

カリウムイオン、水素イオン、ブラジキニン、セロトニンなどが傷害受容器を刺激する。

カリウムイオンと水素イオン
外傷 → 壊死 → カリウムイオン／水素イオン → 傷害受容器 → 痛み

ブラジキニンとセロトニン
外傷 → 血液凝固 → ブラジキニン／セロトニン → 傷害受容器 → 痛み

痛覚刺激は、皮膚と内臓の傷害受容器によって感知される。壊れた細胞はカリウムイオンや水素イオンを細胞外へ放出し、細胞外のカリウムイオンや水素イオン濃度の上昇が傷害受容器へ信号を伝える。組織への傷害は血液凝固も促し、ブラジキニンやセロトニンの放出がおこる。それによって皮膚に浮腫が生じ、さらに傷害受容器が刺激される。

PART 8 神経のしくみ

感覚のしくみ

かゆみのしくみ

かゆみの原因物質

　かゆみとは、皮膚と眼瞼結膜、鼻粘膜におこる、ひっかき反射を引きおこす感覚をいいます。痛覚神経が反応しておきると考えられていましたが、かゆみのもととなるヒスタミンという物質を伝える神経が発見され、独立した感覚であると考えられるようになりました。現在は痛覚を知覚する脳の部位は、かゆみを知覚する部位とは異なる場所にあると考えられています。

　かゆみが発生すると、むずむずとした不快な感覚を感じます。かゆみを引きおこす代表的な原因物質であるヒスタミンが痛みの神経を活動させ、ブラジキニンやカプサイシンなどの痛みの原因物質がかゆみの神経を活動させます。このように、かゆみと痛みは関係していると考えられています。

かゆみを刺激するものは?

　かゆみの刺激となるものとして、例えば蚊やダニなどの吸血による刺激や、食べ物などによるアレルギー反応によるヒスタミン遊離などがあります。かゆみが生じる場合の多くは、ヒスタミンだけがその原因とは考えにくいと思われています。なぜなら、かゆみを引きおこさないくらいの少量のヒスタミンを皮膚に注射しても、赤く腫れたり、激しいかゆみがおこったりすることがあるからです。ヒスタミンはかゆみの原因物質ではありますが、まだ解明されていないところも多くあります。

　かゆいところをかくと、かゆみが軽減されます。これはかくことにより末梢神経の線維が興奮し、その刺激が脊髄内でかゆみの伝達を抑制します。これは痛みが抑制されるのと同じしくみです。

用語解説

ブラジキニン
神経細胞に作用して痛みを感じさせる物質。降圧作用もある。

カプサイシン
唐辛子の辛み成分。痛覚神経を刺激し、痛みを発生させたり辛味を感じさせたりする。

ヒスタミン遊離
ヒスタミンが分泌されることをいう。

重要語句

ヒスタミン
生体内でも合成される。アレルギー疾患の原因となる物質。

病気ミニ知識

アトピー性皮膚炎
原因には遺伝的要因と環境的要因がある。環境的要因の1つとしてストレスの影響で皮膚などをかきむしることでひどくなる。

かゆみが伝わるしくみ

かゆみの詳しいしくみはまだよくわかっていない。ただ、かゆみを引きおこす原因の1つにヒスタミンという物質が関係していると考えられている。

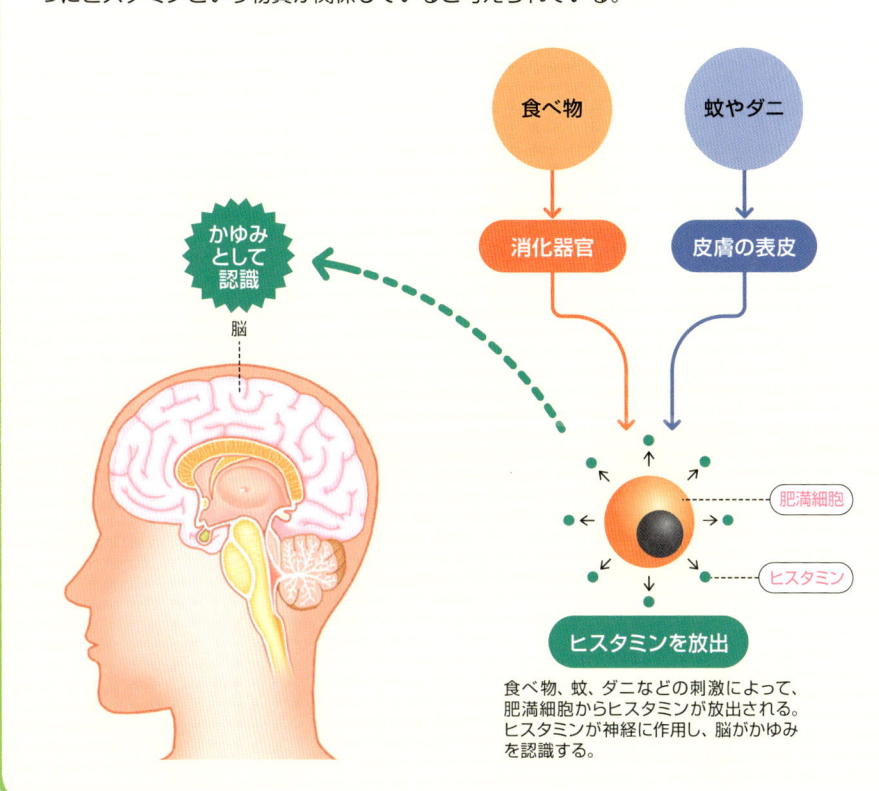

食べ物 → 消化器官
蚊やダニ → 皮膚の表皮

→ 肥満細胞 → ヒスタミン

ヒスタミンを放出

食べ物、蚊、ダニなどの刺激によって、肥満細胞からヒスタミンが放出される。ヒスタミンが神経に作用し、脳がかゆみを認識する。

脳 → かゆみとして認識

LABORATORY

成人でもみられるアトピー性皮膚炎

アトピー性皮膚炎は、アレルギー体質の上にさまざまな刺激が加わって生じるかゆみをともなう、慢性の皮膚疾患と考えられています。大部分は5歳までの幼児期に発症し、一般的には学童期に自然治癒することが多いとされています。

しかし、成人まで症状が続く例や、成人してから発症したり再発したりする例が近年増加しています。幼児期の発疹は頭部や顔面に始まり、体幹や手足に広がることが多く、思春期以降は、広い範囲にわたり乾いた慢性湿疹の症状になります。

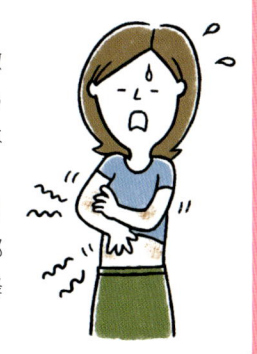

MEDICAL COLUMN
不眠症と睡眠

「眠れない」は体が悲鳴をあげている証拠かも？

　悩みがあるなどで眠れない日は誰にでもあるでしょう。しかし1週間以上、眠れない日が続くようであれば、不眠症の可能性があります。不眠症の原因は人さまざまです。運動不足、不規則な睡眠、ストレス、悩み、生活習慣病などの病気、薬の使用や副作用、お酒の飲みすぎなどがあります。また、神経症、うつ病など精神疾患が不眠の原因であるのに気づいていない場合もあります。

　眠れなくても寝酒は禁物です。アルコール分が体から抜けると目が覚めてしまうため、長く寝るためにお酒の量が増えて体に悪影響を及ぼします。睡眠薬や睡眠導入薬は、人によっては依存性と習慣性があるので、薬が必要であれば必ず医師に相談しましょう。薬局やコンビニなどで気軽に購入しないで、必ず医師の管理の下、服用することが大切です。

　また、不眠のひとつに睡眠時無呼吸症候群（SAS）とよばれる疾患もあります。肥満の人に多く、睡眠中10秒以上の無呼吸状態が1時間に5回以上続く病気です。治療は、睡眠中、口に空気を送りこむ装具をつけます。SASに気づかないでいると、昼間のうたた寝だけでなく、睡眠不足による高血圧をはじめとする生活習慣病のリスクが上昇することもわかっています。

　よく眠るためには、すっきりと目覚めることも重要です。睡眠は、レム睡眠とノンレム睡眠の2つの時間帯にわかれていて、それぞれ約90分（個人差あり）ごとにおとずれます。レム睡眠からノンレム睡眠に入る境目におきるとすっきり目覚めがいいので、区切りのよい時間に目覚ましをセットするといいでしょう。区切りのいい6時間は、区切りの悪い7時間半より、すっきり目覚めることができます。眠りにつくまでの5分程度の時間も考慮して計算して目覚ましをかけてみましょう。

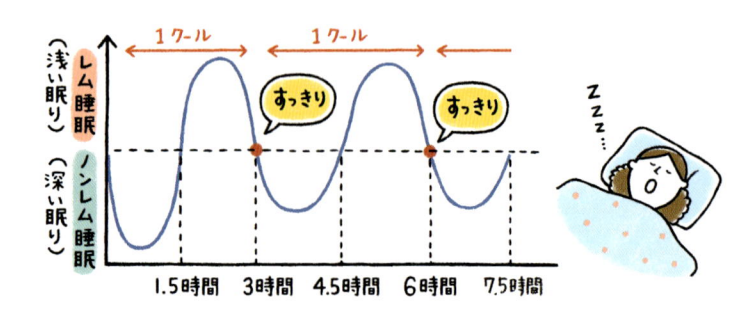

※レム睡眠は、Rapid Eye Movementの略。速く眼球が動いている時間帯。このときに体を休め、ノンレム睡眠（Non-Rapid Eye Movement）のときは眼球が動かないので、頭を休めている。

PART

9

筋肉と骨格のしくみ

筋肉の種類
筋肉の特徴

骨格筋、心筋、平滑筋の特徴

　人の体はさまざまな筋肉から構成されています。筋肉は主に、**骨格筋**、**心筋**、**平滑筋**の3種類に分類されます。通常、筋肉というと足や腕の筋肉を思い浮かべますが、これらは**骨格筋**というものです。

　骨格筋は基本的に2つの骨をまたいでくっついているため、筋肉が伸びたり縮んだりすることで、足や腕などを動かすはたらきがあります。

　心筋は心臓の壁をつくる筋肉のことです。心臓は常に収縮と弛緩を繰り返して血液を送り出しています（拍動）が、これは心筋のはたらきによるものです。

　平滑筋は主に**血管**や**消化管**、膀胱、子宮などの臓器を動かす筋肉のことです。例えば、胃腸の壁をつくる平滑筋は、収縮することで**蠕動運動**をおこない、食べ物などの内容物を移送させ、消化の助けをします。膀胱や子宮の平滑筋は、排尿や分娩のときに収縮します。

随意筋と不随意筋

　骨格筋・心筋・平滑筋について、それぞれに違いや特徴がありますが、共通する点もあります。

　骨格筋は足を曲げたり手をふったり、自分の意志で自由に動かすことができます。一方、**心筋**と**平滑筋**は、自律神経による調節を受けているため、自分の意思で自由に動かすことはできません。したがって、骨格筋のことを**随意筋**、心筋と平滑筋のことを**不随意筋**といいます。

　また骨格筋と心筋には、横に縞が入ったような模様がみられます。この特徴から、骨格筋と心筋を総称して、**横紋筋**といいます。平滑筋は横紋筋ではないため、この縞模様がありません。

用語解説

蠕動運動
➡ P50

重要語句

随意筋
自分の意思で動かすことのできる筋肉。骨格筋がこれにあたる。

不随意筋
自律神経によって調整されている筋肉。心筋、平滑筋がこれにあたる。

横紋筋
筋線維を顕微鏡で観察したときに縞模様がみられる筋肉。収縮と弛緩がはやい。

病気ミニ知識

筋ジストロフィー
骨格筋の変性・壊死によって、筋力が低下する遺伝性の病気。

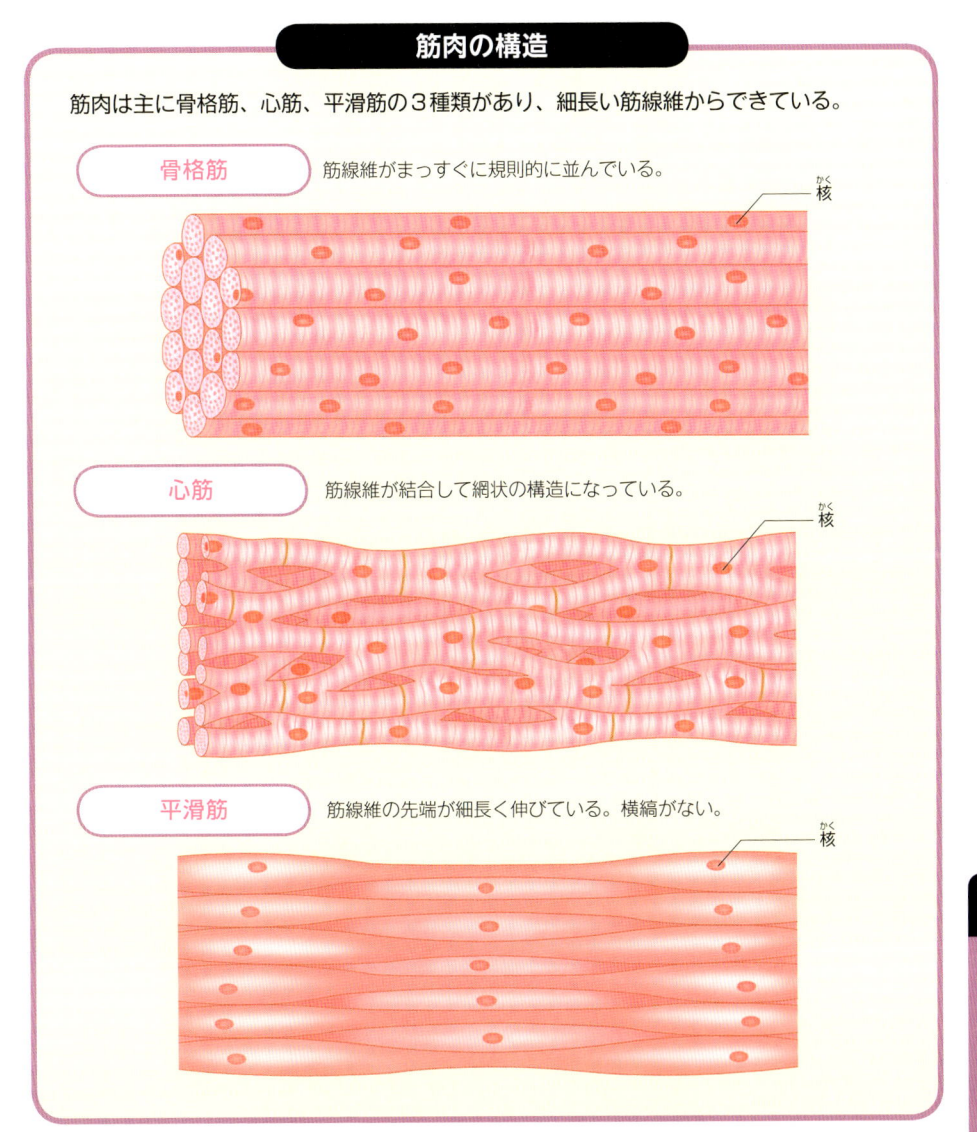

筋肉の構造

筋肉は主に骨格筋、心筋、平滑筋の3種類があり、細長い筋線維からできている。

骨格筋　筋線維がまっすぐに規則的に並んでいる。

核

心筋　筋線維が結合して網状の構造になっている。

核

平滑筋　筋線維の先端が細長く伸びている。横縞がない。

核

骨格筋、心筋、平滑筋の特徴

	骨格筋	心筋	平滑筋
場所	骨に付着	心臓の壁	血管、消化管、膀胱、子宮などの壁
縞模様	あり	あり	なし
自動性	なし	あり	あり
調節	随意	不随意	不随意
神経支配	運動神経	自律神経	自律神経

筋肉の構成

骨格筋の構造

筋線維と筋原線維

骨格筋を例に、筋肉の構造をみていきましょう。骨格筋は、基本的に関節をまたいだ2つの骨にくっついています。したがって、骨格筋を収縮させることで関節を動かすことができます。

骨格筋は、筋線維（筋細胞）という線維状の細胞が束状にたくさん集まってつくられています。筋線維の直径は50〜100μm、長さは数mmから長いものでは10cm以上にもなります。このように長さがあることから、筋線維とよばれています。

筋線維の中は、さらに多数の線維が束になっていますが、これを筋原線維といいます。筋原線維は2種類のタンパク質からできています。骨格筋を顕微鏡で観察すると縞模様が見られることは既に説明しましたが（➡P198）、それはこの2種類のタンパク質によるものです。

2種類のタンパク質は、太いフィラメント（ミオシン）と細いフィラメント（アクチン）といって、それぞれの筋原線維の中に繰り返し並んでいます。太いフィラメントと細いフィラメントとが重なりあっている部分は暗く見えるため、縞模様としてみることができます。

太いフィラメントと細いフィラメント

太いフィラメントと細いフィラメントは規則正しく繰り返し並んでいますが、その構造は細いフィラメントの間に太いフィラメントがはまり込むような形になっています。これがいくつにも連なっているのですが、この繰り返し並んでいる1つの単位を、筋節といいます。筋節の両端は細いフィラメント同士がつながっていて、Z板という網目状の構造をつくって固定されています。

用語解説

筋線維
筋肉をつくる線維状の細胞のこと。1つひとつは非常に柔らかいが、束になることで強い筋肉になる。

筋原線維
筋線維をつくる多数の線維。主にアクチンとミオシンから成る。

太いフィラメント
ミオシンというタンパク質が束になったもの。
➡P202

細いフィラメント
主にアクチンというタンパク質から成り、トロポミオシンとトロポニンが結合している。
➡P202

筋節
筋収縮の基本単位でZ板から次のZ板までの単位。

重要語句

フィラメント
長い線維状のタンパク質が束になったものの総称。

骨格筋の構造

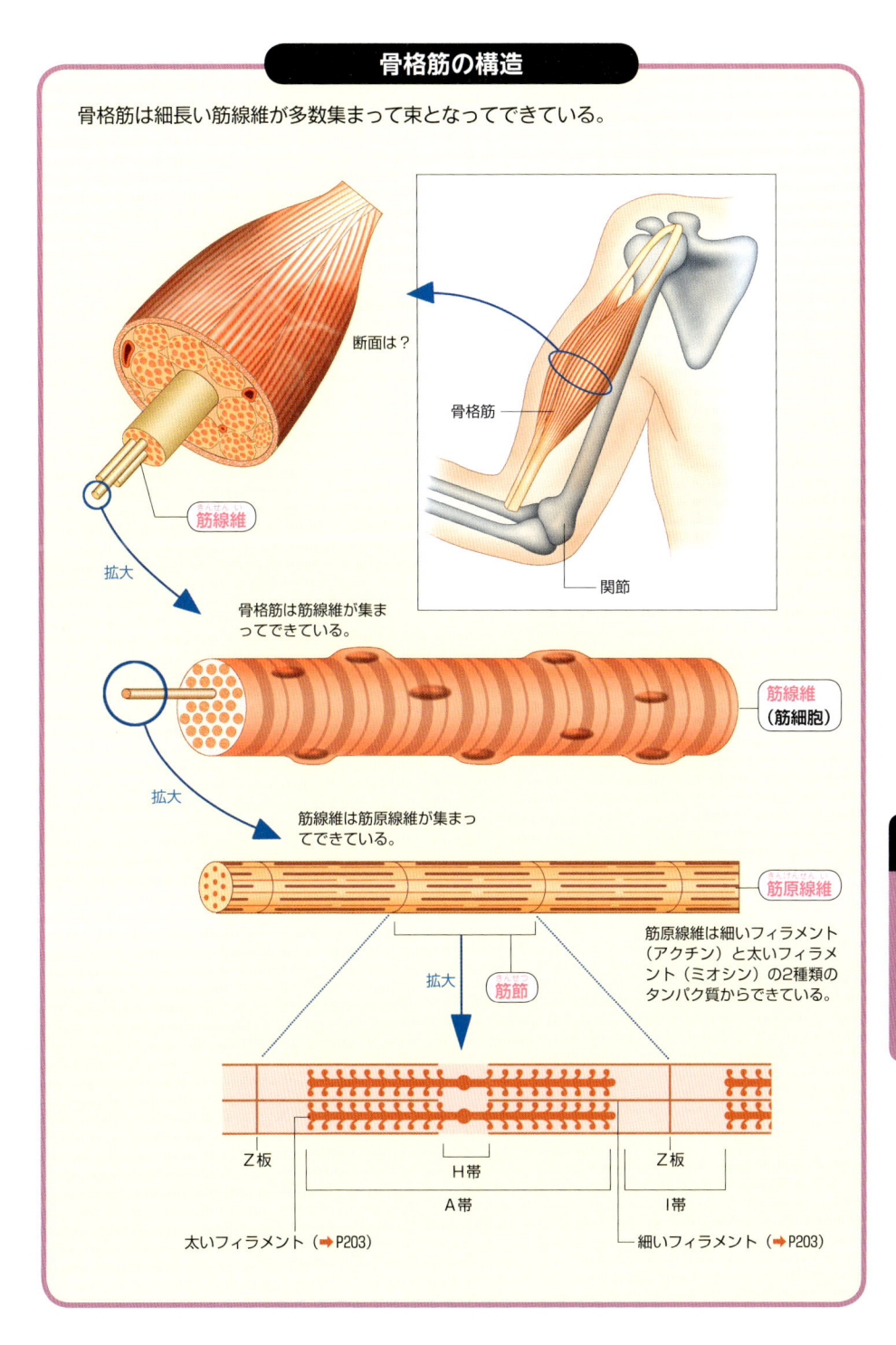

骨格筋は細長い筋線維が多数集まって束となってできている。

断面は？

骨格筋

関節

筋線維

拡大

骨格筋は筋線維が集まってできている。

筋線維（筋細胞）

拡大

筋線維は筋原線維が集まってできている。

筋原線維

筋原線維は細いフィラメント（アクチン）と太いフィラメント（ミオシン）の2種類のタンパク質からできている。

拡大　筋節

Z板　H帯　Z板
　　　A帯　I帯

太いフィラメント（→P203）　　細いフィラメント（→P203）

PART 9 筋肉と骨格のしくみ

各筋節の中央には**太いフィラメント**が並んでいて、細いフィラメントは各筋節の両端にあり、その一端は**Z板**（ぜっぱん）で、もう一端は太いフィラメントに部分的に重なっています。

　太いフィラメントの部分は顕微鏡で暗く見えるため、**A帯**（たい）または暗帯（あんたい）といいます。細いフィラメントだけの部分は明るく、**I帯**（たい）または明帯（めいたい）といいます。A帯の中央の太いフィラメントだけの部分は、**H帯**（たい）とよばれます。

フィラメントの構造

　太いフィラメントは、**ミオシン**というタンパク質が束（たば）になってできています。1つのミオシンは、細長い**尾部**（びぶ）と2つの**頭部**（とうぶ）をもっています。ミオシンの尾部が束になって太いフィラメントをつくり、ミオシンの頭部は横に飛び出していて、細いフィラメントと橋渡し（はしわた）する役割をします。これは、筋肉が収縮するときに重要なはたらきをします（→P204、205）。

　細いフィラメントは、主に**アクチン**という球状のタンパク質がネックレスのように連なってできています。アクチンが2本でらせん状をつくっていますが、このらせんを**トロポミオシン**という線維状（せんいじょう）のタンパク質がとり巻いています。さらに、**トロポニン**という球状のタンパク質が、一定の間隔でフィラメントにくっついています。

重要語句

A帯
ミオシンのある部分。顕微鏡では暗く見える。

Z板
横紋筋の単位を仕切る膜状の構造。Z膜、Z帯などともいう。

H帯
暗く見えるA帯の中央に比較的明るい縞として観察される部分。

用語解説

アクチン
筋肉を構成する主要タンパク質。ミオシンとともに筋肉の収縮に直接関わる。

トロポミオシン
アクチンのはたらきを調節する線維状のタンパク質。

トロポニン
骨格筋、心筋の収縮に不可欠な3つのタンパク質の複合体。平滑筋にはない。トロポミオシンに結合し、ミオシン結合を調節することで、筋収縮を調節する。

LABORATORY

スポーツ選手によくみられる遺伝子がある？

　オリンピックなどのスポーツ選手の遺伝子解析によって、短距離走の選手や持久走の選手には、筋線維を束ねるタンパク質や血管の太さを調整する遺伝子などが多いことが報告されています。しかし、遺伝子の型で競技を選択するなどの考え方は慎重にすべきで、安易な遺伝子検査には問題があります。人間の運動能力には、多くの遺伝子（これまでが100種類以上報告）が複雑に絡み合っていること、そして練習の積み重ねがなければ筋肉は鍛えられないことも認識しなければいけません。

フィラメントの構造

筋肉は太いフィラメントと細いフィラメントで構成され、これらが筋収縮に重要なはたらきをする。

太いフィラメント

太いフィラメントはミオシンというタンパク質でできている。1つのミオシンは2つの頭部と尾部から成り、ミオシンが束になって太いフィラメントをつくる。

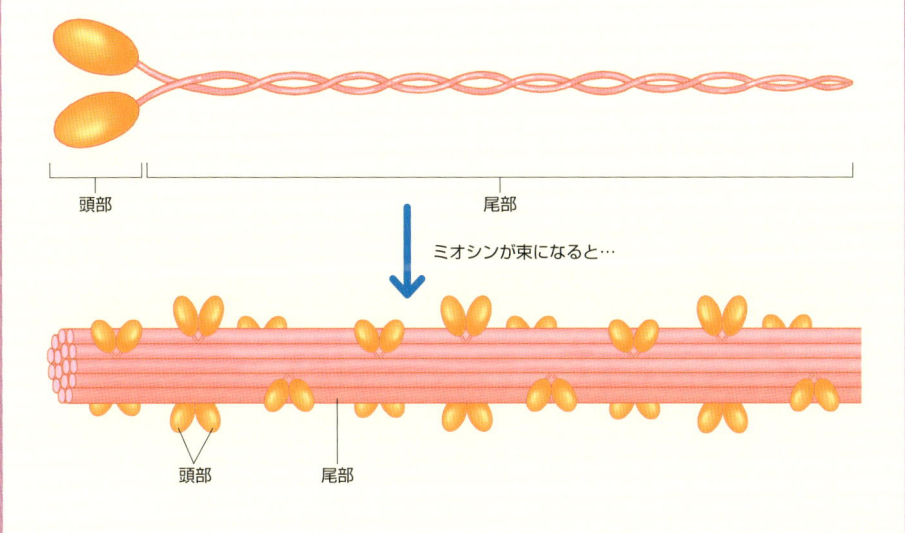

頭部　　尾部

↓ ミオシンが束になると…

頭部　尾部

細いフィラメント

細いフィラメントはアクチンという球状のタンパク質をふくみ、アクチンがネックレスのように連なり、2本でらせん状をつくる。これにトロポミオシンとトロポニンというタンパク質が結合している。

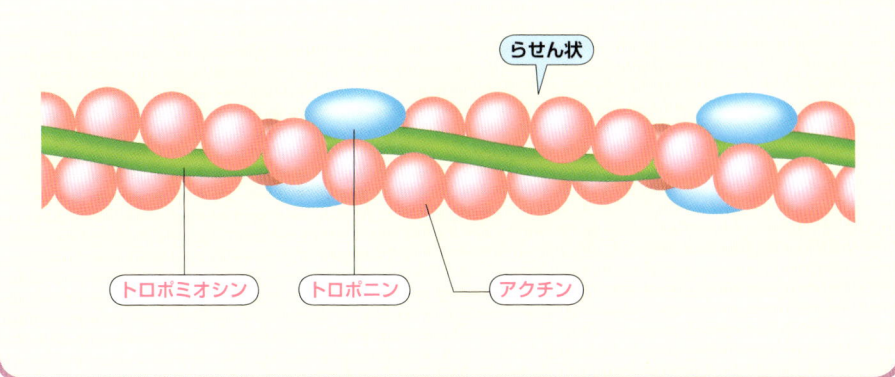

らせん状

トロポミオシン　トロポニン　アクチン

PART 9 筋肉と骨格のしくみ

筋肉の機能

筋収縮のしくみ

収縮のメカニズム

筋節では太いフィラメントと細いフィラメントが互い違いに繰り返し並んでいます（➡P201）。筋肉の収縮は、細いフィラメントに太いフィラメントが滑りこむことによっておこります。これを滑りこみ現象といいます。

滑りこみ現象は、太いフィラメントから出ているミオシンの頭部が、細いフィラメントのアクチンと結合することから始まります。すると、細いフィラメントに結合したミオシンの頭部は、ボートをこぐときのオールのように動き、細いフィラメントの筋節の中央に向かって動きます。そして、ミオシンの頭部は細いフィラメントから離れ、数nmずれた位置で細いフィラメントと結合します。これを繰り返すことで、筋肉は伸びたり縮んだりしています。

筋肉が収縮するとき、各フィラメントの長さが変わることはなく、筋節の長さだけが短くなります。

トロポニンは収縮を阻害する

筋肉の収縮は、ミオシンの頭部がアクチンと結合し、頭部の付け根が倒れ、アクチンを引きこむことでおこります。本来、細いフィラメントをとりまくトロポニンは、収縮時以外はミオシンの頭部とアクチンの結合を阻害し、筋肉を収縮させないようにしています。

ただし、カルシウムイオンがトロポニンに結合すると、トロポミオシンを軸としてトロポニンがずれ、アクチンがミオシンの頭部に対して露出し、結合します。こうして滑りこみ現象がおこり、筋は収縮します。一方、カルシウムイオンが外れると、トロポニンは再びミオシン頭部とアクチンの結合を阻害し、筋肉は弛緩します。

用語解説

筋節
筋収縮の基本単位でZ板（➡P202）から次のZ板まで。

ミオシン
➡P202

アクチン
➡P202

トロポニン
➡P202

トロポミオシン
➡P202

重要語句

滑りこみ現象
細いフィラメントの間に、太いフィラメントが入りこむこと。これによって筋収縮はおこる。

筋収縮のしくみ

ミオシンの頭部が中央に向かって首を振るため、アクチンが中央に寄せられる。このように収縮と弛緩を繰り返すことで筋収縮はおこる。

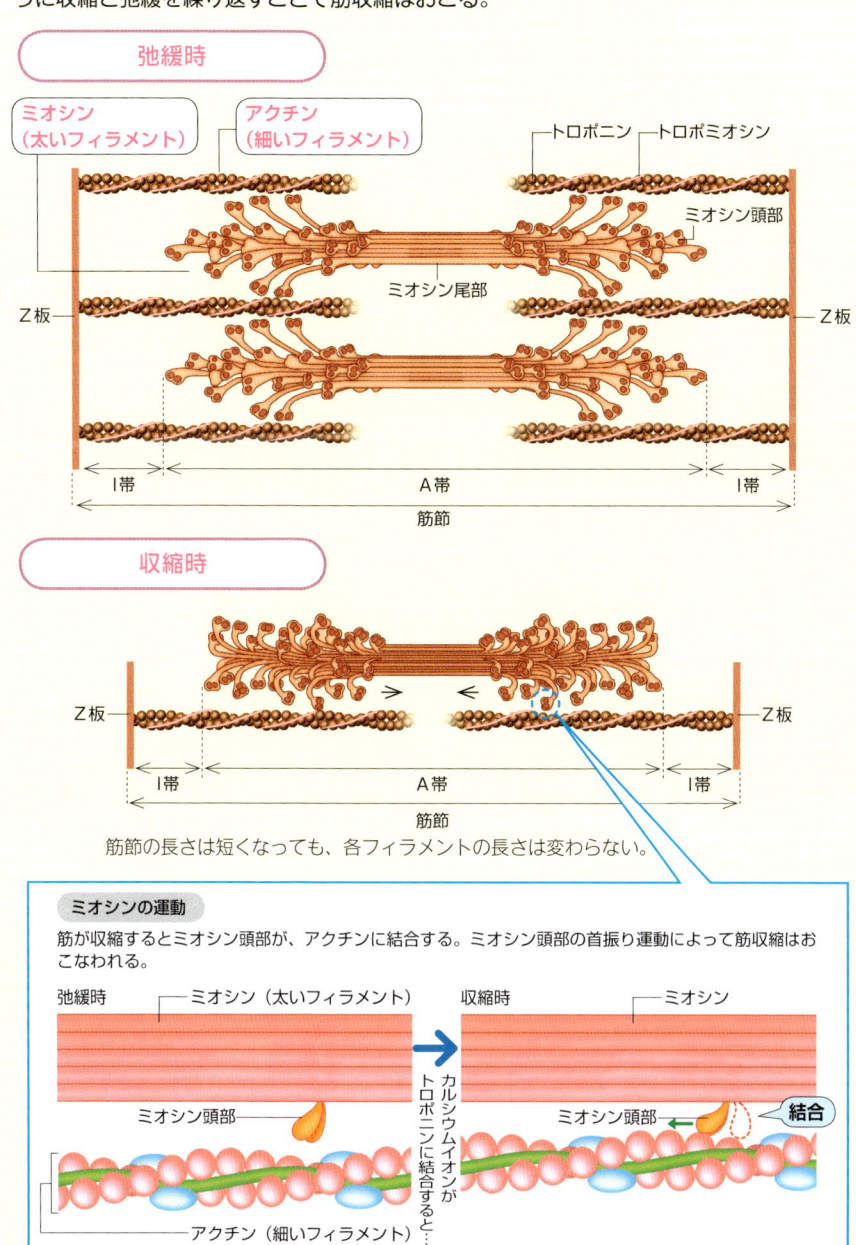

弛緩時

- ミオシン（太いフィラメント）
- アクチン（細いフィラメント）
- トロポニン
- トロポミオシン
- ミオシン頭部
- ミオシン尾部
- Z板
- I帯
- A帯
- 筋節

収縮時

- Z板
- I帯
- A帯
- 筋節

筋節の長さは短くなっても、各フィラメントの長さは変わらない。

ミオシンの運動

筋が収縮するとミオシン頭部が、アクチンに結合する。ミオシン頭部の首振り運動によって筋収縮はおこなわれる。

弛緩時
- ミオシン（太いフィラメント）
- ミオシン頭部
- アクチン（細いフィラメント）

カルシウムイオンがトロポニンに結合すると…

収縮時
- ミオシン
- ミオシン頭部
- 結合

PART 9 筋肉と骨格のしくみ

筋肉の機能
神経から筋肉への伝達

神経と筋肉の伝達のしくみ

　筋肉が収縮するしくみについては説明しましたが、「筋肉の収縮」という信号が、神経から筋肉へどう伝えられるのかをみていきましょう。

　筋肉に信号を伝える神経を**運動ニューロン**といいます。この軸索を神経の興奮が伝わり、筋肉を動かします。**運動ニューロン**の神経の末端は大きく広がっていて、**終板**とよばれています。ニューロンが興奮し活動電位が**終板**に到達すると、終板内に**カルシウムイオン**が流れこみます。すると、シナプス小胞が細胞膜に移動し、**アセチルコリン**を放出します。**アセチルコリン**は、筋線維膜上の**アセチルコリン**受容体に結合します。**アセチルコリン**受容体が活性化すると、筋線維膜で電位変化がおこり（これを**終板電位**という）、新たに活動電位が発生します。

　神経の興奮が高まり、活動電位の誘発頻度が多くなると、**アセチルコリン**の放出が多くなり、終末電位が大きくなり、**筋線維**に**活動電位**が発生します。こうして、神経から伝わった活動電位は、筋肉へと伝えられます。

筋収縮におけるカルシウムイオンの役割

　筋線維に活動電位が発生すると、筋小胞体にためられていた**カルシウムイオン**が細胞質内に放出され、**カルシウムイオン**がトロポニンに結合し、筋収縮が始まります（➡P204）。細胞質のカルシウム濃度が高くなると、筋小胞体のカルシウムポンプが作動し、放出したカルシウムイオンを回収します。一方、細胞質のカルシウム濃度が下がると、カルシウムイオンがトロポニンから外れ、筋収縮が終了します。このように、カルシウムイオンは筋収縮に重要な役割を果たしています。

用語解説

軸索
➡P172

終板
運動神経の末端が筋肉に接続する部分。

活動電位
刺激に応じて細胞膜に沿って流れる微弱な電位変化のこと。

終板電位
終板で発生する電位。神経の興奮が次のニューロンに伝えられる。

シナプス小胞
➡P173

筋小胞体
筋繊維の中にあり、カルシウムイオンをふくむ。カルシウムイオンの放出によって筋を収縮させる。

重要語句

アセチルコリン
神経伝達物質で運動神経や副交感神経の末端から放出される。筋繊維膜上のアセチルコリン受容体に結合すると、筋収縮を促進する。

神経から筋肉への伝達のしくみ

筋収縮という信号は、神経末端の終板にカルシウムイオンが流れこむことが引き金となり、終板から筋線維へアセチルコリンが放出されることによって伝わる。

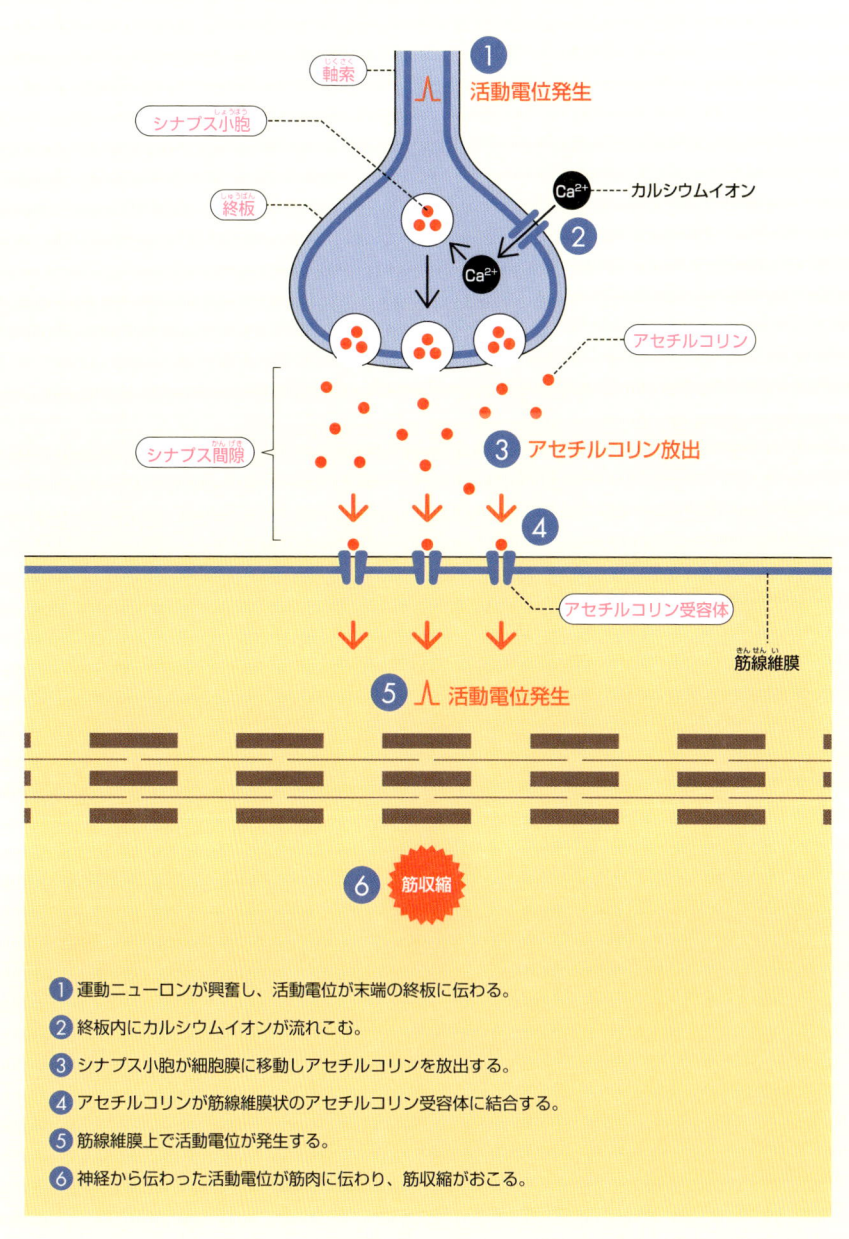

- 軸索
- シナプス小胞
- 終板
- ① 活動電位発生
- Ca^{2+} カルシウムイオン
- ②
- アセチルコリン
- シナプス間隙
- ③ アセチルコリン放出
- ④
- アセチルコリン受容体
- 筋線維膜
- ⑤ 活動電位発生
- ⑥ 筋収縮

① 運動ニューロンが興奮し、活動電位が末端の終板に伝わる。
② 終板内にカルシウムイオンが流れこむ。
③ シナプス小胞が細胞膜に移動しアセチルコリンを放出する。
④ アセチルコリンが筋線維膜状のアセチルコリン受容体に結合する。
⑤ 筋線維膜上で活動電位が発生する。
⑥ 神経から伝わった活動電位が筋肉に伝わり、筋収縮がおこる。

PART 9 筋肉と骨格のしくみ

骨の構成

全身の骨格

全身の骨格

　人がその形を保てるのは、骨が形をつくっているからです。骨と骨とが組み合わさることで**骨格**をつくり、体を支えています。

　人の骨格は全身で合計206個の骨からできています。頭の骨22個、舌の骨1個、耳の骨6個、背骨26個、胸の骨25個、肩から手の骨64個、骨盤と足の骨62個です。**頭蓋骨**（とうがいこつ）は脳を外から守るためにあり、**胸郭**（きょうかく）は肋骨と胸骨から成り胸部の枠組みをつくり、心臓や肺などの重要な臓器を守っています。**脊椎**（せきつい）は体の柱となる部分で、人が直立歩行するうえで他の動物と異なった形をしています。背中から肝臓や膵臓などさまざまな内臓を守る役割もあります。**骨盤**（こつばん）は脊椎の下にあり、腸や泌尿器、生殖器などの内臓を支えています。

骨の種類と断面図

　骨はその形の違いによって主に次の5種類に分類できます。最も一般的なのは長骨です。

長骨：手や足などの長い骨。
短骨：手の甲などの短い骨。
扁平骨（へんぺい）：頭蓋骨など。
含気骨（がんき）：顎（あご）の骨など空洞のある骨。
混合骨：前頭骨（ぜんとうこつ）など扁平骨で空洞もある骨。

　骨の表面は**骨膜**（こつまく）という白色の薄い膜に覆われ、内部は**緻密質**（ちみつしつ）と**海綿質**（かいめんしつ）から成り、海綿質を緻密質が覆うようになっています。緻密質はカルシウムなどがぎっしりと詰まり堅くなっています。緻密質の内側にある海綿質はスポンジのように柔らかくなっていて、中にはたくさんの隙間や空洞があり、これらは骨髄（こつずい）で満たされています。

用語解説

骨髄
骨の中にある柔らかい組織。血液成分をつくる血液幹細胞と、そのはたらきを助ける間質細胞（かんしつ）がある。

重要語句

骨膜
骨の外側にある強固な膜。成長が止まると、骨膜は薄くなる。

病気ミニ知識

骨髄炎
骨の組織に細菌などが感染して炎症をおこす状態。

全身の骨

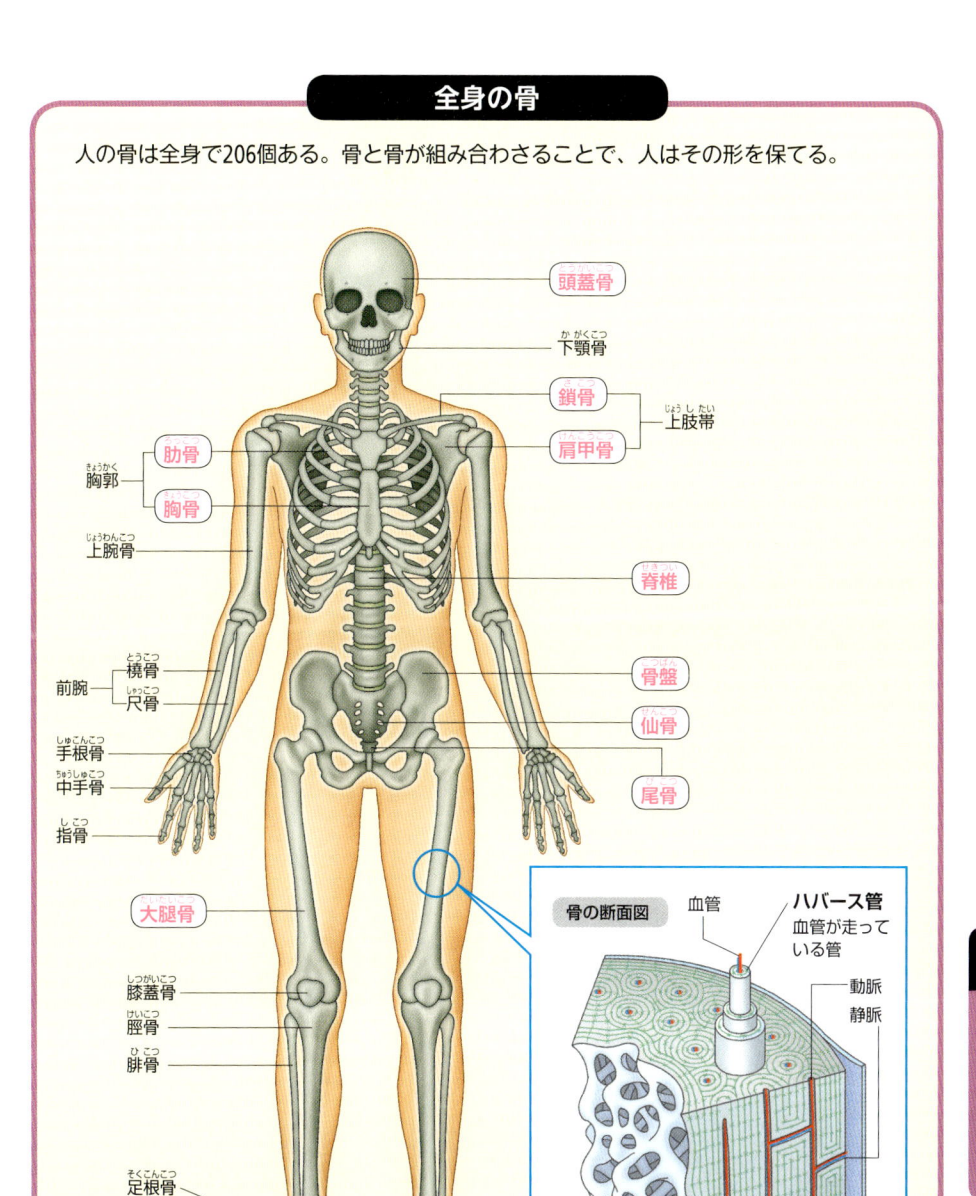

人の骨は全身で206個ある。骨と骨が組み合わさることで、人はその形を保てる。

- 頭蓋骨
- 下顎骨（かがくこつ）
- 鎖骨
- 肩甲骨
- 上肢帯（じょうしたい）
- 胸郭（きょうかく）
  - 肋骨
  - 胸骨
- 上腕骨（じょうわんこつ）
- 脊椎
- 前腕
  - 橈骨（とうこつ）
  - 尺骨（しゃくこつ）
- 骨盤
- 仙骨
- 手根骨（しゅこんこつ）
- 中手骨（ちゅうしゅこつ）
- 指骨（しこつ）
- 尾骨
- 大腿骨
- 膝蓋骨（しつがいこつ）
- 脛骨（けいこつ）
- 腓骨（ひこつ）
- 足根骨（そくこんこつ）
- 中足骨（ちゅうそくこつ）
- 指骨（しこつ）

骨の断面図

- ハバース管：血管が走っている管
- 血管
- 動脈
- 静脈
- 骨髄腔
- 海綿質
- 緻密質
- 骨膜

PART 9　筋肉と骨格のしくみ

骨格の機能

骨のはたらき

骨のさまざまな機能

骨は体の形を保つだけでなく、他にも重要な役割を担っています。
①**体の形を保つ**：骨格をつくることで、全身を支えています。
②**内臓を保護する**：脳や肝臓など重要な器官を、外からの衝撃から守ります。
③**血液をつくる**：骨髄には幹細胞があり、これが分化して赤血球、白血球、血小板などをつくります（➡P108）。

骨の成長と破壊

骨は成長時にのみつくられるのではなく、成人してからも絶えず新しい骨がつくられ、一方で古い骨は破壊されます。

骨の中には、骨をつくる**骨芽細胞**と、骨を破壊する**破骨細胞**があります。骨折しても時間が経てば骨がくっつくのは、この2つの細胞が効率よくはたらくからです。

用語解説

幹細胞
ある細胞に変化するように指示を受けると、特定の細胞に変身することができる未分化の細胞。

緻密質
➡P208

海綿質
➡P208

重要語句

骨芽細胞
骨をつくる細胞。エストロゲンの受容体があり、エストロゲンが分泌されると骨芽細胞を刺激し骨形成が促進される。更年期の女性はエストロゲンの分泌が減るため、骨芽細胞が刺激されず、骨粗鬆症などになりやすい。

LABORATORY

大腿骨骨頭骨折ってなに？

股関節の部分にある大腿骨上端の骨頭部におこる骨折のこと。大腿骨の骨頭の身体を支える荷重部位に発症するので、ここを骨折すると歩くことが困難になります。とくに高齢者に発生することが多く、胸椎や腰椎の圧迫骨折と同じように骨粗鬆症が進行するとおこりやすいといわれています。高齢者は大腿骨骨頭骨折をきっかけに寝たきりになることもあります。

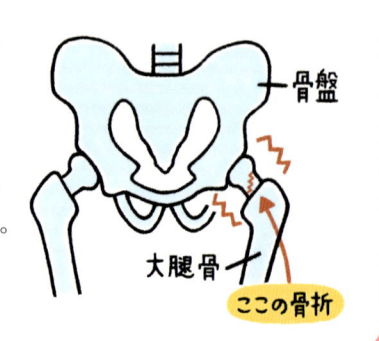

骨盤
大腿骨
ここの骨折

骨折すると、折れた骨の骨膜に骨芽細胞が集まり、分裂して沈着し、新たに骨（仮骨）をつくります。すると破骨細胞が不要な部分の骨を壊し、新しく形成された骨を本来の形に整えます。こうして骨折は治ります。

年齢を重ねるにつれて、骨は新しくつくられるものよりも破壊されるものの方が多くなってきます。骨を構成する緻密質は減りませんが、海綿質は高齢になると半分くらいに減ってしまうといわれています。海綿質の量が少なく、骨が折れやすくなる状態を骨粗鬆症といいます。

骨粗鬆症は性ホルモンの減少にも関係しているため、更年期の女性によくみられます。

重要語句

破骨細胞
骨を溶かして吸収することで骨を破壊する細胞。

病気ミニ知識

大腿骨頭壊死
大腿骨上部の丸い部分が壊死してしまう状態。原因は不明で、なにかしらの原因で血流が悪くなり、骨に栄養がいかなくなってしまい、壊死してしまうのではないかという説もある。

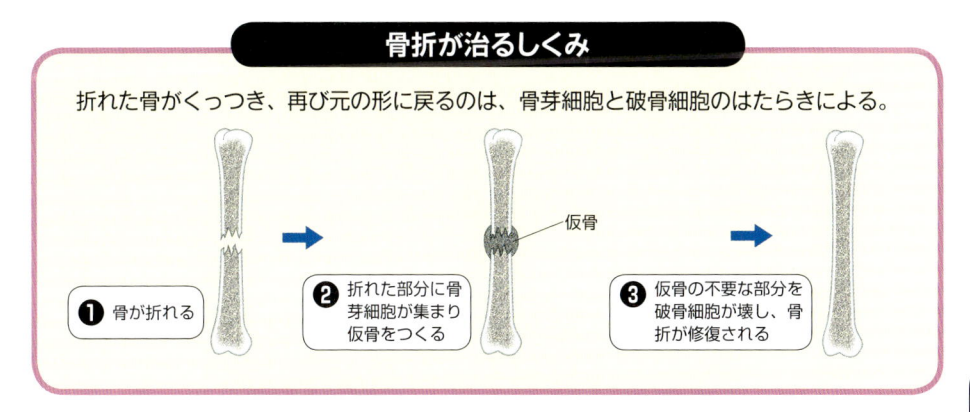

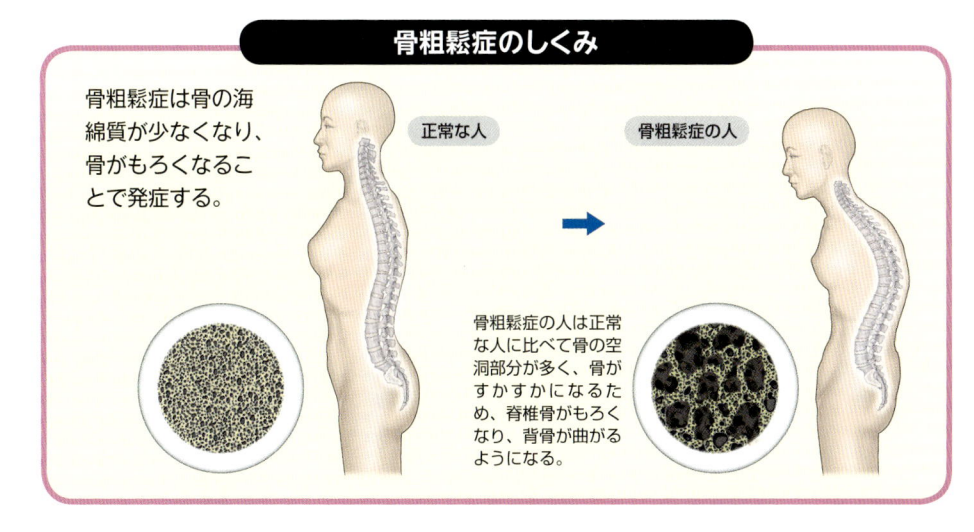

骨折が治るしくみ

折れた骨がくっつき、再び元の形に戻るのは、骨芽細胞と破骨細胞のはたらきによる。

❶ 骨が折れる
❷ 折れた部分に骨芽細胞が集まり仮骨をつくる
❸ 仮骨の不要な部分を破骨細胞が壊し、骨折が修復される

骨粗鬆症のしくみ

骨粗鬆症は骨の海綿質が少なくなり、骨がもろくなることで発症する。

正常な人 → 骨粗鬆症の人

骨粗鬆症の人は正常な人に比べて骨の空洞部分が多く、骨がすかすかになるため、脊椎骨がもろくなり、背骨が曲がるようになる。

PART 9 筋肉と骨格のしくみ

MEDICAL COLUMN

骨粗鬆症

若いときのダイエットが骨粗鬆症の原因になる?

　階段を下りた軽い衝撃だけで大腿骨の一部がポキッと折れてしまったり、背骨が曲がってしまったりすると要注意。これらは骨粗鬆症という骨の強さ（骨強度）が低下して骨折しやすくなる病気の症状です。

　骨は皮膚などと同じように新陳代謝を繰り返しています。古い骨を壊し、新しい骨をつくるというサイクルを繰り返すことにより、骨の強さとしなやかさを保っているのですが、壊す方ばかりが進むと、骨の密度が少なくなって骨が弱くなり、骨粗鬆症になります。

　高齢者で背骨が曲がっている人をよくみかけるように、骨粗鬆症は老化とともに増加し、80歳代では女性のほぼ半数、男性は20〜30％が発症しているようです。主な原因は加齢です。歳をとるとともに性ホルモンの産生が低下し、新しく骨をつくる細胞（骨芽細胞）のはたらきが弱くなります。また、腎臓のはたらきも低下するため、カルシウムを小腸で吸収するのに不可欠なビタミンDがつくられにくくなり、カルシウムの吸収量が低下することも原因の１つです。

　しかし、50代や60代でも、早々と骨粗鬆症がはじまってしまう女性がいます。それは、10代から20代にかけて過剰なダイエットをして、カルシウムなどの栄養を適切に摂らず、運動をしなかった人に多いといわれています。若いときにつくられた骨の内部の硬い部分は、何十年も先まで影響します。そのため、10代や20代のとき、ダイエットや運動不足で緻密ないい骨をつくれなかった人は、50代や60代でも、骨粗鬆症を発症するリスクが高くなってしまうのです。

　過剰なダイエットによりカルシウムやビタミンDをふくむ乳製品、魚、きのこ類などを食べていなければ、丈夫な骨をつくることができません。ビタミンDは日光に当たることにより体内で合成されるので、日に当たることもときには必要です。骨粗鬆症による骨折を防ぐためにも、過剰なダイエットは避けましょう。

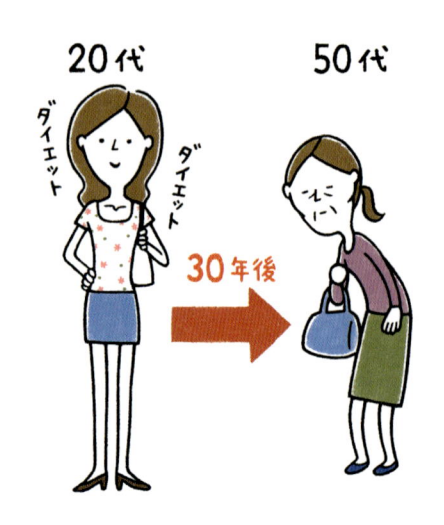

PART

10

脳のしくみ

脳の構造

脳の種類

脳のはたらき

脳は**大脳**、**小脳**、**間脳**、**脳幹**の4つから成り立ってます。重さは成人で約1300g、約千数百億個のニューロンがつながって形成されています。また、頭蓋骨内の脳脊髄液に浮いていて、脳脊髄液は外からの衝撃を和らげる役割も担っています。脳はそれぞれの部位によってはたらきが異なります。

①大脳 ➡ P216
【構造】脳の一番外側を形づくり、脳全体の重さの8割を占めます。
【機能】言語・認知・記憶など、高次な機能を支配します。

②小脳 ➡ P220
【構造】大脳の後方にあります。
【機能】筋肉の収縮を調節するなど、運動の機能をつかさどります。

③間脳 ➡ P218
【構造】大脳と脳幹との間にある小さな領域。視床と視床下部の2つからできています。
【機能】自律神経の調節をおこないます。

④脳幹 ➡ P220
【構造】脳の中央部に位置し、延髄、橋、中脳の3つの部位からなります。
【機能】内臓機能の調節をおこないます。生命維持に必要なはたらきをします。

脳は中枢神経

神経細胞と神経線維の塊である脳と、神経線維の通路となる脊髄を合わせて中枢神経といいます。中枢神経が判断・処理などの機能をコントロールし、末梢神経が体

用語解説

脳脊髄液
頭蓋骨のすき間にある液体。脳を守るだけでなく、水分の調節などもおこなう。単に髄液ともいう。

橋
多数の神経線維の束が小脳へ橋をかけたように左右の小脳半球と連絡している部位。三叉神経、外転神経、顔面神経、聴神経などの脳神経が出る部位。

重要語句

中枢神経
多数の神経が集まっているところ。人では脳と脊髄がこれにあたる。

末梢神経
全身に分散している神経のこと。末端器官と脳などの中枢との伝達をおこなう。

病気ミニ知識

パーキンソン病
脳内でドーパミンが不足するためにおこる疾患。手指の震え、筋肉のこわばりなどからはじまり、徐々に進行して高度の運動障害がみられるようになる。

内の**末端器官**と**中枢神経**との間で興奮を伝達します。例えば、物を触ったときの「熱い」「重い」「固い」などを感じた情報は、**末梢神経**を通って**中枢神経**の**脊髄**へ情報が伝達され、そこから脳へ伝わります。

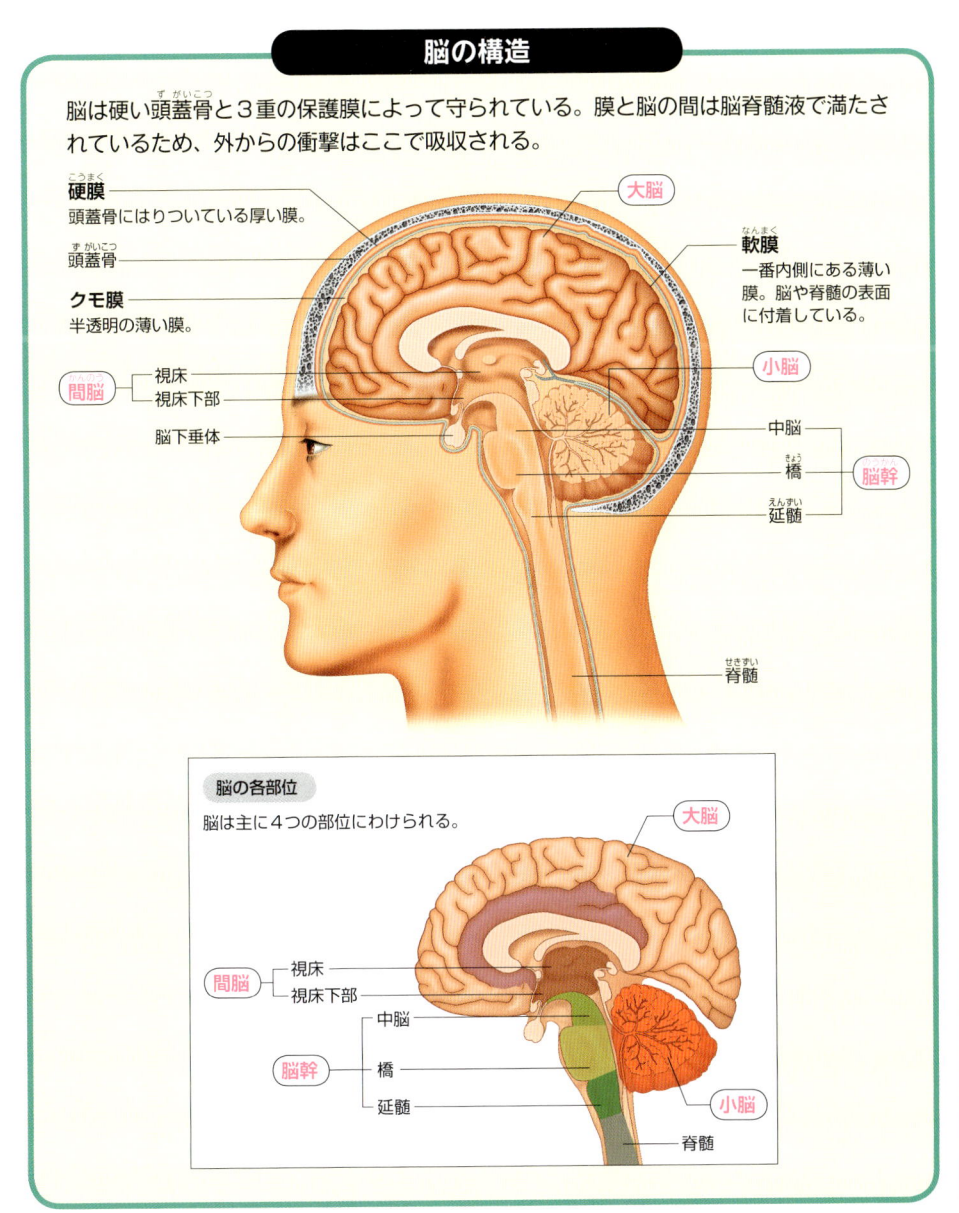

脳の構造

脳は硬い頭蓋骨（ずがいこつ）と3重の保護膜によって守られている。膜と脳の間は脳脊髄液で満たされているため、外からの衝撃はここで吸収される。

硬膜（こうまく）
頭蓋骨にはりついている厚い膜。

頭蓋骨（ずがいこつ）

クモ膜
半透明の薄い膜。

軟膜（なんまく）
一番内側にある薄い膜。脳や脊髄の表面に付着している。

大脳

間脳
- 視床
- 視床下部
- 脳下垂体

小脳

脳幹
- 中脳
- 橋（きょう）
- 延髄（えんずい）

脊髄（せきずい）

脳の各部位

脳は主に4つの部位にわけられる。

大脳

間脳
- 視床
- 視床下部

脳幹
- 中脳
- 橋
- 延髄

小脳

脊髄

脳のはたらき

大脳のはたらき

大脳は思考や記憶に関与する

　大脳は、知覚、随意運動、思考、推理、記憶など、脳の高次機能をつかさどっています。

　大脳の表面には、大脳皮質（➡P223）という1.5〜4.5mmほどの薄さの神経細胞が集まった灰白質の層があります。灰白質には多数の溝があり、その中でも大きなものが大脳溝です。これを境に、大脳皮質は主に前頭葉（中心溝の前の部分）、頭頂葉、後頭葉（中心溝の後ろの部分）、側頭葉の4つにわけられ（➡右図）、それぞれが情報交換をしながら、各機能をつかさどっています。

　部位によって役割が分担されていることを大脳の機能局在といいます。例えば、前頭葉は運動（運動野）に、頭頂葉は体性感覚（体性感覚野）に関わっています。側頭葉には聴覚の中枢（聴覚野）、後頭葉には視覚の中枢（視覚野）があります。

　また、大脳皮質の内側には大脳辺縁系という領域があります。進化の過程で哺乳類以降に発達した部分を大脳新皮質、それ以前からある皮質は大脳旧皮質といい、生存欲、睡眠欲、食欲、排泄欲、性欲など本能的な欲求や怒りや恐怖といった感情を支配します。

連携して機能するための連合野

　大脳皮質は、各領域がお互いに連携して機能するために、連合野をつくっています。連合野は、運動野、体性感覚野、聴覚野などがあり、視床の連合核とよばれる部位と神経線維の連絡を豊富におこなっていて、機能的に密接に関連しながら、種々の統合作用や高度な創造作用という人間らしさをつくり出します。人に特徴的な領域です。

　連合野は前頭葉、頭頂葉、側頭葉、後頭葉にそれぞれ

用語解説

大脳溝
大脳の表面にある不規則な溝のこと。いわゆる脳のシワで、深さや長さには個人差がある。

中心溝
前頭葉と頭頂葉の間に走る溝のこと。

体性感覚
目・耳・鼻・舌などの感覚器以外で感知する感覚で、触覚・痛覚などの皮膚感覚、筋の収縮状態を感知する深部感覚、内臓の痛覚などを指す。

大脳辺縁系
大脳皮質の前頭葉と視床下部と相互に連絡。辺縁系は視床下部に作用して、本能行動や情動の機能を調節している。

重要語句

運動性言語中枢
考えや理解を言語にする機能をもつ。

病気ミニ知識

統合失調症
前頭連合野の神経細胞が活発でないことが原因とも考えられている。幻覚や妄想、支離滅裂な言葉や行動、非論理的な思考、感情の平板化などがある。かつては精神分裂病とよばれていた。

またがって広がっていて、**前頭連合野**、**側頭連合野**、**頭頂連合野**などがあります。例えば、左半球の前頭連合野には**運動性言語中枢**（➡P222、223）があります。

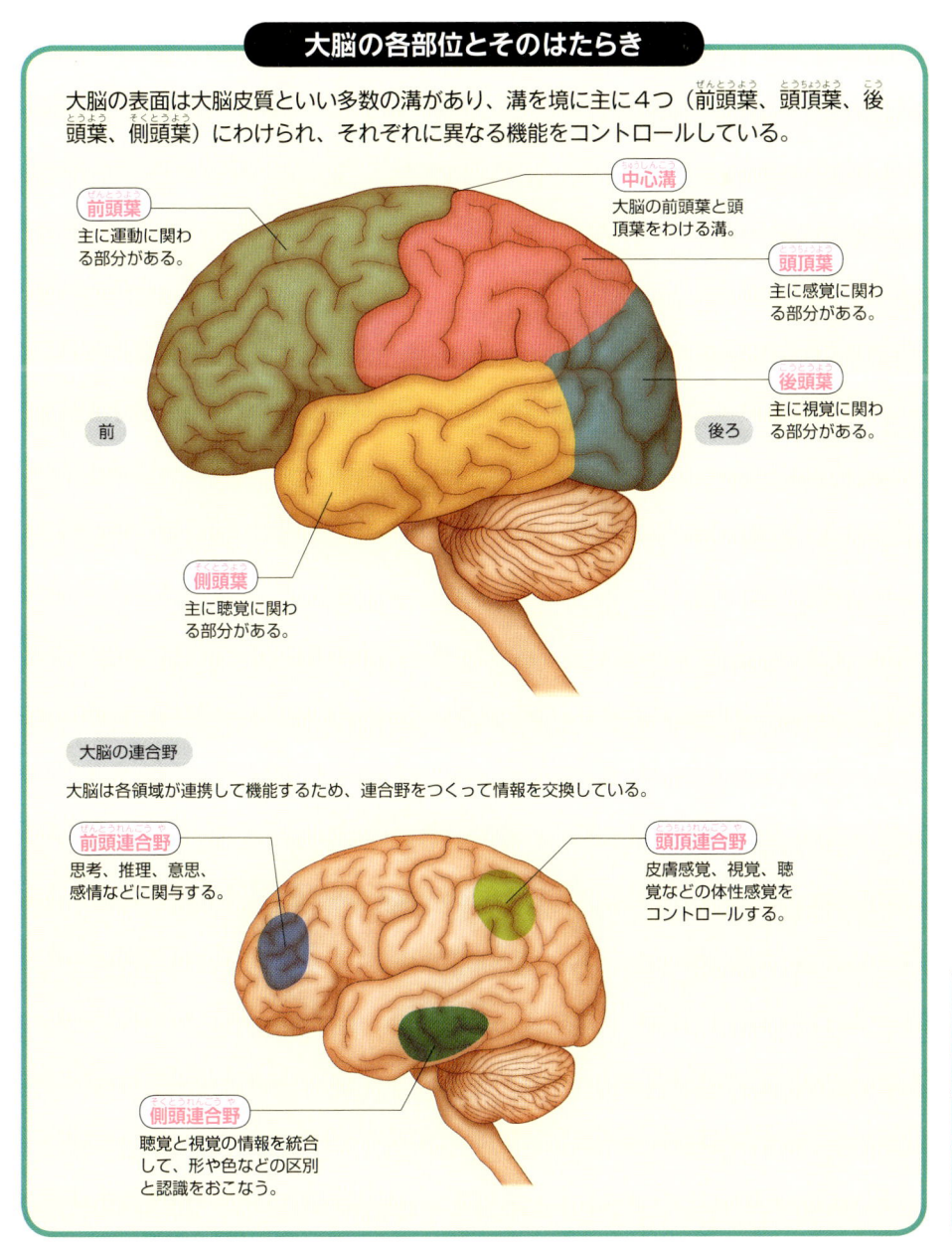

大脳の各部位とそのはたらき

大脳の表面は大脳皮質といい多数の溝があり、溝を境に主に4つ（前頭葉、頭頂葉、後頭葉、側頭葉）にわけられ、それぞれに異なる機能をコントロールしている。

中心溝
大脳の前頭葉と頭頂葉をわける溝。

前頭葉
主に運動に関わる部分がある。

頭頂葉
主に感覚に関わる部分がある。

後頭葉
主に視覚に関わる部分がある。

側頭葉
主に聴覚に関わる部分がある。

前／後ろ

大脳の連合野

大脳は各領域が連携して機能するため、連合野をつくって情報を交換している。

前頭連合野
思考、推理、意思、感情などに関与する。

頭頂連合野
皮膚感覚、視覚、聴覚などの体性感覚をコントロールする。

側頭連合野
聴覚と視覚の情報を統合して、形や色などの区別と認識をおこなう。

PART 10 脳のしくみ

脳のはたらき

間脳のはたらき

視床下部はホメオスタシス維持に関与

　間脳は視床と視床下部からできている小さな領域です。主に内臓の機能を総合的に制御しています。内臓の機能と、基本的な感情である食欲、性欲などとは密接に関係していて、それら本能行動の中枢は視床下部にあります。

　視床下部には摂食行動中枢（満腹中枢、摂食中枢、血糖調節中枢）、飲水行動中枢（浸透圧調節中枢）、性行動中枢、生物時計、脳下垂体ホルモンの分泌、情動行動中枢などがあります。自律神経系と内分泌系を介して、生体内部環境のホメオスタシスの維持を図ります。

　また、視床下部と隣接する大脳辺縁系（➡P216）と連動して、「怒り」「悲しみ」「うれしい」「楽しい」などの感情の調節もおこなっています。

視床下部における神経内分泌

　視床下部ホルモンは、脳下垂体の活動を調節し、ホルモン分泌を通して神経の活動に影響を与えて神経と内分泌の活動を統合するはたらきがあります。

　視床下部の神経細胞で分泌されたホルモンは脳下垂体へ分泌され、脳下垂体の機能を調節します。そして脳下垂体後葉まで伸びた軸索から血液中へ分泌されていきます。視床下部のホルモン分泌は、負のフィードバックによって血液中の種々のホルモン濃度が調節されています。

　ストレスがかかると視床下部で副腎皮質刺激ホルモン放出ホルモン（CRH）の分泌が増加し、脳下垂体での副腎皮質刺激ホルモン（ACTH）の分泌が促進されます。その結果、副腎皮質からの糖質コルチコイドの分泌が増加し、ストレスに対する反応がおこります（➡P153）。

用語解説

摂食行動中枢
空腹感を生じ、摂食行動を駆り立てる中枢のこと。

飲水行動中枢
のどの渇きを感じ飲水行動を駆り立てる中枢のこと。

負のフィードバック
➡P140

軸索
ニューロンの一部で、神経細胞から出ている最も長い突起。

糖質コルチコイド
➡P146

重要語句

生物時計
生物の体内に備わった時計機構。体内時計ともいう。人は24時間の周期を感知しているため、夜寝て昼間活動できる。

病気ミニ知識

ナルコレプシー
日中に場所や状況を選ばずおきる強い眠気の発作を主な症状とする脳疾患（睡眠障害）。オレキシンという視床下部から分泌される神経伝達物質の不足が原因と考えられている。

間脳の構造

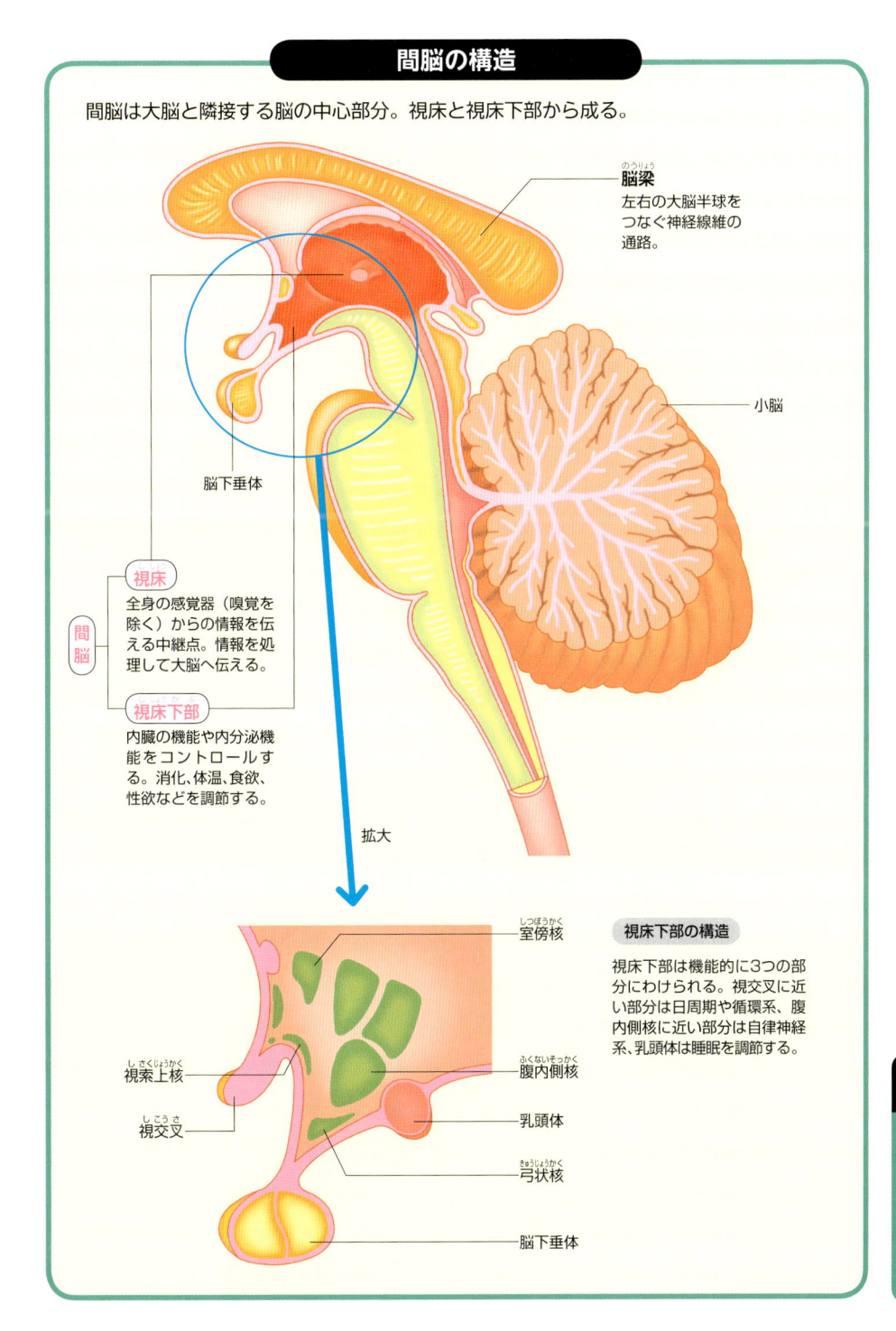

間脳は大脳と隣接する脳の中心部分。視床と視床下部から成る。

脳梁
左右の大脳半球をつなぐ神経線維の通路。

小脳

脳下垂体

間脳

視床
全身の感覚器（嗅覚を除く）からの情報を伝える中継点。情報を処理して大脳へ伝える。

視床下部
内臓の機能や内分泌機能をコントロールする。消化、体温、食欲、性欲などを調節する。

拡大

室傍核
視索上核
視交叉
腹内側核
乳頭体
弓状核
脳下垂体

視床下部の構造

視床下部は機能的に3つの部分にわけられる。視交叉に近い部分は日周期や循環系、腹内側核に近い部分は自律神経系、乳頭体は睡眠を調節する。

脳のはたらき

脳幹と小脳のはたらき

脳幹は呼吸・体温・ホルモンの調節

　脳幹は脳の一番奥の幹になる部分にあり、**延髄**、**橋**、**中脳**の３つの部位を合わせていいます。脳幹は**呼吸**や**血液**の**循環**、発汗による**体温調節**など、人間が生きていくうえで不可欠な機能を担っています。

　延髄には副交感神経の中枢と交感神経の上位中枢（脳に近い）があり、**循環**、**呼吸**、**排尿**、**嘔吐**などの自律神経系を介した調節をおこなっています。覚醒や意識に関係しているので、**脳死**の判定には脳幹部の反射（**対光反射**、**前庭反射**など）で判定します。

　橋は多くの神経が小脳へ橋をかけたように連絡している部分で、顔面神経、聴神経などが出ている部分です。

　中脳は橋の上部にある長さ2cmくらいの部分で、大脳皮質、間脳、延髄、小脳の伝導路の中継点です。

重要語句

対光反射
光を眼球にあて、瞳孔を収縮し、反射反応をおこす。

前庭反射
外耳道に大量の冷水を注ぎこむと眼球が刺激と反対側に向く反射。脳死の判定に使われている。

病気ミニ知識

小脳梗塞
小脳に梗塞ができると、めまい・平衡機能の悪化・歩行時のつまずきなどがおこる。マヒはおこらない。通常薬物療法で内科的に治療する。

脳死と植物状態のちがい

脳死や植物状態は、脳のどの部分の機能が停止するかで判断する。脳死は脳幹が停止している状態なので、脳幹死と全脳死のことを指す。※青色の部分が機能停止

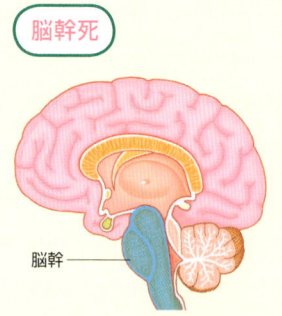

脳幹死
脳幹が機能していないため呼吸ができない。人工呼吸器がなければ循環を維持できない。

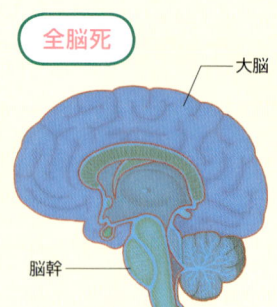

全脳死
すべての脳の機能が停止しているため、意識もなく呼吸もできない。

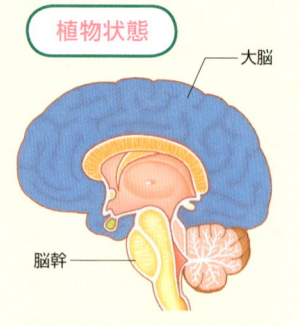

植物状態
脳幹は機能しているので呼吸はできるが、大脳が機能していないため意識はない。

小脳は運動や平衡感覚に関わる

小脳は脳の10％程度の大きさですが、神経細胞は大脳の7倍以上1000億個以上あり、全身の運動、平衡機能、筋緊張の維持、運動の協調、運動の学習など、人の基本的な活動を支配する重要な器官です。

新小脳と古小脳にわけられ、平衡感覚を保つのは古小脳です。

例えば、物を目でみて「動かしたい」と考えるのは大脳皮質です。大脳皮質から「動かせ」という運動指令を小脳が受けとると、小脳は大脳皮質と連動して、運動のタイミング、強度、方向を統合し、脊髄の運動ニューロンに腕が動くよう指令を出します。

小脳は平衡感覚を保つはたらきがあるので、小脳に障害がおこると失調歩行になります。

用語解説

新小脳
大脳から送られてきた運動指令などを体の各部位に伝達する。

古小脳
体の平衡感覚を保つ役割を担う。

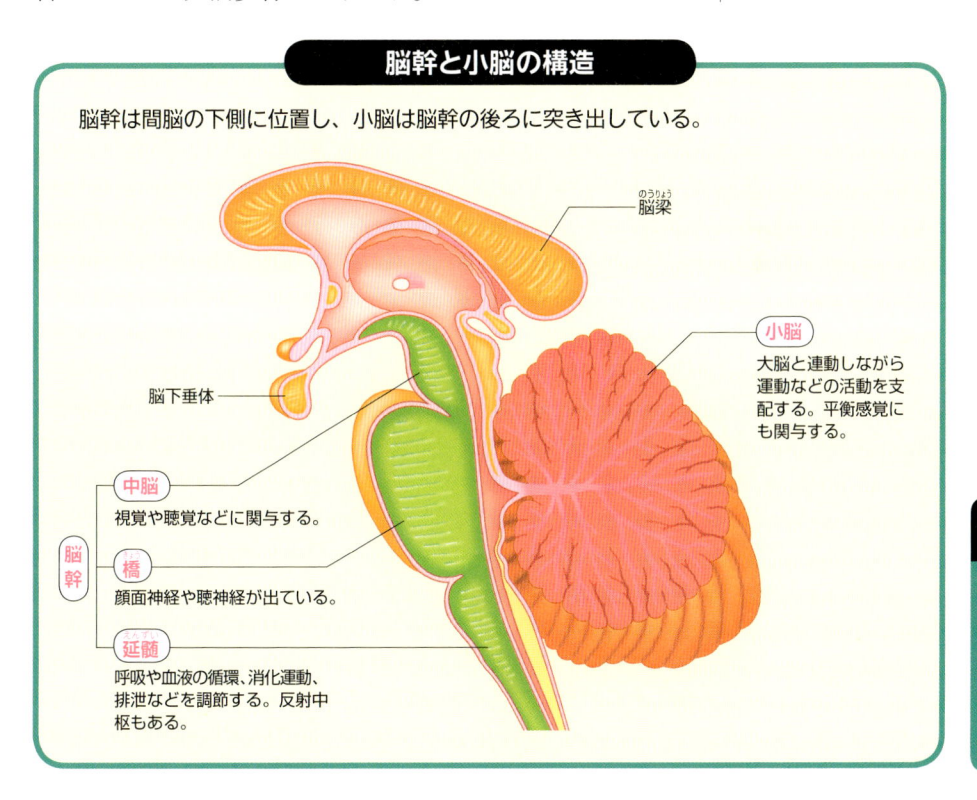

脳幹と小脳の構造

脳幹は間脳の下側に位置し、小脳は脳幹の後ろに突き出している。

- 脳梁
- 脳下垂体
- 小脳：大脳と連動しながら運動などの活動を支配する。平衡感覚にも関与する。
- 脳幹
  - 中脳：視覚や聴覚などに関与する。
  - 橋：顔面神経や聴神経が出ている。
  - 延髄：呼吸や血液の循環、消化運動、排泄などを調節する。反射中枢もある。

脳のはたらき

右脳と左脳

右脳は感性、左脳は論理的思考

　脳は左脳と右脳の半球にわかれ、右脳は左半身の感覚と運動を支配し、左脳は右半身の感覚と運動を支配しています。右脳と左脳は中心にある神経線維の束の脳梁（➡右図）で結ばれ、左右を連絡し、情報を交換します。

　右脳と左脳は異なる機能分担があります。一般的に右脳は音楽的能力、空間的認識、非言語的思考、左脳は計算、論理的思考、言語機能を担当しているとされています。しかし、そう簡単に機能をわけることができるわけではなく、実際には脳半球の中でも部位によって、より詳しく機能がわかれています。

重要語句

ブローカの中枢
運動性の言語中枢。大脳の優位半球の下前頭回が損傷を受けると運動性の失語症がおきる。

ウェルニッケの中枢
感覚性の言語中枢。大脳の優位半球（大部分は左脳）の上側頭回後方に局在する。言葉を理解するはたらきのある部分。ここが損傷を受けると、言葉を理解できなくなる。

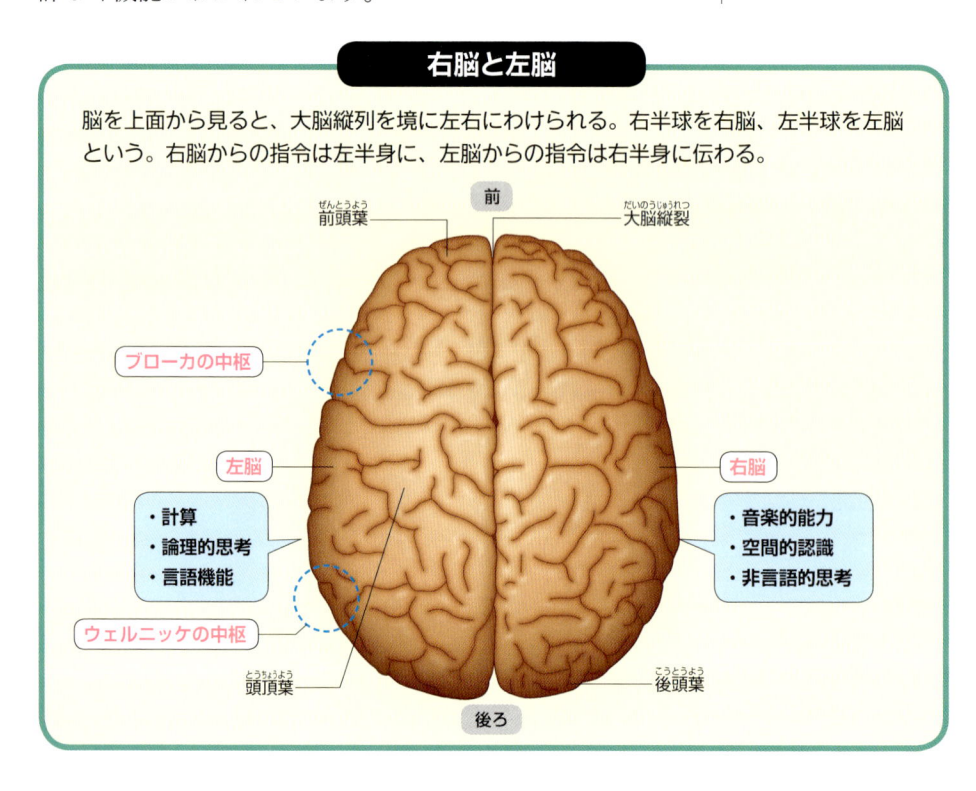

右脳と左脳

脳を上面から見ると、大脳縦列を境に左右にわけられる。右半球を右脳、左半球を左脳という。右脳からの指令は左半身に、左脳からの指令は右半身に伝わる。

- ブローカの中枢
- 前頭葉
- 大脳縦裂
- 左脳
  - ・計算
  - ・論理的思考
  - ・言語機能
- 右脳
  - ・音楽的能力
  - ・空間的認識
  - ・非言語的思考
- ウェルニッケの中枢
- 頭頂葉
- 後頭葉
- 前／後ろ

言語機能と失語

　言語機能は、人だけに特徴的な高次機能です。言語機能は大脳の半球の片方にだけあります。言語中枢の存在する半球側を、**優位半球**といいます。90％の人は、**左半球**が優位半球です。右利きの96％は左半球（左脳）が優位で、左利きの15％が右半球（右脳）が優位です。したがって、左利きだから右脳が優位半球とは必ずしもいえません。

　言語中枢には**運動性**と**感覚性**の2つの中枢があります。**運動性言語中枢（ブローカの中枢）** は言葉を発するための中枢です。ここが損傷すると、声は出るのにうまく発音できなくなります（「ブローカの失語」という）。また、**感覚性言語中枢（ウェルニッケの中枢）** は音を聞いたり、文字を読んだりして**言語**を理解するための中枢です。損傷すると、自発的に話したり書いたりはできますが、話し言葉や書かれた文字の意味が理解できなくなります（「ウェルニッケの失語」という）。

病気ミニ知識

失読症
文字を読むことが障害されている状態。一般に左頭頂葉の障害で生じる。話す、聞くなどには問題がなく、文字を書くこともできるが、文字の読みとりができなくなる。

失語症
脳出血、脳梗塞、脳炎、アルツハイマー病、ピック病などの脳血管障害が原因で言語中枢が損傷を受ける。

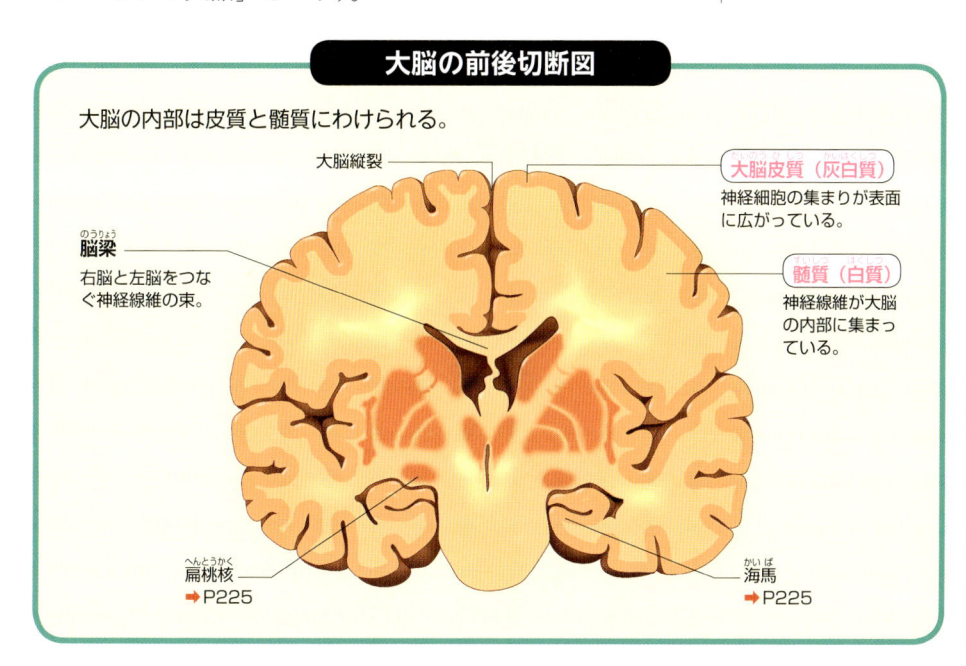

大脳の前後切断図

大脳の内部は皮質と髄質にわけられる。

- 大脳縦裂
- **大脳皮質（灰白質）**：神経細胞の集まりが表面に広がっている。
- **脳梁**：右脳と左脳をつなぐ神経線維の束。
- **髄質（白質）**：神経線維が大脳の内部に集まっている。
- 扁桃核 ➡ P225
- 海馬 ➡ P225

脳のはたらき
記憶のしくみ

短期記憶と長期記憶

　脳は記憶の貯蔵庫でもあります。**記憶**には、短期間で忘れてしまうものと長期的に覚えている記憶があります。

　本の目次をみて、ページ数を一瞬だけ覚えてページをめくる20秒程度で忘れるような瞬間的な記憶を**ワーキングメモリー**（作業記憶）といいます。これは短期記憶の一種で、短期記憶は数秒から数時間を目安に覚えていて、**海馬**に保存されます。**長期記憶**は、数年から時には一生忘れません。短期記憶は**精神的ショック**や**薬物**で破壊されることもありますが、短期記憶から長期記憶に移ると、半永久的に必要に応じて記憶をとり出せます。そのような記憶を**記憶痕跡（エングラム）**といい、**エングラム**ができる過程を**記憶の固定**といいます。

重要語句

海馬
大脳辺縁系の一部。脳の記憶や空間学習能力に関わる。

順向抑制
ある事柄の学習が、その前におこなった学習の結果により妨害されること。例えば、新しいことを学習したいのに、以前の学習内容のために記憶できない。

逆向抑制
新たに学習することによって、以前おこなった学習が妨害されること。類似した学習におこりやすい。

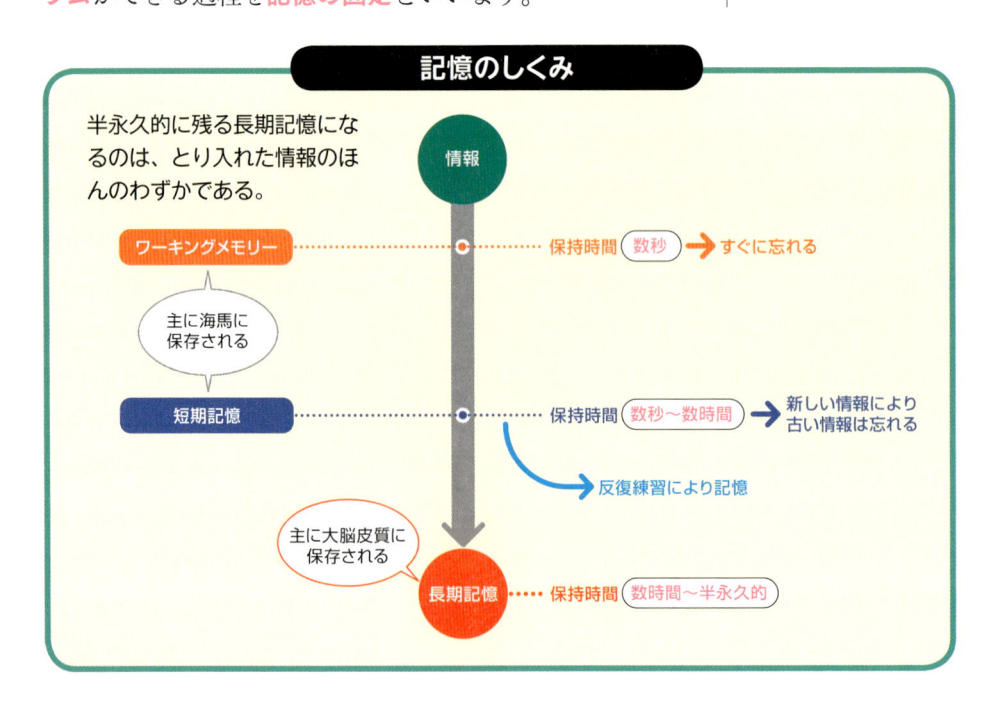

記憶のしくみ

半永久的に残る長期記憶になるのは、とり入れた情報のほんのわずかである。

- 情報
- ワーキングメモリー　…　保持時間 数秒　→　すぐに忘れる
- （主に海馬に保存される）
- 短期記憶　…　保持時間 数秒〜数時間　→　新しい情報により古い情報は忘れる
- 反復練習により記憶
- （主に大脳皮質に保存される）
- 長期記憶　…　保持時間 数時間〜半永久的

記憶の書き換え方

　短期記憶は海馬で長期記憶に書き換えられます。長期記憶をためておく場所は、主に頭頂連合野と側頭連合野ですが、記憶の種類により異なります。

　例えば、自分自身が体験したことのエピソード記憶は、海馬に保存されます。自転車の乗り方、楽器の演奏など繰り返して体で覚えた記憶は手順記憶といい、小脳にたくわえられます。食べ物の味、歴史の年号、学問的知識は意味記憶といい、側頭葉が貯蔵庫になっています。恐ろしい経験や心が深く傷ついた恐怖記憶は、扁桃核にたくわえられます。

　記憶の逆である忘却には順向抑制と逆向抑制とがあります。これらにより、記憶する情報を選択し忘却することで適切な情報を適度な量だけ記憶することができます。

病気ミニ知識

アルツハイマー病
多くは短期記憶障害にはじまり、徐々に進行し、時間、場所、人の認識ができなくなり、痴呆状態へ進行する。

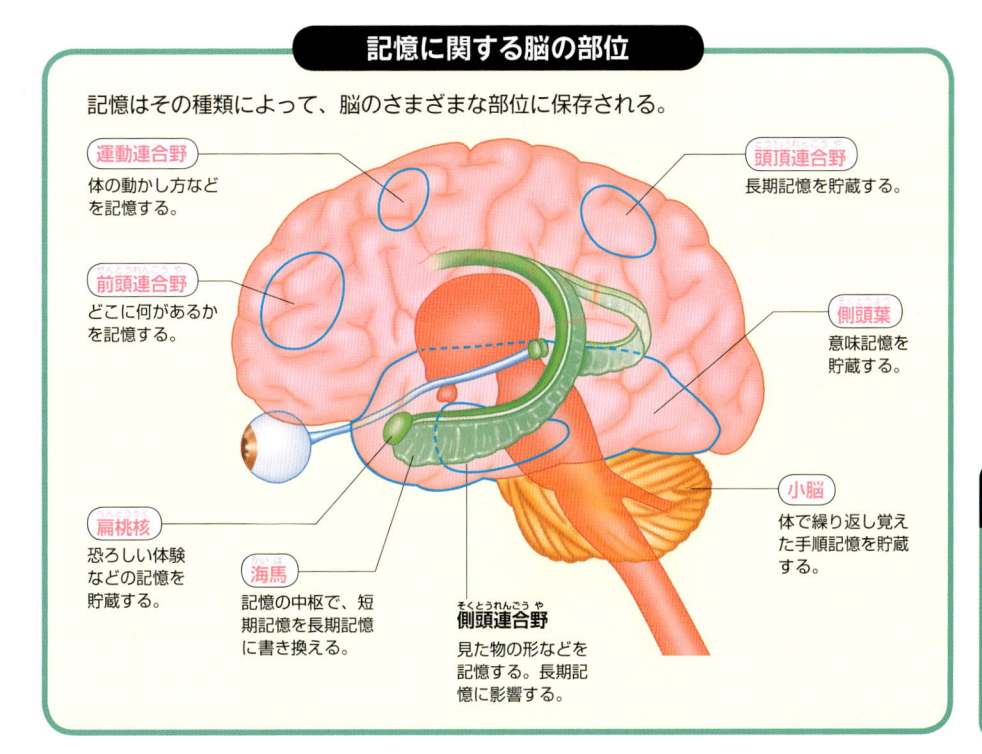

記憶に関する脳の部位

記憶はその種類によって、脳のさまざまな部位に保存される。

- **運動連合野**：体の動かし方などを記憶する。
- **前頭連合野**：どこに何があるかを記憶する。
- **扁桃核**：恐ろしい体験などの記憶を貯蔵する。
- **海馬**：記憶の中枢で、短期記憶を長期記憶に書き換える。
- **側頭連合野**：見た物の形などを記憶する。長期記憶に影響する。
- **頭頂連合野**：長期記憶を貯蔵する。
- **側頭葉**：意味記憶を貯蔵する。
- **小脳**：体で繰り返し覚えた手順記憶を貯蔵する。

脊髄の機能

脊髄のはたらき

脊髄の構造

　脊髄は脳から伸び、背骨の中を通っている中枢神経です。神経細胞なので一度傷つくと二度と再生しません。脊髄は脳からの信号を末梢神経に送るための伝導路としての役割と、末梢からの情報を脳に伝える伝導路として重要なはたらきをしています。例えば、脳からの指令は脊髄の前根を通って筋肉に伝えられ、末梢からの情報は後根を通って脳へ伝えられます（➡右図）。

　脊髄は部分ごとに髄節として、上から頸髄（C）8個、胸髄（T）12個、腰髄（L）5個、仙髄（S）5個、尾髄1個にわけられます。脊髄の断面をみると、中心部はH字型をつくる灰色の灰白質と、周辺部は白色にみえる白質からできています。灰白質に神経の細胞体があり、前方から前角、側角（中間質）、後角にわけられます。白質の部分は灰白質と同様に前索、側索、後索にわけられます。

脊髄反射の種類

　脊髄には多くの反射中枢があります。脊髄反射とは感覚受容器で受けた刺激が求心性神経に伝わり、脊髄の反射神経に入ると脳に信号がいかないで、脊髄のレベルで応答し、遠心性神経を通って効果器がおこす反応です。この一連の回路を反射弓といいます。思考や判断はなく無意識でおこなわれます。

　例えば、熱いものを触ったとき、脳で意識しないうちに脊髄が筋肉を収縮させる命令を出し、手をひっこめるような行動です。このような手や足をひっこめる反射を屈曲反射といいます。逆に膝をハンマーで叩いたときなどに筋肉が伸びる反射は伸張反射です。

用語解説

効果器
能動的な反応をおこなうために分化した器官、細胞および細胞小器官。本文中の熱いものを触った例では腕の筋肉がこれにあたる。

重要語句

前角
脊髄の灰白質のうち、前方の部分。運動ニューロンが存在する。

側角・後角
側角には自律神経節前ニューロンの細胞体が、後角には感覚神経および内臓の求心性神経（➡P228）が入っている。

白質
脳との連絡網や脊髄の各部位を結ぶ連絡網が存在し、脊髄を介して脳に至る感覚性の信号と脳からの信号を末梢神経に伝えるための運動神経の通り道がある。

病気ミニ知識

脊髄損傷
交通事故や高所からの落下などで脊髄を守っている脊椎骨が骨折すると内部の脊髄を損傷しマヒが残ること。損傷した脊髄の位置によってマヒの部位も異なる。

脊髄の構造

脊髄は全部で31個の節にわかれ、それぞれの節から体の左右へ向かって1対ずつの脊髄神経が出ている。ここから全身に伸びている。

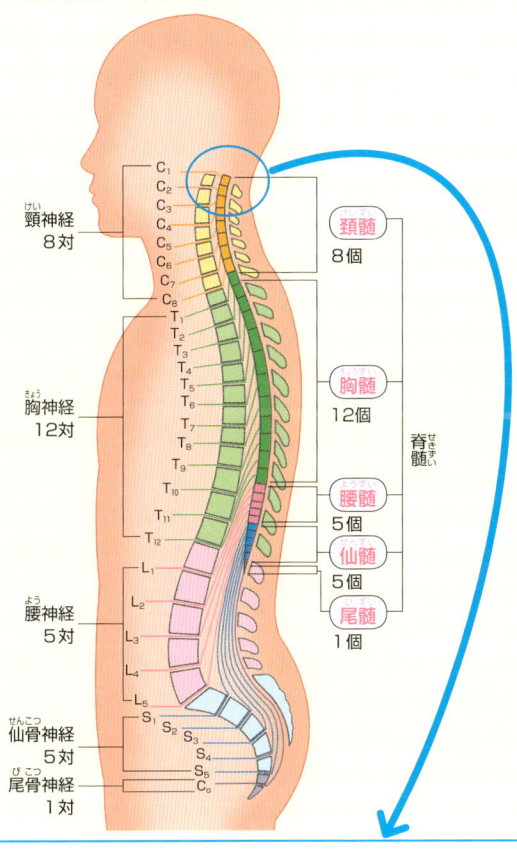

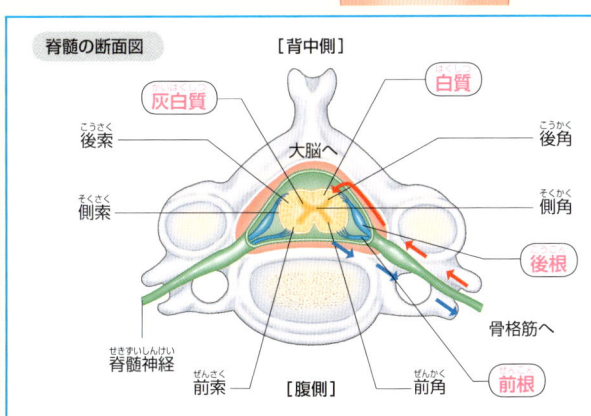

頸神経 8対（C_1〜C_8）
胸神経 12対（T_1〜T_{12}）
腰神経 5対（L_1〜L_5）
仙骨神経 5対（S_1〜S_5）
尾骨神経 1対（C_o）

脊髄
- 頚髄 8個
- 胸髄 12個
- 腰髄 5個
- 仙髄 5個
- 尾髄 1個

脊髄の断面図

[背中側]
灰白質／白質
後索／後角
側索／側角／後根
脊髄神経／前索／前角／前根
大脳へ／骨格筋へ
[腹側]

脳から筋肉への指令を伝える神経は、脳から脊髄の前根を通り、脊髄を出て骨格筋へと伝えられる（青色の矢印）。一方、感覚器からの信号は、後根から脊髄を通って大脳に伝えられる（赤色の矢印）。

PART 10 脳のしくみ

脳の神経

脳神経のはたらき

脳神経は末梢神経系

　脳は、全身の情報を集めて処理する<ruby>中枢神経系<rt>ちゅうすうしんけいけい</rt></ruby>としての役割を担っていますが、各器官からの情報を脳へ伝える<ruby>末梢神経系<rt>まっしょうしんけいけい</rt></ruby>としてのはたらきもあります。これが脳神経というものです。ここでは、末梢神経系としての脳神経について説明しましょう。

　末梢神経系には、脳から出入りしている脳神経と、脊髄から出入りしている脊髄神経があります（➡P226）。

　脳神経は脳から直接出ている末梢神経で、主に頭部や顔部のはたらきを支配しています。<ruby>嗅神経<rt>きゅう</rt></ruby>、<ruby>視神経<rt>し</rt></ruby>、<ruby>動眼神経<rt>どうがん</rt></ruby>、<ruby>滑車神経<rt>かっしゃ</rt></ruby>、<ruby>三叉神経<rt>さんさ</rt></ruby>、<ruby>外転神経<rt>がいてん</rt></ruby>、<ruby>顔面神経<rt>がんめん</rt></ruby>、<ruby>内耳神経<rt>ないじ</rt></ruby>、<ruby>舌咽神経<rt>ぜついん</rt></ruby>、<ruby>迷走神経<rt>めいそう</rt></ruby>、<ruby>副神経<rt>ふく</rt></ruby>、<ruby>舌下神経<rt>ぜっか</rt></ruby>の12対があります。

　嗅神経や視神経のように、受けとった情報を脳へ伝える<ruby>求心性神経<rt>きゅうしんせいしんけい</rt></ruby>のみから成ることもありますが、多くは求心性神経と脳からの情報を各器官へ伝える<ruby>遠心性神経<rt>えんしんせいしんけい</rt></ruby>が混在しています。

用語解説

中枢神経系
➡P170

末梢神経系
➡P170

体性神経
体性感覚（触覚や皮膚感覚など）や特殊感覚（嗅覚、視覚など）に基づく骨格筋の反射による運動機能の調節や大脳皮質のはたらきに基づく意志による運動機能に関わる。

自律神経
意思とは関係なく自動的にはたらく。交感神経と副交感神経がある。

重要語句

求心性神経
末端器官の感覚器などから脳などの中枢へ情報を伝える神経。

LABORATORY

むずむず脚症候群とは？

　むずむず脚症候群（レストレスレッグス症候群 Restless legs syndrome）は、むずむずとした不快感や痛みなどの不快な感覚が、主に下肢に表れる疾患のことです。これらの不快な症状を抑えるために、常に脚を動かしたりしなければならない状況に追いたてられます。正確な原因は不明ですが、脳内での鉄分の欠乏や、ドーパミンの機能低下が関わっているとされています。

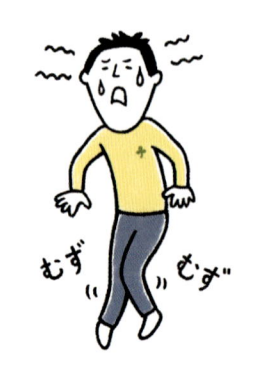

末梢神経の機能的分類

末梢神経系は機能でわけると、**体性神経**と**自律神経**に分類されます。体性神経は皮膚・骨格筋などからの感覚や骨格筋の収縮などをつかさどっています。自律神経は内臓からの感覚や内臓運動・腺分泌をつかさどっていて、交感神経と副交感神経があります（➡P170、171）。

重要語句

遠心性神経
脳などの中枢からの指令を筋肉などの末端器官へ伝える神経。

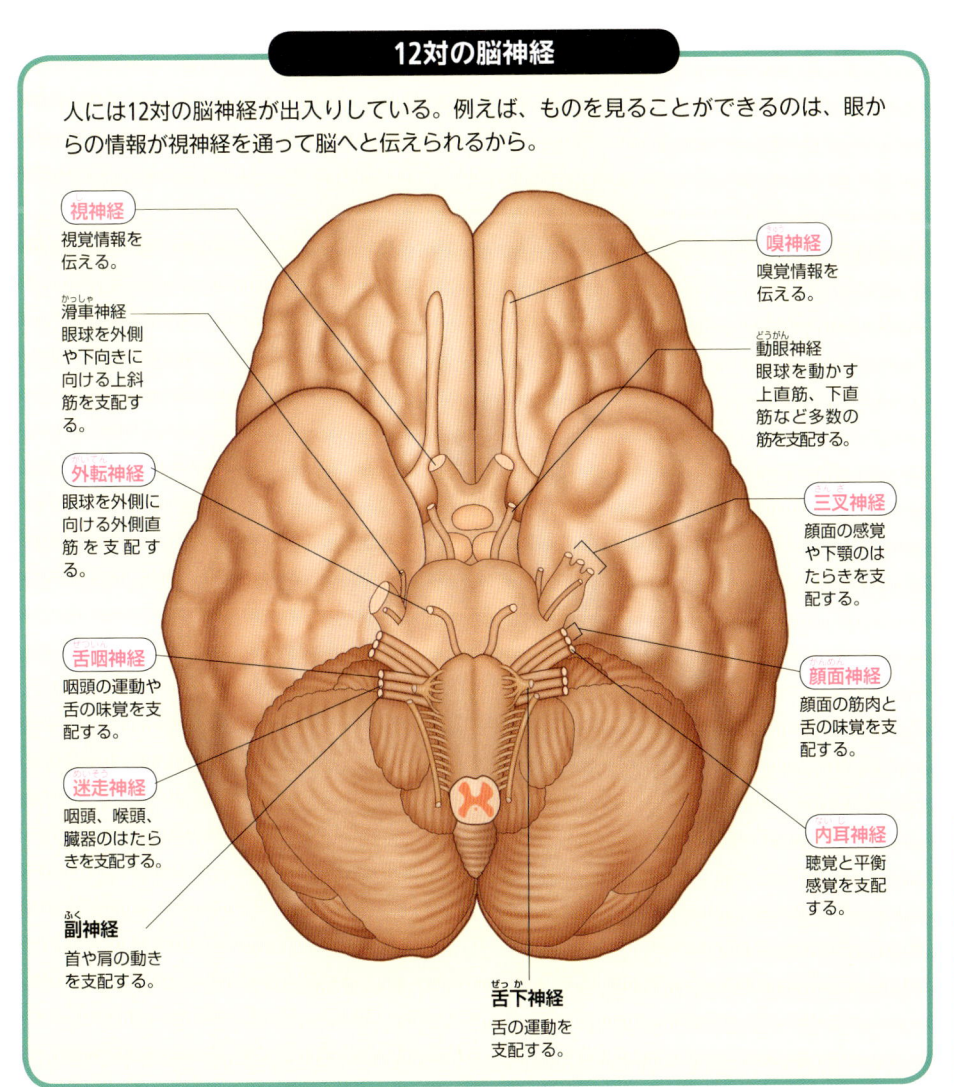

12対の脳神経

人には12対の脳神経が出入りしている。例えば、ものを見ることができるのは、眼からの情報が視神経を通って脳へと伝えられるから。

視神経
視覚情報を伝える。

滑車神経
眼球を外側や下向きに向ける上斜筋を支配する。

外転神経
眼球を外側に向ける外側直筋を支配する。

舌咽神経
咽頭の運動や舌の味覚を支配する。

迷走神経
咽頭、喉頭、臓器のはたらきを支配する。

副神経
首や肩の動きを支配する。

嗅神経
嗅覚情報を伝える。

動眼神経
眼球を動かす上直筋、下直筋など多数の筋を支配する。

三叉神経
顔面の感覚や下顎のはたらきを支配する。

顔面神経
顔面の筋肉と舌の味覚を支配する。

内耳神経
聴覚と平衡感覚を支配する。

舌下神経
舌の運動を支配する。

用語さくいん

英字・その他

AIDS（後天性免疫不全症候群）……115
A帯……202、205
ＡＴＰ（アデノシン三リン酸）……20、25、34
ＢＭＩ……80
Ｂリンパ球（B細胞）……115
ＤＮＡ……20、28、29、38
ES細胞……16
FSH（卵胞刺激ホルモン）……158
Gタンパク質共役型受容体……138
HCG（ヒト絨毛性腺刺激ホルモン）……160
ＨＤＬコレステロール……77
H帯……202
iPS細胞……15、16
Ｉ帯……202
Ｋ＋チャネル……27
ＬＤＬコレステロール……77
LH（黄体形成ホルモン）……158
ｍＲＮＡ（メッセンジャーＲＮＡ）
……30、33、38
Ｎａ＋チャネル……27
PMS（月経前症候群）……158
Rh式……118
SAS（睡眠時無呼吸症候群）……100、196
Ｓ状結腸……64、65、67
TRH（甲状腺刺激ホルモン放出ホルモン）
……144
TSH（甲状腺刺激ホルモン）……144
ｔＲＮＡ（運搬ＲＮＡ）……31、32
Ｔリンパ球（T細胞）……115
Ｚ板……200、202、205

あ行

悪玉菌……66
悪玉コレステロール……77
アクチン……202、203、204
アセチルコリン……206
アセトアルデヒド……70、78、79
アセトアルデヒド脱水素酵素……70、78
アディポサイトカイン……80
アディポネクチン……80
アデノシン三リン酸（ＡＴＰ）……20、25、34
アデニン……28、30
アトピー性皮膚炎……194、195

アドレナリン……150、151
アドレナリン受容体……150
アミノ基……32、33
アミノ酸
……38、39、60、63、70、74、75、92
アミノ酸誘導体ホルモン……136、139
アミノペプチターゼ……75
アミラーゼ……46、54、72、73
アルカリ性……54、58
アルコール……52、70、78
アルコール依存症……79
アルコール脱水素酵素……78
アルドステロン……148
アルツハイマー病……225
αアドレナリン受容体……150、151
α細胞……58、59
α作用……150、151、176
アルブミン……74、108
アンドロゲン……166
胃……44、45、56、74
胃潰瘍……52
胃がん……52
胃酸……52、54
胃小窩……50、51
胃腺……50、51
胃相……52、56
胃体部……50、51
一次求心性神経……193
胃底部……50、51
陰圧……99
インクレチン……155
陰茎……157、164、165
陰茎海綿体……157
飲水行動中枢……218
インスリン……58、154
咽頭……47
咽頭相……48
咽頭扁桃……47
ウイルス感染……67
ウェルシュ菌……66
ウェルニッケの中枢……222
右心室……122、123
右心房……122、123
右脳……222
右葉……68、69
ウラシル……30

運動性言語中枢……216
運動ニューロン……206
運動連合野……225
運搬ＲＮＡ（ｔＲＮＡ）……31、32
栄養吸収細胞……60
栄養素……34、70
液性免疫……114
エストロゲン……156、162、163
遠位尿細管……89、90、93
エングラム（記憶痕跡）……224
塩基……28、29
嚥下……46、48
嚥下性肺炎……101
嚥下反射……48
遠心性神経……229
延髄……186、221
横隔膜……98
横行結腸……64、65
黄体……158、159
黄体期……158
黄体形成ホルモン（LH）……158
横紋筋……49、198
音波……184

か行

外肛門括約筋……66、67
外耳道……185
外性器……166
外側半規管……186、187
回腸……44、45
外転神経……229
外尿道括約筋……86、87
海馬……223、224、225
灰白質……227
外分泌……134
外分泌細胞……57、59
外分泌腺……56
海綿質……208、209
海綿体……164
カイロミクロン……63
化学受容器……100
科学的消化……44
過換気症候群……101
蝸牛……184
核……20、21、28、29
核酸……10

拡散……24、102
顎下腺……46、47
下行結腸……64、65、67
ガス交換……96、102
活動電位……26、27、206
カテーテル……130
カテコールアミン……136、139、152
過敏性腸症候群……67、153
カプサイシン……194
顆粒球……114
カルシトニン……142
カルボキシル基……32、33
感覚受容器……180
感覚受容体……182
感覚神経……170
感覚毛……187
肝鎌状間膜……69
肝グリコーゲン……176
肝硬変……70
肝再生……68
幹細胞……110、116
肝細胞……68
冠状動脈……130、131
冠状動脈造影……130
肝臓……44、66、70、72、74、78
桿体細胞……182、183
肝動脈……68、69
間脳……214、215、218、219
顔面神経……48、229
記憶……224
記憶痕跡（エングラム）……224
期外収縮……127
機械的刺激……192
機械的消化……44
器官……20
気管……47
器官系……20
気管支……96、97
基礎体温……158
拮抗支配……178
基底膜……90、91
気胸……96
機能鉄……112
逆反応……104
逆向抑制……224
逆流……50

231

嗅覚……188
嗅覚受容体……188
嗅覚障害……189
吸気……96
球形嚢……186
嗅細胞……188、189
吸収……44、45、78
嗅神経……189、229
求心神経……180
求心性神経……228
急性アルコール中毒……78
急性膵炎……56
嗅毛……188
橋……214、221
凝血塊……116
胸式呼吸……99
凝集……116
凝集原……118
凝集素……118
吸息……96、98
胸神経……171
狭心症……131、132
胸髄……226、227
虚血……130
虚血性心疾患……131
虚血性変化……127
拒食症……80
キラーT細胞（細胞障害性T細胞）……115
ギラン・バレー症候群……170
筋・骨格筋系……18
近位尿細管……89、90、93
筋原線維……200、201
筋ジストロフィー……198
筋収縮……204、205
筋収縮タンパク……74
筋小胞体……206
筋性……49
筋節……200、201、205
筋線維……200、201
筋層……61
グアニン……28
空腸……44、45
屈曲反射……226
クッシング症候群……147
クモ膜……215
グリコーゲン……35、58、68、72

グリコシド結合……36
グリセロール……76、77
グルカゴン……58
グルコース……35、36、38、68、72、73
グロビン……110
グロブリン……108
頸神経……171
頸髄……226、227
頸動脈小体……100、101
血液……70
血液不適合……118
月経……160
月経周期……160
月経前症候群（PMS）……158
血漿……90、108、109
血漿タンパク……70
血小板……108、109、116
血清……108
結腸……64
血糖……58
血糖値……37、154、176
血友病……116
解毒……66、68、70、78
原始卵胞……159
原尿……88、92
好塩基球……114
効果器……226
後角……226、227
交感神経……48、152、153
交感神経系……174、176
口腔……45
口腔相……48
高血圧……121
抗原……114
後根……227
虹彩……182
好酸球……114
高次構造……38
甲状腺機能低下症……142
甲状腺刺激ホルモン……144、145
甲状腺刺激ホルモン放出ホルモン
　　　　　　　　　　……144、145
甲状腺ホルモン……142
抗生物質……66
酵素……44、74
梗塞性変化……127

抗体……114
好中球……114
喉頭……47
喉頭蓋……47
後頭葉……216、217
後天性免疫不全症候群（AIDS）……115
後半規管……186、187
硬膜……215
肛門……64
呼気……96
呼吸……96
呼吸器系……18、19
呼吸中枢……100
古小脳……221
呼息……96、98
五大栄養素……34
骨格……208
骨格筋……58、198、199
骨芽細胞……210
骨髄……110、208
骨髄炎……208
骨粗鬆症……211、212
骨盤内臓神経……66、67
骨膜……208、209
鼓膜……185
固有筋層……49
固有心筋……122
ゴルジ体……20、21
コルチコステロン……146
コルチゾル……146
コレステロール……70、71、77
コレステロールエステラーゼ……54
5α-還元酵素……166

さ行

再吸収……84
細菌……64、67
細動脈……128
細胞……20
細胞外液……22
細胞質……20、21
細胞性免疫……115
細胞内液……22
細胞内輸送……38
細胞膜……20、21、22、26、37、77
サイロキシン……142、145

酢酸……70、78、79
左心室……122、123
左心房……122、123
冊子縁……60、61、62
左脳……222
左葉……68、69
三叉神経……229
三尖弁……123、124
酸素解離曲線……105
三大栄養素……34、56
三半規管……185、186
耳介……185
耳下腺……46、47
耳管扁桃……47
子宮……157
子宮頸部……157
糸球体……84、88、89
子宮内膜……160
子宮内膜腺……162
軸索……172
刺激伝導系……126
視細胞……183
脂質……34、63
脂質異常症……77
脂質二重層……35
視床……219
視床下部……80、144、219
耳小骨……184、185
視神経……229
耳石……186、187
下大動脈……71
失語症……223
失読症……223
自動性……122
シトシン……28
シナプス後膜……172
シナプス間隙……173
シナプス小頭……172
シナプス小胞……173
シナプス前ニューロン……172
ジヒドロテストステロン……166、167
脂肪……70
脂肪肝……71
脂肪酸……37、76、77
脂肪組織……36、58
弱酸性……50

射精……164、165
斜走筋……50、51
絨毛……60、61
集合管……89、92、93、148
自由神経終末……192
縦走筋……50、51
重層扁平上皮細胞……49
重炭酸イオン……104
重炭酸塩……56
終板……206、207
終板電位……206
十二指腸
　　……44、45、50、51、54、55、56、57
十二指腸液……60
終末消化……62
樹状突起……172
受精……156、158、159
受動輸送……24
受容体（レセプター）……22、138、139
循環器系……18、19
順向抑制……224
小孔……31、32
消化……44、45、49、50、60、72、78
傷害受容器……192
消化器官……18、44
消化器系……18、19
消化吸収……64
消化酵素……44、52、54、60、64
条件反射……46、52
上行結腸……64、65
小循環……121
脂溶性ビタミン……40、63、70
脂溶性物質……22
脂溶性ホルモン……139
小唾液腺……46
小腸……64、74、76
小腸液……60
小腸上皮細胞……63
小脳……214、215、221、225
小脳梗塞……220
小胞体……20、21
静脈……120
静脈血……110、120
食作用……114
食道……44、47、51
食道相……48、49

植物状態……220
初潮……156
自律神経……228
自律神経系……170、174
自立神経失調症……175
心筋……198、199
心筋梗塞……131、132
神経化学伝達物質……173
神経系……170
神経終末……172
神経性食思不振症……80
神経節……174
腎結石……94
心周期……124
腎症……94
腎小体……88、89、93
新小脳……221
腎静脈……85
親水性……22
心臓……70
腎臓……84、146
腎臓透析……94
伸張反射……226
心電図……127
腎動脈……85
腎杯……84
心拍出量……150、176
心拍数……176
腎泌尿器系……18、19
心不全……121
腎不全……85
腎盂……84、85
随意運動……48
随意筋……198
随意性排便……67
膵液……54、60
髄液……214
膵管……56、57
膵酵素……56
髄質……85
水晶体……182
膵体……57
錐体細胞……182、183
膵頭……57
膵尾……57
睡眠時無呼吸症候群……100、196

水溶性ビタミン……40
水溶性物質……22
水溶性ホルモン……138
ステロイド核……136
ステロイドホルモン……136、139、146
ステント……130
ストレス……48
滑りこみ現象……204
精管……157
精子……156、164
静止電位……26、27
成熟卵胞……158、159
生殖……156
生殖器官……156、157
性染色体……156
精巣……157
声帯……47
精通……156
精囊……164
性反射……165
生物時計……218
性ホルモン……156
セカンドメッセンジャー……138、139
脊髄……226、227
脊髄神経……171
脊髄反射……226
節後ニューロン……176
舌咽神経……229
舌下腺……46、47
赤血球……70、104、108、109、110
摂食行動中枢……218
節前ニューロン……176
セロトニン……190、193
前角……226、227
仙骨神経……171
前根……227
染色体……28、29、156
仙髄……178、226、227
善玉菌……66
前置胎盤……160
前庭神経節……186
前庭反射……220
蠕動運動……44、49、50、63、86、198
前頭葉……216、217
前頭連合野……217、225
全脳死……220

前半規管……186、187
線溶……116
前立腺……157、164
前立腺がん……165
相……48
桑実胚……159
総蠕動……67
僧帽弁……123、124
相補的配列……28
側角……226、227
足細胞……90、91
側頭葉……216、217、225
側頭連合野……217、225
組織……20
咀嚼……44、46
疎水性……22
ソマトスタチン……58

た行

胎芽……160
代謝……68、71、84
代謝……84
体循環……120
大循環……120
体性感覚……180、216
体性神経……228
体性神経系……170
大腿骨頭壊死……211
大腿骨骨頭骨折……210
大唾液腺……46
大腸……45
大腸がん……64
大動脈……71
大動脈小体……101
大動脈弁……123
第二次性徴……156
第二次性徴発現……134
大脳……214、215
大脳縦裂……222、223
大脳皮質……180、186、216、223
大脳辺縁系……216
大脳溝……216
胎盤……160
対光反射……220
唾液……46、47、76
唾液腺……56

脱分極……26
脱毛症……167
胆管……68、70、71
短期記憶……224
単球……114
短鎖脂肪酸……63
炭酸脱水酵素……104
胆汁……54、68、70、76
胆汁酸……76
単純タンパク質……38
炭水化物……34、68、72、73
弾性組織……128
男性ホルモン過剰症……166
単糖……36、60
単糖類……62、63、68、72
タンパク質……20、33、34、35、38、39、64、74、75、77
蓄尿反射……86
腟……157
緻密質……208、209、211
チミン……28
着床……160、163
中間消化……62
中心溝……216、217
虫垂……65
中枢神経……214、215、226
中枢神経系……18、170、171、228
中性……50
中脳……220、221
聴覚受容器……184
腸管……68
腸管内運動……67
長期記憶……224
腸球菌……66
長鎖脂肪酸……63
腸相……52、53、56
腸内細菌……60
腸リパーゼ……76、77
直腸……64、65、66
貯蔵……68、70、71
チロシンキナーゼ……139
沈黙の臓器……68
痛覚……192、193
低用量ピル……162
デオキシリボース……28
デオキシリボ核酸（DNA）……28

適刺激……180
デキストリン……46、72
テストステロン ……135、149、156、166、167
鉄……70、112、113
δ細胞……58、59
電解質コルチコイド……146、148、149
電気現象……26
転写……30、31
デンプン……36
糖……66
統合失調症……216
糖質……72
糖質コルチコイド ……146、147、149、153、218
糖新生……74
頭相……52、53、56
頭頂葉……216、217
頭頂連合野……217、225
洞調律……126
糖尿病……58、154、155
洞房結節……126、127
動脈……120、129
動脈血……110、120
動脈血……120
糖類……36、72
トーヌス……174
特殊感覚……180
特殊心筋……122
突発性難聴……184
トランスフェリン……112
トリグリセリド……37
トリプシン……74、75
トリヨードサイロニン……142、145
トロポニン……202、203、204、205
トロポミオシン……202、203、204、205

な行

内肛門括約筋……66、67
内耳神経……229
内臓感覚……180
内臓脂肪……80、81、82
内臓脂肪型肥満……80
内尿道括約筋……86、87
内分泌……18、56、134
内分泌系……18

内分泌腺……56、58
ナトリウム-カリウムポンプ……25
ナルコレプシー……218
軟口蓋……47、48、49
軟膜……215
二価鉄……112
二酸化炭素……78
二重らせん構造……28、29
ニトログリセリン……130
乳化……76
乳がん……163
乳頭……54、55
ニューロン……46、172、173
尿……84
尿管……84、85、88
尿細管……84、88、92、93
尿道……84
ネフローゼ症候群……85
ネフロン……88、89
粘液……52、64
粘膜……49
粘膜下層……49
脳……18、214、215
脳下垂体前葉……144
脳幹……100、101、214、215、220
脳幹死……220
脳神経……171、228、229
脳神経系……18
濃度……24
能動輸送……24、25
濃度勾配……24、26
脳梁……219、223
乗り物酔い……186
ノルアドレナリン……150、151

は行

肺炎……99
パーキンソン病……214
肺循環……121
肺静脈……96、97、120
肺静脈弁……123
排泄……45
肺動脈……96、97、120
肺動脈弁……123
排尿筋……86
排便……67
排便反射……67
肺胞……96、97、102、103
肺胞壁……102
排卵……158
麦芽糖……72
白質……226、227
拍出……122
拍出量……124
拍動……124
剥離細胞……64
破骨細胞……210、211
橋本病……144、168
バセドウ病……142、168
波長……182
白血球……108、109、114、115
発酵……64
発生学……150
パラソルモン……144
反射運動……46
反射中枢……226
皮下脂肪……80、81、82
皮下脂肪型肥満……80、81
光受容器……182
尾骨神経……171
皮質……85、89
尾髄……226、227
ヒス束……126、127
ヒスタミン……194、195
ヒスタミン遊離……194
ビタミン……34、35、40、41
ビタミン過剰症……40
ビタミン欠乏症……40
左冠状動脈……130
必須アミノ酸……32、74、75
ヒト絨毛性腺刺激ホルモン（HCG）……160
泌尿……18
非必須アミノ酸……32、33、75
ビフィズス菌……66
非ヘム鉄……112
被膜……85
表現型……118
標的細胞……134、140
ビリルビン……70、110、111
貧血……110、113
フィブリン……116、117
フィラメント……200

フェリチン……112、113
副交感神経……46、48、153
副交感神経系……174、178、179
複合タンパク質……38
腹式呼吸……99
副腎アンドロゲン……146、149、166
副腎髄質……137、150
副腎皮質刺激ホルモン（ACTH）……147、218
副腎皮質刺激ホルモン放出ホルモン（CRH）
　　　　　　　……137、147、218
副腎皮質ホルモン……77、146
不随意筋……198
不整脈……122
二日酔い……79
物質交換……128
太いフィラメント
　　　……200、201、202、203、204、205
ブドウ糖……36、92、154、155
負のフィードバック
　　　　　　　……140、141、145、147
腐敗……66
不眠症……196
ブラジキニン……192、193、194
振子運動……63
フルクトース……72
ブローカの中枢……222、223
プロゲステロン……156、161、162、163
プロスタグラジン……192
分圧……100、102、103
分解……68、78
分子遺伝学……10、13
分子生物学……10、13
分節運動……63
分節性……177、179
分泌……38
糞便……64、70
噴門部……50、51
平滑筋……49、198、199
平衡……103
平衡感覚……186
βアドレナリン受容体……150、151
β細胞……58、59
β作用……151、152、176
ペプシノーゲン……50、52
ペプシン……52、74、75
ペプチド結合……38、39

ペプチドホルモン……136
ペプトン……74
ヘム……104、110、111
ヘモグロビン
　　　　……104、105、110、111、112
ヘリコバクターピロリ菌……54、55
ヘルパーT細胞……114、115
弁……124、129
扁桃核……225
便秘……67
膀胱……84、85、86、87
房室結節……126
ボーマン腺……189
ボーマン嚢……88、89、93
ホスホリパーゼ……54
細いフィラメント
　　　……200、201、202、203、204、205
勃起……164、165
ホメオスタシス……134
ポリヌクレオチド……28
ホルモン……18、38、58、74、134、135、
　　　　136、137、138、139、140、141
ポンプ……25
ポンプ作用……120、124、125
翻訳……30、31、32

ま行

膜消化……62
膜成分……38
膜電位……26、173、190、226
末梢神経……86、214
末梢神経系
　　　……18、170、171、214、226、228
マルターゼ……72、73
マルトース……46
満腹中枢……80
ミオシン……202、203、204、205
味覚……190
味覚障害……190
右冠状動脈……130
味細胞……190、191
水……63、78
ミセル……77
ミセル化……76
ミトコンドリア……20、21
味蕾……46、190、191

無機質……34、35、40
無条件反射……52
むずむず脚症候群……228
迷走神経……80、228、229
メタボリックシンドローム……81、82
メッセンジャーＲＮＡ（mRNA）
　　　　　　……30、31、32、33、38
メンデルの法則……118
毛細血管……44、120、128、129
毛細血管網……60
盲腸……64、65
網膜……182、183
毛様体……182、183
門脈……68、69、70、71、78

や行

夜盲症……183
優位半球……223
幽門部……50、51
腰神経……171
腰髄……226、227

ら行

卵管……157、159
卵管采……157、159
卵管膨大部……157、159
卵形嚢……186、187
ランゲルハンス島……58、59
卵子……156、158、159
卵巣……157、159
卵巣周期……158、161
卵胞……158
卵胞期……158
卵胞刺激ホルモン（FSH）……158
リソソーム……21
立体構造……38、39
リパーゼ……52、54、76、77
リボソーム……21、32
リポタンパク質……77
リン酸……28
リン脂質……22
リン脂質二重層……22、23
輪状ヒダ……60、61
輪走筋……50、51
リンパ液……186、187
リンパ管……60、63

リンパ球……114
レセプター……138
レニン……84、149
レニン-アンジオテンシン系……149
老化……66
ろ過……84、88、90
肋間筋……98、99
ろ胞細胞……142、143
ろ胞傍細胞……142、143

わ行

ワーキングメモリー……224

●監修者紹介

石川　隆
［いしかわ　たかし］

1981年 東京大学医学部医学科卒業。1983年東京大学医学部附属病院第三内科にて消化器病・肝臓病の臨床および研究に従事。1988年東京大学医学部附属病院第三内科助手を経て、1990年カルフォルニア大学サンフランシスコ校ポストドクトラルフェロー（Department of Microbiology & Immunology）肝炎ウイルスの分子生物学的研究に従事。1994年に帰国し、東京大学医学部附属病院第三内科助手、1998年 東京大学医学部附属病院第三内科医局長を経て、1999年 東京大学保健センター講師。2011年 丸の内クリニック理事長・院長に就任。専門は内科学・消化器病学・肝臓病学・健康管理。

- ●イラスト────── 河島正進　竹口睦郁　平井きわ　佐々木容子
- ●DTP────── 株式会社 明昌堂
- ●デザイン────── 佐々木容子（カラノキデザイン制作室）
- ●執筆協力────── 阿部純子
- ●編集協力────── 門司智子

カラー図解 生理学の基本がわかる事典

2011年 2月10日発行　第1版
2022年 9月30日発行　第4版　第2刷

- ●監修者────── 石川 隆
- ●発行者────── 若松 和紀
- ●発行所────── 株式会社 西東社
　　　　　　〒113-0034 東京都文京区湯島2-3-13
　　　　　　https://www.seitosha.co.jp/
　　　　　　電話　03-5800-3120　（代）

本書の内容の一部あるいは全部を無断でコピー、データファイル化することは、法律で認められた場合を除き、著作者及び出版社の権利を侵害することになります。第三者による電子データ化、電子書籍化はいかなる場合も認められておりません。
落丁・乱丁本は、小社「営業」宛にご送付ください。送料小社負担にて、お取替えいたします。

ISBN978-4-7916-1793-7